版权声明

Michael Jacobs

The Presenting Past: The core of psychodynamic counselling and therapy (Fourth Edition)

978-033524718-9

The Presenting Past:
The core of psychodynamic counselling and therapy
(Fourth Edition)

精神动力学咨询与治疗的精要
再 现 往 昔
（第四版）

［英］迈克尔·雅各布斯（Michael Jacobs） 著
郑 诚 译
李晓驷 审校

中国轻工业出版社

图书在版编目（CIP）数据

精神动力学咨询与治疗的精要：再现往昔：第四版 / （英）迈克尔·雅各布斯（Michael Jacobs）著；郑诚译. —北京：中国轻工业出版社，2018.5（2024.2重印）

ISBN 978-7-5184-1787-2

Ⅰ. ①精…　Ⅱ. ①迈…　②郑…　Ⅲ. ①精神疗法　Ⅳ. ①R749.055

中国版本图书馆CIP数据核字（2017）第311809号

责任编辑：戴　婕　　责任终审：杜文勇
策划编辑：戴　婕　　责任校对：刘志颖　　责任监印：吴维斌

出版发行：中国轻工业出版社（北京鲁谷东街5号，邮编：100040）
印　　刷：三河市鑫金马印装有限公司
经　　销：各地新华书店
版　　次：2024年2月第1版第6次印刷
开　　本：710×1000　1/16　印张：20
字　　数：180千字
书　　号：ISBN 978-7-5184-1787-2　定价：58.00元
读者热线：010-65181109
发行电话：010-85119832　010-85119912
网　　址：http://www.chlip.com.cn　http://www.wqedu.com
电子信箱：1012305542@qq.com

如发现图书残缺请拨打读者热线联系调换
240213Y2C106ZYW

推　荐　序

精神分析博大精深。作为一个初学者，如何能在最短的时间内对精神分析的理论有一个概况的了解，使自己成为一个入门者？作为一个已经有了一定的理论知识临床经验的实践者，如何能尽快提高自己的理论水平和临床技能，使自己成为一个基本合格的精神分析治疗师？而作为一个有经验的精神分析治疗师又如何能进一步融会贯通相关的理论和技能，使自己成为一个优秀的精神分析治疗师？通读你手边的这本由精神动力学心理治疗的重要创始人之一迈克尔·雅各布斯（Michael Jacobs）所著的《精神动力学咨询与治疗的精要——再现往昔》便是解决上述问题的最佳捷径！

本书以精练的文字，概述了精神动力学心理咨询所隐含的发展性原则，并着重强调了既往的经历对现今以及未来的影响。弗洛伊德、克莱因、鲍尔比、温尼科特、科胡特等人的理论被组织为三大发展主题：信任和依恋，权威和自主，合作和竞争。书中还有大量的临床案例，生动阐明了理论对理解来访者的作用以及教授大家如何从事具体的分析工作。本书还有很多对术语的解读，并有许多新的观点。作为本书简体中文版的审校者，我从中获益良多，也思考良多。

精神分析的理论不仅术语繁多，且充满哲理，这就决定了精神分析的专著极难翻译。而迈克尔·雅各布斯的文笔又颇有古典英语之风，更加大了翻译的难度。因此，要翻译这本书，不仅要求译者具有娴熟的英语水平，同时也要有丰富的专业知识，以及良好的文学水平。本书的译者郑诚就是同时兼具上述要求的佼佼者。她既是中德班的学员，也是中德班的翻译，不仅有较为丰富的精神分析或心理动力学治疗的临床经验，而且已经翻译过多部精神分析专著，并有着良好的文学功底，正是她的精心付出，才使得这本译著同时达到了信、达、雅的水平，也使我这位审校者备感轻松，能在繁忙的工作之余完成本书的全部审校工作，而所谓的审校，其实更多的是共同讨论和相互讨教。而如何翻译书名才能既契合本书的内容和主题，又一目了然地让读者知道这是本精神分析的专著，则是翻译、审校与编辑的共同杰作。

最后，我想以对原著的一个书评的翻译结束我的推荐序，希望借此强调本书书名的含义并与大家分享翻译的快乐。

当今和往昔，

皆将现明朝。

未来欲何为？

既往有先兆！

——T. S. Eliot，“燃烧的诺顿”，《四首四重奏》

Time present and time past

Are both perhaps present in time future

And time future contained in time past

T. S. Eliot ‘Burnt Norton’, in Four Quartets

李晓驷

2017年10月16日于合肥

译 者 序

接下本书原著时，我惊叹于封面的“莫比乌斯环”与书名“*The Presenting Past*”《再现往昔》是如此相得益彰，好似时间延展、扭转、首尾相融。昨日是今日的必经之路，未来又重演着过去的一幕幕，无穷无尽，循环往复。从某种程度上讲，生命带着基因里无数先辈的记忆呱呱坠地，刻上数年经历传承下去，最终归于尘土，复又滋养万物。

当时我正值孕期，执笔开译，荷尔蒙忽然有了安放之处，心情顿时稳定了许多。再者，在译书的过程中我也难免将自我意识掰开揉碎，融入字里行间；完成后通读一遍，立马重新整合，又是另一番良性循环。更妙的是，从“信任和依恋”译起，分娩后正好到“权威与自主”，这本书不仅从专业角度给予我谆谆教导，更在我角色转换的关键期提供了多种新颖的视角，使我对它产生了特别的情感。

迈克尔·雅各布斯教授在精神动力学心理咨询与治疗方面有着极为丰富的经验，他总能将晦涩难懂的概念以浅显易懂的文字诠释出来，辅以大量临床案例，既清晰又实用。本书从信任和依恋、权威和自主、合作与竞争三大主题出发，穿插介绍了以弗洛伊德、克莱因、鲍尔比、温尼科特、科胡特等人为代表的各学派理念，概述了精神动力学咨询与治疗的发展性原则，脉络分明，引人入胜。但这本著作最优秀之处在于照顾到了各个经验水平的读者——心理治疗师可从中读到精神疾病—神经症这一连续谱中不同症状的动力学解释；心理咨询师可以捕捉到咨询的流程、节奏的把握以及困难情境的处理方式；心理学专业的学生也能更深一步触及精神动力学不同流派和概念的精髓。能以一书而惠及诸多受众，可见作者功底之深厚。作为译者，唯愿尽我所能传达作者之教导，但囿于学识水平有限，难免有不足之处，望读者不吝赐教。

在此感谢我的家人，他们一直给予我温暖和抱持；也要特别鸣谢本书审者李晓驷教授，他于百忙之中仍密切关注本书的翻译进展，并给予了许多宝贵的建议。他缜密的逻辑思维和优雅的文字表达更凸显了本书的学术价值和艺术风范，也使我本人获益良多。

郑诚

2017年秋于合肥

第四版前言

我为本书经受住时间的考验而备受鼓舞。如今面市的第四版，相比于1986年的第一版有了显著扩充。在我看来，尽管新版内容通常都有所增加，但撰写一个新的版本绝非只是增加内容这样简单，它还需要精心地修枝剪叶，有所创新。在本书修订的过程中，我提出过诸如文化差异等不少问题，如今早已被读者熟知，许多文献也有涵盖，所以在这一版本中仅需一笔带过。

我的主要角色是一名执业医师，在职业生涯中与患者打交道的时间远多于教学或写作。退休之后，我开了一家小诊所，继续脚踏实地地工作。理论学说固然重要，但我总觉得，只有在聆听患者倾诉的同时，让脑海中的理论适时地闪现，才能判定该理论是否有用，或能否应用于当下。用患者的情况去生搬硬套某种理论的做法，我很难苟同。

当然，本书也借鉴了海量的理论，并尽可能地做出了相应的阐述。但这些理论并不应强加于患者身上，也不能将患者硬套入理论之中。第一版在附录中收录了许多心理状态的指征和关系的模式，但读者常误以为附录中多半是些虽然有趣但是次要的内容，仅供想要深入探索或对某些问题迷惑不解的人士参阅，因而略过不看。为了避免重要信息受到忽略，这一版我将它们收入正文之中。此前三大主题*已经逐一介绍过，所以这一

* 三大主题为“信任和依恋”、“权威和自主”、“合作和竞争”。——译者注

版我只列出与每一主题相关的可能指征：患者呈现出的受到困扰的迹象，治疗师对患者的感受以及治疗关系。随后的章节主要介绍先前引用的理论，然后进一步阐明这些指征。在每个主题的末尾，我都会专门列出与本主题相关的、可能对治疗师的工作有所裨益的内容，以及患者从治疗中可能获益的部分。尽管短期治疗的目标有限，但这个列表仍有助于我们在治疗中找准一个特定的目标和焦点。我借鉴了前两版最后两章的内容，同样按三大主题对其进行编排。通过这样的安排，我期待能将自己的经验重新整合并与读者分享，也希望能指明治疗中呈现问题的方式、治疗关系和潜在的目标，同时唤起治疗师对所见所闻的重视。

有读者将本书视作金科玉律，对此我很感激，其实对我而言，只要它能起到一本随身指南的作用，我和它也都不负使命。

迈克尔·雅各布斯

2012年1月于英国多塞特郡斯沃尼奇

第三版前言

一本书在短短数年内得以再次修订，实在出乎我的意料。每及再版，其参考文献也需随之更新：心理治疗和咨询领域书籍的出版常常如涨潮之水，海量词汇与观点令人目不暇接，欲一睹而后快，奈何时间有限。

更令人吃惊的是，再版时需要更改的内容还真是格外可观，其部分出自思路的更新，也有过去深信不疑的观念如今被临床经验所推翻。我对这种更新换代的现象体会更深，因为我自第二版开始编纂一部系列丛书，名为《治疗中的核心概念》，交由公开大学出版社（Open University Press）出版，现已基本完成。这些著作说明，精神动力学理念实在深入人心，其身影也常常在其他治疗中出现。遍览这部丛书之后，我的思路得以拓展，对原则问题的态度也有所转变。自本书第一版发行以来这20年间，尽管精神动力学理论的核心概念尚无变动，但我对治疗师这一角色的认识却发生了翻天覆地的变化。尽管鲜有读者留心对比各个版本之间的差异，但本书其实已经对上述变化有所体现。

这一版修订的原则大致是：增加依恋理论的篇幅，将原先过于冗长的三大章节拆分为现在的九个章节。其他变化多为文字上的调整，比如简化语言，柔化措辞，介绍近期文献，偶尔也加入一些至少在我看来尚属新鲜的知识。第二版出版之后我的生活发生了一些变化，退休使我有机会拓展其他兴趣，同时还需继续为少数患者提供治疗，所以我几乎确信自己不会再修订本书。是时候放下它了，但我仍将继续磨练自己思考和实践的能力，也希望本书能帮助读者达成此愿；多年来它发挥了应有的作用，或许还有继续发挥余热的能力——我也一样！愿今后的读者能想到，你们对本书的疑问和质疑或许（但愿！）也正是我迷惑不解的地方。这恰是“精神动力学”这一术语中的动力学部分，其重要性不可小觑。

迈克尔·雅各布斯

2005年6月于英国多塞特郡斯沃尼奇

第二版前言

在对本书第一版作出重大修订期间，我在描写过去与现在的时候，深刻意识到时间的意义非同小可。首先，现在距我写作第一版的手稿时，已经过去了相当一段时间——至今已是13年左右。我惊奇地看到，此间世界已经发生了翻天覆地的变化，公众的态度也在与时俱进，这一点可以从两个版本的差异得到反映。比如对关系的描述就与往日大不相同（“未婚夫”一词如今早已过时）；人们的价值观也有了可喜的转变，此点也可在本次修订版中得以体现。但更重要的是，我意识到在这相对短的时间内，我本人的思想也有了显著的发展。如今细细阅读曾经的第一版，字里行间都映照出我作为治疗师和咨询师在那个特定阶段的水平和进展。那时我对精神分析根源的探究尚未像现在这样活跃，但也对那些根源颇为关注。时间可作见证，我的思想已被众多精神分析的作者所采纳。我与本书至今仍可从精神分析这种特定形式的理论和实践中获益良多，而较之从前，束缚倒是减轻不少。

我还认为，“精神动力学”这一术语可额外赋予咨询师和治疗师一种特殊的身份，使其有别于狭义上的精神分析群体。我还惊奇地发现，人们对精神动力学心理咨询的兴趣和迷恋与日俱增，竟也有本书的一份功劳，现在精神动力学无论在心理咨询的文献还是实践中，都积累了更好的口碑。尽管精神动力学在心理治疗师心中原本就地位颇高，但短时间内它所达到的成就堪称心理咨询界的一个里程碑。

我还记得第一版时曾在阶段理论（stage theory）和人生主题（lifelong themes）之间徘徊不已，但终究还是对埃里克森的年龄阶段难以割舍，于是将它们列为章节的标题；但那时我已认真考虑过以主旋律和变调的形式呈现。现在这一版干脆跳出了阶段论和发展模型的套路，转而认为人生的主题不受时间阶段的限制，当早年经验在当下重现时，我们常常可以意识到这一点。

我在写作时对未来趋势同样保持关注。近期内这个版本是否还有重大修订，现在还很难说。但这一版已经交付印刷，我知道其中的某些内容迟早也会过时。若第二版与第一版同样轰动，请未来几年的读者切记，思想永远不会止步，理论立场将不断变化，价值观也会有所改变，新的研究提供的信息更是层出不穷。无论我对此有多么期待，现在都很难断言它们的形势走向。在这一版中，我始终强调心理学和精神动力学思维方式对文化和社会建构的重要性。非常欢迎读者质疑我在书中的假设，或挑出我的错误；但请相信或许我也正在做出同样的思考，虽然现在出版的文字全是我脑海中最新的观点，但说不定在未来几年内，那些质疑和错误将驱使我继续创作。

难以想象目前第一版的印刷量已超过25000册，其实 Harper 和 Row 在1984年初次见到这本书时曾犹豫是否接受。幸而 Skelton 和公开大学出版社从 Harper 和 Row 寄来的包裹中选中这本书，并为其包装，促其成功。我很幸运地在恰当的时间创作了一本恰到好处的作品。最近几年，Jacinta Evans 鼓励并促成了我与公开大学出版社的合作，多亏了她和那些同事们，我近期得以兼任该出版社的编辑顾问，在此向他们对本书的出版所作出的努力表示深深的感谢。还要感谢我的妻子 Moira，她一直支持我的工作并鼓励我继续创作；如今修订版终于付梓，我们都希望能够花些时间来享受一下二人世界。

从家庭的角度出发，新的版本和前言让我有机会能够为新生代的家庭成员做一些记录，他们在第一版中都没有被提及。从某种意义上说，他们将我的过去和家族的历史进行了传承。所以这一版我要献给我的孙辈，Laura和Joshua，以及——并不是给儿女施压——未来可能降生的孩子们。既然我们想要借助过去的知识和经验来改变当下，那么我们的成功与否也只有下一代才有资格评价。或许就在不久的将来，他们会成长为我们最犀利的评论家。

迈克尔·雅各布斯

1997年于英国多塞特郡斯沃尼奇

第一版前言

本书的出版得益于两个群体。其中之一是超过12年来经我治疗的患者群体，他们有时能够验证分析理论的正确性，更多时候促进了分析理论的改进。我在本书中已尽量将患者信息改头换面，但若有患者仍能认出自己，希望他们经过治疗后有所改善，也请放心，患者的真实身份不会泄露。在此我对他们给予我的启示和支持表示衷心的感谢。

另一个群体是莱斯特郡沃恩大学（Vaughan College）的学生。他们常找我答疑解惑，渴望获得更多与治疗相关的资料，所以但凡我讲到分析理论的术语时，都会加以阐释。每一节课下来，教师反倒获益良多。除了学校发给我和同事 Alan Lilley 的教材，我还带领学生们学习了 Lowe 的《人格的成长》（*Growth of Personality*）和 Rayner 的《人的发展》（*Human Development*）。这两本著作的影响在本书中随处可见。Eric Rayner 曾是我的治疗师，所以他的影响无疑比我意识到的还要深远。但 Lowe 对治疗情境缺乏说明，而 Rayner 的观点虽然发人深省，却常常过于简洁，所以他们对咨询的见解很容易受到忽略。我希望能够为咨询师们提供现成的参考资料汇编，相应的补充文献，以及培训时推荐的更加完整和详细的文章，借此帮助那些只顾当前情况的咨询师更好地理解分析理论。

过往与现在的亲朋好友对于我自身的成长也十分重要：家族的世世代代铸就了我，而现在的朋友们，尤其是 Denis Rice、Simon 和 Mary

Phipps，对我的教学和写作都鼎力支持。他们让我对本书的主题理解得更加透彻，愿他们能够共享书中的所有益处。

迈克尔·雅各布斯
1985年于英国莱斯特郡

目　　录

第一章

往事的关联

万物皆有历史，宇宙的运转有其轨迹，心脏的跳动也不乏规律。前者对天文学家和物理学家很有价值；后者可为心脏病学家提供参考。精神动力学治疗师也将往年的经历视作重要素材，尽管其作用方式可能与历史对天文学家、心脏病学家、甚至历史学家所产生的作用有所差异。

读者有读者的经历，我有我的过去，精神动力学治疗也自有其渊源。只有追根溯源，方能认识自己。本书同样经历了时间的洗礼，且每一版都彼此关联。纵观其历史，也可以看出我作为一个精神动力学治疗师逐步发现既往经历之重要性的历程。

写在开始之前……

弗洛伊德所开创的理论一直争议不断，但他创造性地提出心理治疗和咨询的三种方式，却被我们沿用至今。首先，他受几位重性患者的启发（Jacobs，2003），独辟蹊径地鼓励患者在谈话中说出自己的经历和体验，以此揭露隐藏的感受与恐惧。他也因此意识到咨访关系至关重要。因为这种特殊的关系一旦建立，便会发现患者在当下的某些情境或过去的某些时刻，会重现曾经的行为模式或与他人交往的关系模式，他将此种现象称为移情。他发现自己也会对患者有所反应，此种反应最终被称为反移情。

现代治疗师当然已经明了，在治疗关系中很难厘清谁作用于谁，或起何作用，只能说来访者（或患者，我在本书中将主要采用“来访者”这一称呼）和治疗师（包括咨询师和心理治疗师）彼此之间交互作用，但治疗师需要尽可能地重视和把握咨访关系，让来访者在会谈中畅所欲言。

其次，弗洛伊德也试图理解人类记录事物的方式：我们的内心发生了什么？是与人相伴还是孑然一身？心理、精神、心智、灵魂、自我究竟是何物？他尝试了多种方法来分析心理，其中最为著名的就是对意识和潜意识以及本我、自我、超我进行了区分。精神分析方法众多，但无论选取何种方式都须切记：我们不仅与他人（父母、手足、家庭、朋友、老师、同事）或事物（宠物、地点、物品）存在相互联系，我们自身内部的各个方面也存在相互联系。因为个体不仅依赖外部环境生存，也立足于所有过去和现在的关系以及对往事的回忆，并将之内化。Guntrip 曾这样描述：“弗洛伊德……明确指出，人类心智的实质是通过扮演不同“角色”（dramatis personae）来推动自身内部发展……个体以一己之力，饰演多重角色”（1961）。这些内部形象（即精神分析所说的内部客体）会不定时地变换声调在心中“发言”，从而对我们的思维、反应和行为产生影响。我们各自拥有不同的经历和关系，对其处理模式也五花八门。大部分人是积极向上的，但在所难免的是，偶尔也有人显示出阴暗的一面。

这也引出了弗洛伊德对理论发展的第三个贡献：在成人的自身内部和与他人的关系中可以再现其童年期的重要模式，这一过程令他感到无比震撼。由此我们展开对本书历史的追溯。我希望读者能够看到治疗师对待历史的态度可谓影响广泛，它小到借来访者的过去理解其当下状态，大到利用精神分析发展理论的意象和语言来促进更深层次的理解。

人生阶段

精神分析的内容包罗万象，但弗洛伊德强调的性（sex）或“性欲”（sexuality）最为人所熟知。精神分析术语常常令人费解，后文在介绍梅兰妮·克莱因（Melanie Klein）的发展理论时，这样的词汇也比比皆是。弗洛伊德坚信，儿童看似年幼无知，却会表达对性的感受和兴趣。他还认为快乐与悲伤在婴儿期的不同阶段表现各异。我们通常以为性在发育到第三个阶段时出现——生殖器期或性征期；其实前面的口欲期和肛欲期也不乏愉悦的、甚至是情欲的感受。口欲期的主要活动是哺乳，所以婴儿的口唇部位最为敏感。由于万物从口而入，所以在婴儿看来，无论对象是乳头、奶嘴、牛奶、固体食物、拨浪鼓还是石头，只有通过口唇，才能品尝其滋味，判断其形状和品质。但以这种单一的方式看待快感和性欲是远远不够的。因此弗洛伊德及追随者便以初始阶段为基础，进一步探索了整个哺育过程对母亲、婴儿以及母婴关系的影响。由哺育关系产生的快乐与饥饿或其他需求没能得到即刻满足所带来的痛苦可形成鲜明对比（详见第二章）。同理，肛欲期也不仅只有排泄尿和粪便带来的快感，或如厕训练导致的痛苦与磨难。按照弗洛伊德的理论，生殖器期的矛盾源自对男人和男孩的性别偏见以及一系列俄狄浦斯情结，这一时期的主题多与性相关。但他有一个观点很在理，即口欲期和肛欲期的快感可被视作生殖器期性活动的前戏。

上述框架是我撰写本书第一版（1985）时的基本指导思想。当然我的思路也有其他考虑。

首先，弗洛伊德在一篇短文（1908a/1959）中提到可能存在与他称之为“肛欲”（anal erotism）有关的某种性格特质。这种性格体现为嗜钱如命、视粪土为黄金；有肛欲期典型的固执己见；也有表示挑战和轻蔑的“露臀癖”（mooning）行为。他的拥趸 Wilhelm Reich 将这一构想拓展为“性格分析”（Reich，1949），充分揭示了口欲期、肛欲期和生殖器期性格特征的防御本质。尽管 Reich 的理论因高度强调满足性欲才能心理健康而受人诟病，但这些观点对日后精神分析思想的发展产生了极大影响。

其次，丹麦分析师艾瑞克·埃里克森（Erik Erikson，1965）将弗洛伊德的婴儿期心理发展三阶段扩展为八个年龄段，也将其性心理发展阶段论替换为心理社会发展阶段。表1.1比较了这两种模型，所增加的婴儿期之后的两个阶段部分地源自弗洛伊德的理论。

表1.1　弗洛伊德与埃里克森发展阶段论的比较

弗洛伊德的阶段	目标	埃里克森的年龄段	任务
口欲期	进食	口欲期	基本的信任 vs 不信任
肛欲期	肌肉快感	肌肉-肛欲期	自主 vs 羞怯和怀疑
生殖器期	恋母问题的解决	运动-生殖器期	主动 vs 内疚
潜伏期	学习	潜伏期	勤奋 vs 自卑
青春期	性器欲望的表达	青春期	同一性 vs 同一性混乱
（成年期）	爱与工作	成年早期	亲密 vs 孤独
		成年中期	繁殖 vs 停滞
		成年后期	整合 vs 失望

表1.1简化了弗洛伊德和埃里克森的模型，所以难免有失偏颇。弗洛伊德的模型看起来似乎主要是强调各种驱力的满足，如进食驱力、排泄大小便的驱力和性驱力，也有放弃成为父 / 母伴侣的想法的驱力。实际上他对各阶段的描写比上述内容丰富得多。埃里克森的模型本来也有许多额外的解释，比如学会识别哪些人和事不可信任与获得基本信任感同等重要。但这里着重强调成长各阶段不同任务的心理和社会意义。

发展阶段这一概念很是引人注目，毕竟人人都想掌握儿童阶段性躯体发育的状况，比如第一次微笑、坐立、爬行、迈出人生第一步、语言的发展、协调性的进步等。尽管存在达到这些阶段的标志和平均时间，但它的发展并不一致。我们在研究心理发展理论时，也应将这一点铭记在心。不过有时心理发展的阶段也可以和躯体发育一样层次分明。一些特定的心理过程，比如哀伤，就可以明确分为若干阶段。有关哀伤的研究有助于治疗师直接判断悲痛的来访者目前处于哀伤的哪个阶段（Worden，1991；Lendrum 和 Syme，2004）。专栏1.1是 Collick（1986）举例说明每个阶段的典型表述（引用亚伯拉罕的那段话是我个人的补充）：

专栏1.1　丧亲后各阶段的表述举例

震惊：	“我觉得浑身冰凉。”
麻木和非真实感：	“这不是我。”
怀疑：	“这不是真的。”
渴望：	“回来吧。”
空虚：	“一种痛苦的空虚感。”
搜寻：	“他肯定在某个地方。”
焦虑：	“我必须把房子卖了吗？”
愤怒：	“他没有权利就这样离开我。”
愧疚：	“要是……”
追忆：	“我很怕会忘记……”
忧郁：	“我累的不愿意再想这些了。”
丧失自我和身份：	“我是谁？”
羞耻感：	“我让人家为难了。”
性剥夺：	“能有个人拥抱一下我就好了”
丧失信仰：	“为什么？”
孤独：	“我就是害怕周末。”
接受：	“他肯定会笑话这个的。”
疗愈：	“我之所爱并未离开，他将永生与我同在。”（亚伯拉罕，1927）

这样划分阶段虽行之有效却也须注意：哀伤的进展不一定与上述顺序一一对应。换言之，哀伤模型只是罗列了个体在特定阶段可能出现的感受，但实际生活中无论感受的内容还是时间都人各有别。

基于阶段学说也衍生出诸多发展模型。尽管弗洛伊德和埃里克森早已提出阶段论，但20世纪80年代还是掀起了阶段模型的研究热潮。皮亚杰（Piaget，1950）四阶段智力功能模型的最后一个阶段（个体此时可进行概念化思考）始于11岁左右。科尔伯格（Kohlberg，1981）在皮亚杰的基础上增加了道德认知的检验，探索个体做出道德判断的方式，他的同事卡罗尔·吉利根（Carol Gilligan，1982）加入性别差异的考虑，进一步优化了这一理论。福勒（Fowler，1981）的研究主要借鉴了皮亚杰、科尔伯格和埃里克森的观点，提出了信仰或信念的发展阶段，这在我研究信念（1993）的时候曾起到重要参考作用，但我在对错觉（Illusion）（2000）作进一步研究时，又彻底修正了这一理论。

我认为埃里克森（1965）的个体发展八阶段论可帮助治疗师衡量来访者的心理水平，也可推测来访者呈现的问题与年龄段的相关性。埃里克森的模型——和其他阶段论一样——将发展比喻为攀爬阶梯、建造高塔或是搭积木的过程，所以每当儿童（或成人）成功地度过某个阶段后，都将带着经验和成就过渡到下一个阶段。各个阶段都有其要达到的任务和应该持有的态度，包括体力、智力以及情感等各方面的发展，治疗师可据此识别出个体的发展处于哪个阶段，并综合判断出其发展的成熟水平。当治疗师遇到年轻的来访者时，往往要探索导致其发展过程受阻的方方面面。先前的精神分析模型认为，人们崩溃时的所作所为提示：个体面临危机或冲突时，倾向于退行到早年出现问题但未能妥善处理的那个阶段。还有一种可能是个体某方面“固着”于或困在某个特定的发展阶段，并表现出诸如依赖、强迫或争强好胜的特征，具体取决于他们固着的时间点位于口欲期、肛欲期还是生殖器期（套用弗洛伊德的性心理模型）。上述模型介绍了两种精神分析的防御机制：退行和固着。

现在看来，以阶段论的观点看待发展过程不无道理。它提出早年未完成的任务和未解决的问题常常对现在的生活造成严重影响，我对此深表赞同。在治疗关系中，如能巧妙地为现有问题找到合适的解决方案，便可帮助来访者面对过去（和未来），拥有重新处置的机会，甚至某种形式上得以重生。Malan 的文章体现了早期分析师的观点："治疗中最为重要的一个环节，是在咨访关系中重现过去的问题，然后以新的方式加以解决"（1963）。

但这种发展模型也曾饱受诟病，"术语'阶段'一词仅是对观察的描述，也属日常用语，缺乏科学性或解释性价值"（Mussen 等，1969）。尽管"阶段"确有区分差异的价值，但它并不能解释行为。"阶段"一般可显示不同时期的发展，但某些特定的行为、思想或表现（三者常常一同出现，因此相互依存）却往往毫无预兆地出现。尽管阶段论颇有描述性价值，但其本质在于人为，属于理论家自己提出的概念，而非人性固有的特征。这种理论有时在临床上也站不住脚，我后面会提到，它似乎只看个体是否按年龄顺序或心理阶段逐级顺利度过，然后贴上标签、分门别类。许多家长也会在孩子的成长过程中，用阶段或年龄来衡量其发展进程，其中有些父母是自然地关心孩子取得的每一步进展，而另一些父母则对孩子的进步热切盼望，因其失败而忧心忡忡，导致孩子总为达标而疲于奔命、得不偿失。治疗师或许因专业受训尚能泰然处之，但来访者难免因此种模型理论而产生焦虑。

阶段论提供的线性模型认为发展走的是直线，一旦顺利度过某个阶段，基本任务也随之完成；若用埃里克森的八个年龄段来举例，则儿童在成功度过第一个年龄段之后，应该永久获得了基本的信任感。其实埃里克森本人对此另有见解："我认为，每个阶段获得的品质并不能解决新的内部冲突或是改变现状，若对阶段内获得某种品质抱有期待，其实是对儿童发展急功近利，而这种白日梦无论在个人还是社会中都是普遍存在的，现状堪忧（1965）。”学过或用过这个模型的读者如果略过了上面这段标注，可能会产生理解偏差，误以为婴儿期一旦建立起信任感，就会终生保持，而这显然是错误的。埃里克森指出，信任是首个年龄段的核心，其形式会在人的一生中不断变化，其客体也会随阶段的改变而改变。婴儿期的盲目信任维持不了多久，进入下一阶段便须对暗藏危险的事物（明火、楼梯等）提高警惕。处于第二个阶段的儿童的父母本身也必须学会一种新的信任方式：谨慎，但非过分谨慎。这也是埃里克森第六个年龄段中提到的信任方式，那个阶段的主题是繁殖（内容涉及亲子关系）。构成每个阶段主体的基本强项或“优势”（埃里克森所使用的术语是“virtues”）将终身持续发展，并时常在新的情境中变装登场。

我在撰写第一版时已经意识到阶段论的这些缺点，并提出一种可以弥补线性模型漏洞的办法，即增加一个周期模型取而代之，这样个体发展就更像是踏步螺旋上升而非笔直向上的过程。随后便可将八块呈360°上升的“踏板”与埃里克森八个阶段的主题一一对应（包括信任、自主、主动、勤奋、同一性、亲密、繁殖与整合）；而每盘旋上升360°，则意味着生命进入了一个新的阶段。如果我们认同埃里克森所提出的阶段性的“优势”是一种有价值的概念，那么我们就能意识到每一种“优势”都可能演化为生命中与各个阶段相关的“问题”。

我在第一版（Jacobs，1985）时曾犹豫是否采纳阶段论，分歧体现在以下三点：首先，我用“主题和变奏”这样的音乐意象作为章节的命名，是指在潜伏期、青春期和成年期生活中，都会有“OS”、“AS”和“GS”反复出现。我使用缩写词“OS”、“AS”和“GS”的原意，是希望读者不要将这几个概念与弗洛伊德的口欲期（oral stage）、肛欲期（anal stage）和生殖器期（genital stage）混为一谈，但事与愿违，我发现学生们读过本教材之后，纷纷把 OS、AS 和 GS 视作固定概念不断引用！由于当时我自己对问题的理解也不是很清晰，所以读者很难意识到我只是暂时性地使用了这种隐喻性的概念。其次，我在青春期那一章提出，青少年处于刚能意识到埃里克森所说的各个年龄段的“优势”之间可以交互影响的状态。青春期可被称作埃里克森模型的一个分水岭，Laufer（1974）等人干脆把青春期分为早、中、后三个时期。从图1.1可以看出，这三个亚阶段依次承接了青春期之前三个年龄段的主题，并且导向埃里克森理论后面三个阶段的成年期生活。

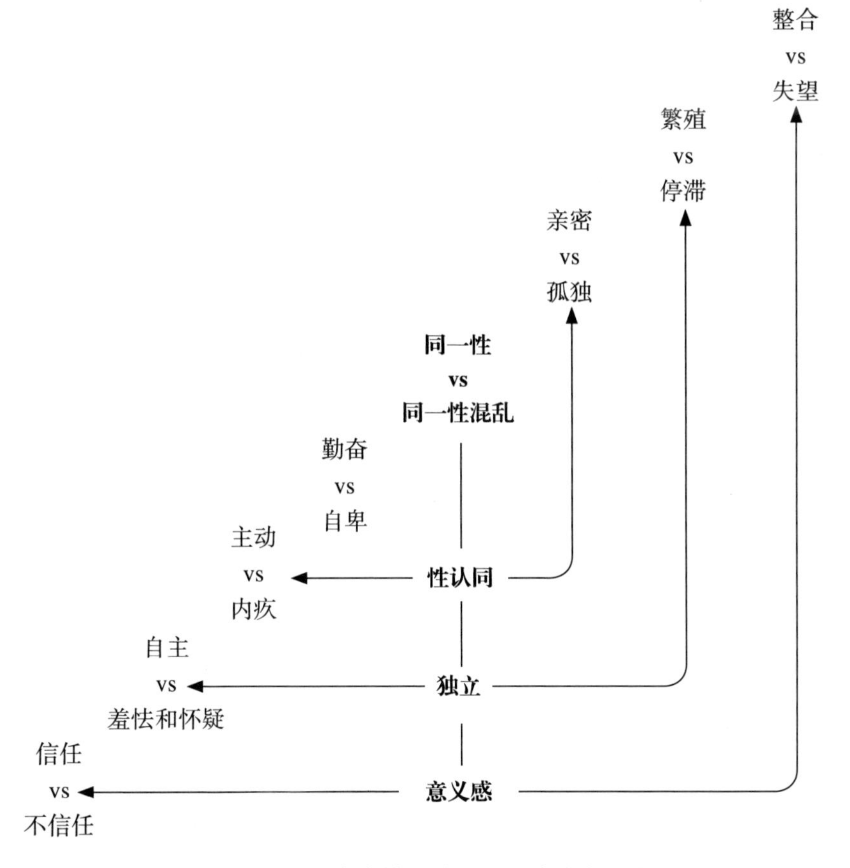

图1.1　埃里克森模型的改编：青春期分水岭

青春早期个体躯体发育的变化促使性觉醒逐渐上升到意识层面，重拾第三个年龄段与性相关的主题。与此同时，这些性主题也直接为年轻人在第六年龄段的亲密感做好了铺垫。青春中期的任务主要是脱离父母的影响，独立自主，逐渐完善自我管理和自我指导。因而这一时期的驱力强劲——意志斗争更加强烈，体力和决断力的增长使得年轻人成为坚不可摧的斗士。青春中期个体也开始渴望经济独立，他们逐步踏入工作领域——或有偿就业，或秉持着自我激励的态度，为找到更好的工作而继续深造。往长远看，这一时期为成年中期（埃里克森的第七个年龄段）打下了坚实的基础，那时的主要任务是繁殖，不仅意味着孕育生命，也指工作上硕果累累。在青春后期，个体开始对社会和世界产生兴趣，并尝试寻找信念和目标（包括自我同一性），这些特征显然与埃里克森所说的第一年龄段紧密相关，那时信任曾是主要任务，基本的“自我”也开始萌芽。青春后期也遥指人生的最后一个年龄段，其任务是自我整合，那时个体对一生的整体把握成功与否将直接影响其对死亡的接受程度。所以总体来说，青春期的每一个亚阶段都像是一个分水岭，起到了承上启下的作用。

关于阶段论在治疗中的应用，我第三个不同的观点体现在第一版中对潜伏期的阐述（Jacobs，1985）。弗洛伊德认为，个体的发展驱力和目标会在潜伏期（6—12岁）逐渐减弱（尤其是俄狄浦斯情结，应已充分解决），等到青春期时再强势回归。其实只要稍加观察便可发现，潜伏期的儿童根本不会停止对性的探索：他们有无数种方式拿生殖器和厕所逗乐子。潜伏期儿童的某些特定情感的强度可能确实比青春期要弱，但其感受和关注点一般还是会沿袭上一阶段的体验。这一点并不出人意料，因为按照埃里克森的说法，每个年龄段都保有对个体发展至关重要的议题。

再者，从人文角度来看，尽管潜伏期的压力主要体现于学习，但学习却并不局限于这个年龄段。早在潜伏期之前，学习就已经拉开了序幕；而潜伏期之后仍在继续，青春期的学习、各种培训、成人教育包括学习咨询与治疗，以及阅读和督导等活动，都包含了学习的过程。基于上述观察结果，我支持 Hartung（1979）的观点，他曾在一篇文章中根据埃里克森的模型提出学习心理治疗的要点：成年人若想胜任学习，就需要让自己进入“潜伏模式”（latency mode），类似儿童在潜伏期的状态。

“潜伏模式”是一个重要概念。儿童在校学习自然离不开这一模式，但它涉及的人群却远不止学生。若个体没有过度依赖的行为（口欲期问题），那么学习的内容可以满足其不断增长的对理解力和信息量的需求。只要个体没有严重的完美主义倾向（肛欲期问题），就会因顺利完成任务或能很好地制作、执行和理解事物而获得成就感。若能在合作时自然放松、不争强好胜（俄狄浦斯期问题），那么学习就能为结交和认同别人提供很好的机会。进入潜伏模式之后，儿童和成人都可以尝试与客体、朋友和社会群体进行交际；试着忍受挫折，并耐心等待结果；先学会大胆提问，再通过观察和解释小心求证；能在被动接受指导和主动调查研究之间灵活转换。但儿童或成人在这一时期若是受到其他情感问题的干扰而变得过于敏感时，就很难继续学习，此时老师的作用变得至关重要。Hartung（1979）从埃里克森的前三个阶段出发，逐一阐述了老师在介入的过程中，发生的依赖、权威和对抗等问题。

影响儿童和成人进入潜伏模式的干扰因素大体相同。能够较好控制大小便的孩子通常对学校中的活动也能应付自如；而经常失禁的孩子因总是过于关注自身清洁和干燥的问题，所以无暇顾及校内的学习活动。成人的学习如果过于追求完美，也很难完成作业。儿童若总受父母争吵的干扰，就无法专注于学校的任务。同样，成人要是正和别人闹别扭，再度接受培训时就难以集中注意力。如果受无关事件持续过度干扰，学习的态度和行为都将受到不利影响。尽管有些人会利用工作来分散焦虑，但多半很难在压力下保持全神贯注。

可见，潜伏期是适用于任何年龄段的生存之道。而以“模式”命名（比如“潜伏模式”）也是审视和运用埃里克森年龄阶段的一个绝佳办法。我们有很多方面都与他人、客体及自我紧密相连，除了学习时要进入潜伏模式以外，还可能有其他“模式”诸如：依恋模式或自主模式，亲密模式或创造模式，甚至是放任模式，它们都包含着不同的品质和优势，关联方式也各不相同，其依据均为传统的阶段模型。

反过来看，学习几乎涵盖了埃里克森模型的各个方面，这也印证了潜伏期适用于任何年龄段的观点。一位同事曾将潜伏期描述为一个“微型的发展周期”（a mini-cycle of development），这与我以前提出的周期性发展不谋而合。这个同事是位培训师，在将埃里克森的“优势”与每个阶段相关联的时候，她认为老师（潜伏期的关键人物）应当负责在孩子的心中植入一个希望（hope）、建立一种意志力（willpower），从而顺利学习、妥善完成任务，老师的这个职责在儿童早期任务繁重的时候尤为重要。老师需要为学习指明方向、明确目标（purpose），并寻找合适的方法帮助学生获得技能（competence）。这有助于培养学习的独立性（independence），促进自我整合（ego integrity）带来的可靠性（责任心，fidelity），以及增强对学习的热爱（love），同时发挥生命的潜力，保留一颗关爱（caring）的心，成为一个睿智（wisdom）的人（Hunter，1983，私人交流）。

模式（modes）可能比模型（models）更有利于阶段论的运用。在本书第一版时我还没有完全摆脱时间顺序的桎梏，仍然在“阶段”和“主题”之间左右摇摆，很难下决心彻底偏向主题论。在随后的版本中，我迈出决定性的一步，开始利用阶段模型来作为隐喻，以便更好地认识自己和理解来访者。我希望读者能意识到，在谈及精神分析的观点时，若能摒除疑虑，发掘其核心观点，而不固执于是否有事实依据，将获益良多，因为精神分析如同诗歌一般，总能一语道破经验之谈。

用“模式”或“主题”代替“阶段”这一概念来考察人类的发展，可与精神分析的其他理论遥相呼应，所以浅显的阶段概念被梅兰妮·克莱因提出的“位相”（positions）等类似概念所取代。据 Julia Segal 观察，梅兰妮·克莱因很早就发现了弗洛伊德关于发展的阶段论的局限性。尽管她也同意儿童的兴趣集中在口唇、肛门和生殖器部位，但“兴趣点会在这些部位来回迁移”（Segal，1992）。这与我将埃里克森模型修订为周期循环版的思路不谋而合。克莱因（1975）针对上述观点提出了两种特别的位相，偏执-分裂位相（paranoid-schizoid position）和抑郁位相（depressive position）。她认为个体始终离不开这两种位相：无论成年人还是儿童，都会数次在二者之间振荡，甚至一天之内也能反复变化。

我将在第二章对这两个位相进行详细介绍，在此需要说明的是，克莱因强调生命在各个阶段发展的连续性。她用“偏执-分裂位”来描述新生儿在最初几个月的心理状态。这时的婴儿并不知道好坏体验均源自同一个哺育客体（母亲，更准确地说是母亲的乳房）。相反，他们会幻想（phantasy，这个特别的拼写也出自克莱因）出一个理想的乳房，能及时用食物和安慰响应婴儿的需求；又幻想出一个邪恶的乳房，不仅疏远，而且不能及时回应婴儿的需求，这也容易激发儿童的攻击性特质。克莱因相信，儿童若是将挫败感投射到乳房上，这种攻击性特质也将随之增强。因此，儿童感到受坏乳房之迫害，会暂时进入偏执位，而且多半是自己造成的这一状态。

所有的儿童研究都强调，如无确切证据，不要轻易将成人的心理状态套用在儿童身上。克莱因提出的这些幻想其实并没有实际依据，且只能依靠旁证。她所说的“偏执”可以指婴儿时期的心理状态；也可以指偏执型精神分裂症患者，这类患者疑心别人都在针对他们，认为外界充满敌意和危险；还可以是一种不安的感受，比如我们在某个周一的清晨（或是任何一天的清晨）醒来后想道，“我要起床吗？我可不想去‘外面’——我还是最好待着别动吧，这里多舒服，多暖和”。当然，这些状态在强度和持久度方面均有所差异，但克莱因认为，它们都与婴儿时期的早年经验有关。

同理，“分裂”这种体验也贯穿个体的一生。在婴儿期，分裂指的是婴儿隔开好的乳房与坏的乳房。分裂的感受包含范围也很广，小到婴儿受到攻击后想要保护脆弱的自我，大到成人认为他人因为恨或爱而对他们不利，于是选择与世隔绝，像是在说，“让我静一静！我需要一点自己的空间”。

克莱因的术语“抑郁位”（depressive position）首先用于描述儿童认知逐渐发展后，开始意识到好和坏的体验源自同一客体。这里的“抑郁”与通常意义上的抑郁有所不同，它又是一个容易令人混淆的精神分析术语。在这种抑郁状态下，儿童开始整合自己的体验，包容爱与恨的感受，不再惧怕仇恨会摧毁爱意。我会在第二章详细介绍这一概念，但需要强调的是：“抑郁位”是贯穿个体一生的体验，当我们度过偏执–分裂位的阶段，或经历过更有建设性和整合性的体验之后，将转变到抑郁位。Julia Segal将之概括为：“个体一生都要经受各种挫折的重压，因此始终难以脱离偏执–分裂位的侵袭，虽然爱与现实无疑能够使之稍加缓和……但克莱因发现，人生多数事件的原动力仍是爱恨交织的冲突”（Segal，1992）。

安娜·弗洛伊德（Anna Freud）虽然与克莱因的理论和实践在很多方面观念相左，但两人都认同生命主题的连续性，在安娜提出的“发展线”（developmental lines，1973）中，攻击性会在各阶段以多种形式出现：口欲期是咬，肛欲期是施虐，生殖器期则是控制。虽然安娜的“发展线”与阶段论关联紧密，但她对二者做出的重要区分值得进一步研究参考。比如，她指出各条发展线的进展速度有快有慢，并写道：“进步和退行之间的交互作用…… [与] ……发展的不协调性、不平衡性以及复杂性，这些常态的变异（variations of normality）是数不胜数的”（A. Freud，1973）。尽管她的观点更靠近父亲而非克莱因，但她在运用阶段论对儿童和成人进行治疗时相对更为灵活。

依恋理论为生命主题的连续性提供了更多例证。详情同见第二章，但在此仍需强调：几种依恋模式并不只与婴儿期相关，但它们确实是区分

“依恋”和“依赖”的重要指标，依赖一般会在退行到婴儿状态的情况下出现，而依恋却可以发挥更加积极的作用。依恋问题将伴随个体终身，《贯穿生命周期的依恋》(*Attachment Across the Life Cycle*)这本书(Parkes等人，1991)对此做出了最好的注解。

有人可能会说，我们在生活中可以有很多种“位相”，无论好与坏还是苦或乐，都比克莱因提出的两种位相更加丰富。其实模式、主题也好，位相、发展线也罢，都只是形式，其价值更多体现于各自主张的维度和视角，以及治疗师如何利用这些理论去理解来访者的描述、体验和早年经历。

我总结的三大主题几乎囊括了现存的所有问题。后面几章的标题分别是：(1) 信任和依恋的主题，起初是受弗洛伊德口欲期的启发，现在主要内容是信任和依恋的模式及性格特征等；(2) 权威和自主的主题，原本有关肛欲期，现在增加了权威性、自主性、独断性和接纳性等模式；(3) 合作与竞争的主题，原本有关性器/生殖器/俄狄浦斯期，现在包括合理的竞争、协作、归属和共享模式。我对这三大主题的讨论依然未尽其详，但其内容之丰富可见一斑。

主题在实践中的应用

上述理论无一例外地认为，在婴幼儿期是否成功地奠定了基础是非常重要的。每个人都阅历无数，但随着时间的流逝，有些记忆仍能保留，有些则逐渐遗忘，有些甚至遭到曲解，有些对成长做出了重要贡献，而另一些则几乎不留痕迹。过去与现在的关系也十分复杂，个体不仅在当下会受过去回忆的影响，现在的体验也会影响过去的回忆。

人们总以为，精神分析或精神动力学心理咨询与治疗主要侧重于往年经历，总是挖掘过往事件对现在造成的困扰。这种看法虽然在理，但难免以偏概全。本书将重点描写了解过往经历对现在产生的影响，并帮助咨访双方掌握生存、行动和思考的方法。精神动力学治疗虽然更侧重于当下而非过去，但它的基本前提是：如果遇到困境，那么只有了解过去、知晓过往经历对现在的影响，才能明白个体通过何种方式发生了改变和接纳。改变固然令人期待，但有时接纳更加切实可行。

我在回忆撰写本书的经历时曾提到，发展的理论不仅可以启发治疗师的思考，还能激发治疗师的想象。这些理论有些在前面已经提及，另一些在随后的章节中将逐一登场。它们本身并不能提供答案，但可以指导治疗师进一步分析来访者的经历。我们来看看下面这个案例。

克里斯（Chris）知道自己是在妈妈去世前一刻经剖宫产取出的早产儿。与父亲相处没多久，他就被送到了祖父母家，一直待到两岁。

直到父亲再婚前，克里斯都很少见到他。父亲再婚后才把他接到新家，在随后的日子里，虽然他与父亲关系紧张，但总体来说相安无事。

成年之后，克里斯发现他从情感和身体上都会对年长不少的女性产生兴趣。他将之解释为一种持续的恋母情结（或恋祖母情结）。可以想象，他在早年经历了双重丧失：一是出生时失去了与他脐带相连的母亲；二是两岁时离开了依恋的祖母。克里斯在治疗中已经回忆不起这些丧失的经历，但他可以在治疗师的引导下想象丧失可能对他造成的影响。于是他决定回去拜访一些和母亲有关的地方。在咨访关系方面，相比其他来访者而言，再短暂的分离（比如节假日）或治疗的终止，只要比预期的早，他都会格外难以接受。结合他对自己身世的了解、对童年经历的想象，以及他和年长女性现有的关系，加上他和治疗师之间的互动，都有助于他理解自己对依恋和分离为何有着如此强烈的感受。

在这个案例中，个人史的呈现和治疗师对依恋和分离的重视共同作用，最终确定了治疗的焦点。下一个案例则缺乏对既往经历的描述，但在发展理论的指引下，想象层面的探索同样对黛安娜（Diane）的行为作出了合理的解释。这个案例相对更加复杂，它说明在精神分析治疗中，以想象的方式对早年经历进行理解确实有助于增强治疗师的洞察力。

黛安娜第一次治疗时就开门见山地挑明了两个问题。首先是她的暴食和催吐行为。其次是丈夫离开了她，并且无论如何不肯向她透露未来的打算。他既不想宣布两人之间的关系已经了断，却也不愿再回到她身边。

她并未过多介绍自己的童年和青少年，治疗师也没有细问其早年经历以考察过去对现在的影响，因为现在问这些还为时过早。黛安娜详细描述了自己对现状的反应和感受；她说得越多，治疗师就越觉得这与她的一个症状紧密相连——进食障碍。进食显然与“哺育”有关，因此可能联系到口欲期的典型问题。于是治疗师开始用口欲期的语言和意象进行试探，期待能为黛安娜的所感所为找到合理的解释。

黛安娜告诉治疗师，她极度盼望丈夫能回来一起生个宝宝，只需在家待到她怀孕就行，好让她的关爱有处投放。她似乎并不打算借孩子来栓紧丈夫。原来他们在一起生活时，她像个母亲一样对丈夫照顾得无微不至，以致对方感到备受束缚，对妻子无比依赖。

随着治疗的继续，治疗师开始感到黛安娜总是索求不断。她说话直爽，沟通顺畅，并不会直接向治疗师提出各种要求，但她的语速和断句方式常常令治疗师根本没有说话的机会，每次要结束治疗也十分困难。往往当她离开治疗室之后，治疗师已经精疲力竭；这种情况多次发生，治疗师也愈发确定这种疲倦可能并不怪自己，而是受黛安娜的影响。在治疗初期就直接说明反移情并不是明智之举，但治疗师可以利用自己对反移情的觉察，反思黛安娜是否需要治疗师付出更多的陪伴和时间才能得到满足，而这种营养或许单从日常饮食中很难获得。

治疗师很想明确黛安娜那些爱的给予是否源自她对爱的渴求，于是说道："你似乎是要把缺爱的自己投注到丈夫和那个你特别想要的孩子身上，然后爱他们也便成了爱自己。我觉得可能你内心感到空虚，而现在丈夫又离你而去，也没有孩子可以哺育和照顾，所以你只能用食物来填补空虚"。

听了这段解释之后，黛安娜恍然大悟：这么说确实很有道理。在随后的治疗中，她谈论自己的方式变得很不一样。她开始向丈夫提出一些合理的要求：询问他接下来该何去何从，并请他为家庭的经济问题分忧。夫妻俩都逐渐学着承担分居后累积的家务责任。她开始规范自己的言行，不再像从前那样无理取闹又捉摸不定、难以满足还有破坏冲动。她的饮食也逐渐恢复正常，似乎重新找回了自我。这个自我现在还比较模糊，但她感到自己"更加有血有肉"。事实上黛安娜觉得从前那种一成不变的"早餐—午餐—下午茶—晚餐—入睡"的生活已经一去不复返了，现在她的视野更加开阔，能够制订更加长远的计划。以前"我管东管西，唯独不考虑自己，现在终于找到了归属感"。

这个治疗的切入点并不是来访者的个人史（况且治疗师也对她的过去知之甚少），而是综合考虑了黛安娜说话的方式、她给人的感觉，以及治疗师脑海中浮现的意象。这说明弗洛伊德/埃里克森阶段论中的"口欲期"可以以隐喻的方式出现，考察来访者的精神动力学意象。治疗师并不知道（多次治疗后也未必知道）黛安娜在童年是否曾经挨饿或缺爱，但这只是一个需要关注的问题，对治疗可有可无。真正对咨访双方有利的是治疗师将他对黛安娜现状和语言的联想与他所了解的进食、空虚、诉求、界限以及支离破碎的自我等知识点进行了链接。这时再反观来访者，便能读懂她的感受，以她能够接受的方式帮助她获得新的体验。从前她只会提出问题，现在可能已学会更深层次地理解问题。如果能拿到黛安娜过往经历的详细资料，且这些信息与治疗师对来访者的印象相符，那么治疗师可能会增加一些推测，以补充他对黛安娜空虚感的解释。例如他曾记录道：来访者每天进餐的时间间隔都很短（3 ~ 4小时一餐，和婴儿时期的哺育模式非常相似）；而她描述自己凡事都指手画脚的形象也像极了婴儿的手舞足蹈。

在这个案例中，口欲期、依恋和婴儿意象都属于很容易识别的隐喻，但也可以用另一种“阶段”的意象来形容黛安娜的问题，我称之为另一个“主题”。第二章即将介绍的信任和依恋主题可以结合与自主性相关的主题一同来看——它包含许多有关发展阶段的意象和联想，其核心特征是规则与控制。黛安娜显然热衷于安排丈夫的生活，而对方恰是一个做事缺乏条理的人，很需要摆脱她的沉重束缚。她又特别希望取悦他人，说话时曲意逢迎，所以很难独立自主。她虽然嘴上说可以穿得随意些，但还是会精心打扮自己，似乎随时预备着有人突然到访，而她能展现出最完美的一面。治疗时，她的语速极快，像是要阻止治疗师发表言论，一言一行都顺从她的意志。在这一点上有确凿的证据可提示肛欲期的特征，比如黛安娜曾这样描述她的父母：母亲的控制欲很强且喜怒无形于色，受人指责时尤其如此；父亲则纪律严明，权威不容侵犯。因此，治疗师决定就“控制”这个话题给出一些开放性的解释。他选择用肛欲期的意象描述黛安娜的现状：与丈夫一起生活时是受控和控制兼具，后来逐渐转变为在进食上的失控以及无法提出合理的要求。

本案例是否涉及第三个主题——与精神分析发展阶段论的俄狄浦斯期有关？是否存在竞争或性的问题？黛安娜的丈夫抛弃妻子的原因是婚外恋，这种三角关系和上述主题是契合的。但除此之外，治疗师并未发现其他相关的信息。有些来访者在治疗中呈现的材料可以用2 ～ 3种不同的方式加以理解，像是透过不同的镜头来观察其现状。但为了避免扰乱治疗师和令来访者混淆，每次治疗都应重视占主导地位的主题，并尽量一次性说明同一主题的思路和解释。

来访者的过去清晰呈现了他/她的个人史，包括他们自己的经历、家庭成员的故事以及曾经耳闻目睹甚至想象出的内容，但治疗中也可以对早年经历加以想象并通过解释进行检验，来访者呈现的状态、现在遇到的困难以及咨访关系都可以为之提供素材。Sarno 研究弗洛伊德的早期个案时曾说过，咨访关系俨然是“一个活脱脱的实验室”（1990）；更确切地说，应该是一个允许情景再现的“舞台”，剧情由治疗师和来访者的生活事件共同演绎。

精神动力学理论有一个概念叫做“洞察三角”（the triangle of insight，也有译作“病识感三角”），可将过去与现在的关系、治疗内外的情境以及内外部世界三者相互联结。洞察三角（见图1.2）既能考察来访者早年和重

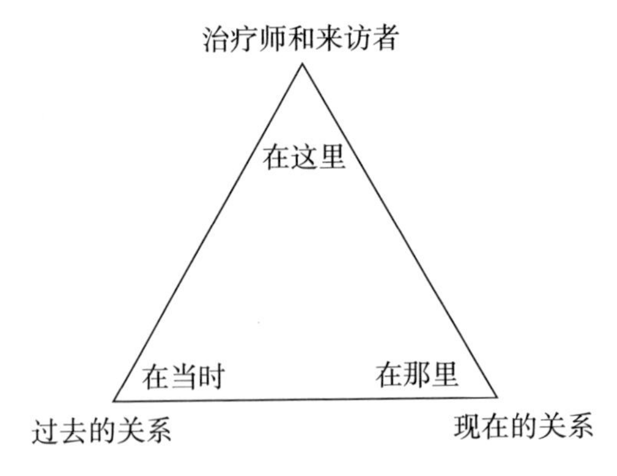

图1.2　洞察三角

要客体之间的人际关系，也能通过观察来访者现在与他人及治疗师之间的关系，来识别他们内化过往体验并将其“留在”心中的方式。其他疗法也常常将来访者现有人际关系和咨访关系相连。但精神动力学治疗更偏重于将三个角的内容一并整合。

下面是有关三角联结的几个示范：

1. “在那里”和“在这里”两角之间：“你今天一直在说，当你发现房间里的东西摆放凌乱时，会感到非常焦虑：我觉得你在这里也很焦虑，好像觉得我不能替你把事情安排妥当”。
2. 来访者现在的状况和过去的事件及关系之间：“你今天一直在说，当你发现房间里的东西摆放凌乱时会感到非常焦虑：那让我想起了你曾经回忆过小时候，你的父亲一见到家里不整洁，就会百般挑剌儿。现在就好像他依然在场，在你的房间里，在你的心里，对环境是否凌乱指指点点”。
3. 来访者描述的过去经历和当下与咨询师之间的关系——即精神动力学理论中的“移情”：比如，“你说小时候妈妈总是跟在你身后，替你把东西摆放整齐。我想或许你也希望我能在这儿把你的事情都妥善处理，然后给你一个简洁的答复”。
4. 有关三角中的每个方面：“显然你觉得自己的生活一团乱麻——似乎再难理顺。我认为由于你的父亲从你小时候起就一直迫使你保持整洁，母亲又总是督促你照做以免挨批，所以情况变得越来越糟。我在想你会不会在我这儿备感受挫，因为我好像总是不能帮你理清问题？”

只要洞察三角的任意两点或三点间形成联结，都会缓解局面，促进更深层次的理解，但仅有洞察是不够的。从前精神分析的解释万变不离其宗，都在强调早年经历的重要性（比如 Strachey，1934），而今人们逐渐意识到咨访关系才是治疗的重心，如同提供了一个重要的舞台，让早年的关系模式得以重现，而新的交际方式也在此经受考验（Meissner，1991）。治疗关系所营造的环境恰是温尼科特（1965b）常说的促进性母性抱持的环境。尽管这显然是指父母对子女的良好养育，但治疗师不可避免地镜映了养育过程中并不理想的那一部分：治疗师不会随时陪在来访者身边，像是一个经常缺席或心不在焉的母亲；治疗师并不总能提供十全十美的答复，就像父母无意之中没能为孩子提供万全的保护。治疗师对治疗时间和效用的掌控，俨然是一个控制欲很强的家长；而同俄狄浦斯期的三角关系如出一辙，治疗师也不会如来访者所愿成为其亲密伴侣。早年的负面经历——挫折、排斥和失望——常常在治疗关系中得以重现，这样一来，治疗经验不但可能唤起并促使个体获得好与坏的感受、危险的幻想和不安的念头，而且可带来成熟的关系所特有的喜爱与自由的感受。

注意事项

现在与过去的关系虽引人入胜，却也须多加注意，以使本书的三大主题在治疗中得到明智、妥善的运用。

1. 仅靠某一种解释很难说明个体产生感受的原因。若是认为精神动力学理论只会揭露创伤，无疑是低估了这一细致而谨慎的理论方法。探寻创伤这种简单的手法或许会吸引一些业余者，但几乎无法探知人类本性的复杂程度。弗洛伊德曾提醒我们不要依赖过于明显的线索（1916/1963）。这只能浮于历史的表面，而探究不到其深层意义。
2. 作为个体，为了融入群体的观点，我们构建自身经历的方式几乎与国家或他人构筑其民族或文化历史的方式一致。正如Lechte所言，历史“永远是从现在的角度出发”（Lechte，1994）。因此，个体的经历会随着他的现状而改变，有时不易察觉，有时又波澜起伏；而在治疗中，这种变化常常在跨越不同阶段时呈现。虽然个体有时也会回忆出新的内容，但对同一记忆的不同解释、以及对同一体验的不同感受永远层出不穷。健康人会时常对自己的过去与现在进行反复解释。若视之为病态，未免过于迂腐。

3. 精神分析和历史一样，都不是一门精密的学科，无论弗洛伊德多么努力想要证明它是，也无济于事，不过他后来意识到，生命科学的精准度确实逊色于物质科学（Freud，1925a/1993）。Rayner 在《人的发展》（*Human Development*）的第三版中曾这样描述他的著作，“它不是福音书，所以数据和视野都十分有限。请将它视作问题的提出者，然后与之辩论，以促进您的思考”（1986）。这位作者会对读者的疑问给予回应。请尽量珍惜这样的学习机会，但更要听从弗洛伊德和其他分析派学者的忠告：向你的来访者学习。与卓越的艺术和文学类似，精神动力学理论总是在涉及体验时变得非常重要：“我感受到了”；“我自己明白那种如梦如幻的感觉”；“那让我理解了自己”。精神动力学的观点也不太精准，仅起到指引的作用，这样的留白为来访者和治疗师创造了自由发挥的空间。即便是理论中的原话，也不必照本宣科。明喻和暗喻原本就属于日常用语，它们在治疗性对话中往往这样出现：“那感觉像是……”，“那就像是……”。在这里，意象是用来分析和讨论的，无须拿心理学术语生搬硬套。

4. 进行差异研究时，下面这一点尤为关键。任何从事人类发展或性格的研究，如果没有从性别、性征、文化和种族等方面说明其潜在的差异，都值得警惕。许多人类发展（尤其是社会心理阶段）领域的研究者都是男性学者，他们秉持的原则或许对男性非常适用，对女性的作用却有待商榷。历史背景和社会力量都会影响人们对常态现象与异常行为的理解。埃里克森对 Sioux 和 Yurok 这两个北美印第安部落进行研究时，发现了他们养儿育女的方式存在差异（1965），且都与部落的经济和环境状况紧密关联。本书提到的案例多数源于我自己的临床见闻，所以难免囿于工作环境的限制。我能够接纳的理论，以及我在后面章节提到的理论，也都与我个人的经验有关。鉴于其他治疗师的工作设置和来访者群体可能与我有所差别，所以我推荐阅读以下著作，或可有效弥补我的经验未能涉及的内容：Lago（2006）和 Ryde（2009）对种族和文化的研究；Chodorow（2011）在性别和性征方面的著作以及 Davies 和 Neal（2000）在男 / 女同性恋、双性恋方面的研究。宗教信仰也会出现显著的跨文化差异，因此咨访双方的信仰很可能截然相反。我在撰写《错觉》（2000）时曾考察了信仰的不同模式。Black 写了本有关宗教和精神分析的书（2006），从当代视角分别对犹太教、佛教和吠檀多*进行了剖析。也有一些针对伊斯兰教和心理治疗的文章（Chaleby 和 Racy，1999；Akhtar，2008）。

5. 西方心理治疗总是偏个人主义。其实来访者在叙述个人史的过程中，需要尽可能详细地涉及家族史，乃至区域或民族的文化史。这种更宽广的视角通常出现在系统性治疗和家庭治疗当中（Dallos 和 Draper，2005）。
6. 在避免个人主义倾向的同时，我作为一个治疗师，也很想证实每位来访者的个人史和现状都是独一无二的。当然，这就违背了结合环境看待个体的初衷。但即使我们已经考虑到相关的心理学知识，意识到性别和文化的差异，承认了自己的偏好，也接纳了所处的政治和社会背景，仍需仔细考量如何将个人发展理论应用到每一位来访者身上。像本文这样逐一陈述主要精神动力学的主题

* Vedanta 是印度教的主要哲学。——译者注

其实存在一定风险，即容易给来访者贴标签，扣上“病理学”的帽子，这样对于个体而言是不公平的。我在《我们那颗躁动不安的心》（*Our Desire of Unrest*）（Jacobs，2009）的“命名与贴标签”那一章曾详细讨论了上述现象，我认为与其适时给出精确的命名，还不如时常与来访者讨论并作出解释。

随后的章节虽会探讨三大主题，但本意并非要对来访者贴标签或下诊断，而是希望提供一种观察和理解的视角，表明治疗关系应专注于个体的内心世界及其独特的情感、体验和影响力。这些主题及相关术语不只是简单的口号，它们能为读者指明道路，拆解纷繁复杂的问题和过往经历，并帮助治疗师在已有材料中寻找一系列可能的线索。

我有位接受长程治疗的来访者足以说明标签和命名的不同功效。某次治疗一开始，弗蕾德（Freda）就问道：“我到底哪儿出了问题？是不是躁郁症？还是神经症？会不会是焦虑障碍？”我斟酌了许久，不知如何作答才能令她满意。后来我决定实话实说（也实在是不太确定答案），称自己一般不喜欢给别人贴标签。还好我没有做错，弗蕾德说如果我真告诉她是某种疾病，她就会全然陷入这类疾病之中！原因很明显：她出生于一个庞大的家族，又是排行中间的一个不起眼的孩子。她屡次提到无论在家里还是在当下的关系之中，自己似乎都无关紧要。她感觉总是被排除在宴会宾客的名单之外，人们也都无视她的存在，犹记得早年刚刚开智时，父母便拿她取笑，将她与其他孩子们区别对待。于是她迫切地希望获得认可，而一旦得偿所愿，又不禁感到内疚。她希望别人视她为一个独特的个体，所以她预备着，一旦我给她贴上标签，任何“诊断”她都愿意坚守到底。

即便是“命名”也暗藏隐喻：所有语言的意义都无外乎要在内心体验和外部现实之间搭建桥梁。治疗师和来访者的语言有时如作文一般为方便表达而惜字如金，因此识别其言外之意便尤为重要。尽管如此，无论治疗师、来访者还是作家所表达和命名的内容，都无法完全呈现内心的体验。由于精神动力学理论本身富含隐喻，所以在恰当的时机澄清咨访双方所描述和命名的内容，可能比单纯的贴标签更加有效，也承载了更多的力量和感受，但这仍然难以真实、全面地表达个体的内心世界。正如分析师比昂（Bion）曾形容的，精神分析是在“管中窥豹”（Eigen，1998）。精神动力学理论既能为治疗师增长知识，也有助于探索和描述人际关系的内心状态和外部表现，但这类知识的局限性也很可观，不仅因为知识本身必有未知之处，即便是已知的内容，也必须植根于社会、文化和性别的范围之内，所以这类理论概念的耐久性和客观性也引发了诸多怀疑。

精神动力学的概念和语言虽然经常被视作隐喻甚至象征，也能够增强治疗师的艺术造诣和技术水平，但它们能为治疗师和来访者带来更大的福音，当然前提是能被翻译成来访者更容易接受的语言。发展模型和主题提供的海量线索可衍生出无数种可能性，但最终只有来访者能确定其准确与否。在个体的发展过程中，那些内在主题除了促进知识的增长，还能与治疗师严格受训后获得的直觉力和敏感度相结合。理论知识一旦融合了艺术家的洞察力和治疗师的人文性，便可创造出一门精巧的技术。也只有适用于来访者的理论，才能真正对治疗师和咨询师有所助益。所以，是来访者成就了理论，而非理论造就了治疗。

第一部分

信任和依恋

第二章

信任和依恋：基础

早年经历固然重要，本章也将予以论证，但来访者目前的状况更为紧要，它可能是来访者对当下困境的陈述，也可能是来访者虽受到困扰，却不明就里，所以在介绍每个主题之前，我都会提纲挈领地介绍：(1) 依据来访者的性格、关系和内心世界，问题与主题之间将呈现何种关联；(2) 在治疗关系中，治疗师审视或体验这些问题的思路。每个主题都将分三章介绍，其中末尾一章均用于总结主题对治疗的影响，包括：(3) 治疗师通过何种方式与来访者建立关系，并在治疗中帮助对方获得成长性的改变或进步；(4) 来访者所呈现的发育和成长将如何与主题关联；换言之即治疗工作可以有哪些合理目标。

尽管上述观点涵盖了多数常见现象，却并不全面。它们显然针对的是特定时间和特定文化中的某些惯例，必然有所疏漏，第一章在介绍文化模式时，也对此持保留意见。何况仅凭单一指标也未必就能指证存在严重的信任和依恋问题；即便来访者的所有症状均指向某个问题，也依然不能确定与本主题相关。

信任和依恋所呈现的问题

专栏2.1　信任和依恋方面的困扰

保护性虚假自体的发展。虚假自体要比此前人们所发现的在工作或社交场合中十分有用的假象［荣格称之为“人格面具（persona）”1953］更为常见。

克莱因（1975）的“偏执-分裂”位——认为受到外部世界、外界压力或内化的“客体”的迫害，但未严重到“偏执性精神病”的程度。

自恋型人格：自我过于膨胀，孤芳自赏，忽视他人的感受。

将重要客体（包括治疗师）理想化。

分裂：崇拜某些人，诋毁其他人，难以应付矛盾状况。

毁灭式愤怒，特别是在已经见诸行动的场合，或是担心一旦表达出自己的愤怒就会证明自己具有毁灭性。

因担心自己的破坏欲已给他人造成严重损害而焦虑或内疚，以及可能伴有毁灭欲望的嫉妒。

过度依赖、黏人、占有欲强且要求过高的个体。

对他人是否可信而焦虑。

害怕遭到抛弃和拒绝，害怕留下自己独自一人。

害怕被吞噬，或被有亲密关系和性关系的人所控制。

极度缺乏信任感，担心身体边界受侵——由于童年（甚至更早时期）遭遇的性虐或体罚经历所致：有时也表现为在人际关系中边界不清。

孤僻退缩的人，分裂样人格；缺乏信任感，担心被人吞噬，或担心对别人提要求而致别人远离自己。

成瘾性：药物（毒品）、酒精、食物；贪食或厌食（二者也都涉及控制，与下一主题相关）。毫无节制的消费行为：包括过度花费。

无法延迟满足：必须即刻得到满足。

受挫后大发雷霆或满怀仇恨：这种愤怒往往破坏性极强，如撕裂、杀生、开膛破肚等。

不受约束。

为自己强人所难感到内疚，担心他人利益受损，或自己遭到拒绝。

遭受丧亲之痛后，经年累月愤怒不减。

遇到重大变化或损失后，暂时性丧失自体意识或身份意识。

“破碎”或“混乱”的感受——但未达到精神疾病的严重程度。

因失败的情境（比如职场裁员）而唤起早年被照顾不周的感受。

怪异的信念和想法，自吹自擂或自信无所不能。试图追求浑然一体的感受——甚至不惜用药（吸毒）。

一再寻觅能与之“珠联璧合”的伴侣，否认两人之间有任何隔阂。

以满足自我需求为目的建立关系，极少或根本不考虑他人的感受：自恋而非无私。

将自己的需求投射到他人身上（比如婴儿、儿童、客户），通过照顾别人来满足自身的需求，不允许对方离开（或独立）。

部分个体（尤其是青少年）将怀孕视作避免脱离依赖关系的手段。

自我诋毁，认为自己毫无价值，无颜面对自我。

长期陷在无助、绝望和悲观的情绪之中。

缺乏信仰；不相信任何事；缺乏价值体系；绝望无助且愤世嫉俗。

疑病（自恋）的症状。

因缺乏信任而导致学习困难。

因衰老带来的一系列问题，体能减弱或容颜不再，都会对自恋造成打击。

照顾年老的父母带来的依赖问题。

因疾病和衰老产生的怨恨与苛责——对照顾自己的人毫无感激之情。

解离——面对治疗师心不在焉：常常与严重的创伤或虐待有关——这种

防御表明来访者难以合理处理创伤性回忆或与之相关的感受。

在全能感与自我厌恶和毫无价值感之间摇摆不定的躁狂-抑郁状态。

边缘型人格——处于现实与下列精神病性症状的边缘。

下列症状提示属于多数咨询师甚至许多心理治疗师都不能处理的精神病性障碍。

混淆自我与非我，时间和空间定向障碍。

混淆躯体和精神。

分不清言语和意象，分不清思维和知觉。

认知功能障碍，思维或行为离奇古怪。

长期存在混乱感或“支离破碎”感。

妄想或幻觉。

解离性身份识别障碍——曾被称为多重人格障碍。

从极端自我厌恶到偏执型分裂症的偏执感受。

强烈的偏见或毫无依据地感到被歧视。

活在脱离现实的幻想世界之中。

缺乏“假设性”思维：以为一切都是真实的。

专栏2.2　治疗关系中的信任和依恋问题

要求多，有时是直截了当说，有时是拐弯抹角、兜着圈子说；反移情的感受是被耗尽、被“榨干”。

要求延长治疗时间，或增加治疗的频率。

依赖治疗师——视治疗师为救命稻草，一旦和治疗师分离就会崩溃。

将治疗师的话全部囫囵吞下，却不曾细细“品味”。

对治疗师的每一句话都百般抗拒，似乎治疗师话中有毒或居心叵测——但并不争辩，详见权威主题。

运用理智进行防御，避免亲近。

难以形成和维持关系。

害怕依赖治疗师或治疗。

多疑，对治疗师缺乏信任。

担心治疗师会拒绝或突然变脸。

极难接受暂停治疗或终止治疗。

理想化或崇拜治疗师，可能同时伴有自我诋毁，或冒犯其他的帮助者。

情欲移情——可能会以说色情话的形式出现，其实表达的是早年口欲期的需求。

索求更多的时间和关注，可能还包括身体接触的需求（想获取拥抱而非性接触，但情欲移情可能也反映了早年问题）。

希望自己是独一无二的——最好是治疗师生命中唯一的或同时期唯一的来访者——也可能反其道而行之，完全不接受治疗师付出的时间和关注。

极少在意治疗师的感受，在他眼里，治疗师只是单为来访者服务的。

将治疗师（无论男女）当做母亲——“抱抱我”，“喂我吃饭”，“抚摸我”——用语言甚至音调和举止进行表达。

来访者的语言和意象都有“口欲期”特征：比如喂食、咬、安慰，等。

期待治疗师能使奇迹发生，却不愿为自己的改变付出努力。

难以忍受冗长的治疗过程——急切地索求现在就解决问题。

认为治疗师界限分明、没有人情味，或没有起到明显帮助，因而对治疗师产生敌意。

难以和治疗师联动，因为过于沉迷内心幻想——奇思异想或与治疗干预毫无关系的联想（可能提示有重性精神障碍，需要督导或转介给专业人员）。

生命最初几周至数月的影响

婴儿生命最初几周至数月的经历对个体发展的影响丝毫不逊色于任何以后的经历。尽管精神分析的文献更多将讨论集中于母亲和婴儿在生产后（出生后）的体验（Breen，1989），但产前的影响同样也不可小觑（Piontelli，1992）。与母亲的交谈显然是理解这些问题的一个途径，或许也是最重要的途径，但无论是关系的研究、各种婴儿观察的结果，还是以儿童和成人后期经历为基础所进行的总结，以及近期不断增多的有关婴儿的神经学和心理学研究的结果（Breen，1989），都可以从各方面展示婴儿情感发展的潜能以及对后期生活的影响。

精神分析派内部也对遗传与环境的影响争执不断：基因遗传和天性气质相对于儿童成长的环境（尤其是父母或其他养育者提供的环境）而言，孰重孰轻？实际经历与主观感知体验相比，重要程度又如何？梅兰妮·克莱因（1975）曾强调，婴儿的经历并不全然来自母亲的教养，即便早年环境优越，也难免受制于分裂、攻击和补偿等常见的体验。其他人诸如鲍尔比、费尔贝恩或温尼科特则强调环境因素；例如："环境的作用在个体年幼时便有所体现，当个体探寻生命的意义时，环境既能推动其阔步前进，也可令其裹足不前"（Winnicott，1988）。

精神动力学治疗离不开对早年关系重要性的认识。初始阶段的治疗关系与母婴关系有异曲同工之妙，但这并不表示要将来访者视作婴儿，而是需要治疗师更加敏锐地捕捉对方的需求，以温柔和关怀的态度与之建立信任。综合各家理论可以看出，治疗师希望来访者能够：增长信任和期待（如同埃里克森的第一个年龄段），从依赖走向独立（温尼科特），形成安全型依恋（鲍尔比），或是进入抑郁位，整合关系中好的一面与坏的一面，且不会令好的方面受到损害（克莱因）。上述理论的作者都意识到，婴儿最初几周至数月的人际关系可为成年生活打下坚实的基础，促使个体更好地建立关系。此外，理解这些问题——不论是理智层面还是在想象层面，虽然用于婴儿不一定十分有效，但有助于我们对慢性或重性障碍的患者产生共情，尽管这些患者只在评估时匆匆见一面，便要被转介给更有经验的治疗师。精神分析理论认为，早期剥夺和丧失（Winnicott，1975），以及虐待和忽视，都对以后发生的精神病性疾病和分裂型人格特征的形成产生影响。站在成人角度解释童年经历本应慎之又慎；但精神分析丰富的文献资料为更好地探索婴儿的内心世界提供了独特的视角，也更有利于推知成人痛苦的根源。

当然，想要准确测知婴儿最初几天、几周乃至数月的体验绝非易事，或者根本就不可能。成人总是不由自主地将自己的经验投射到观察对象身上，所以婴儿期被理想化为一段无忧无虑的时光，除了吃喝就是玩乐，再就是睡觉。年轻的父母们虽然明白事实并非如此，但可能也淡忘了自己在婴儿期感受到的痛苦，而正是这些痛苦在后期引发了不同的问题。童年的天真无邪多半由于尚未经历成人的磨难。我们还可以想象，在语言不通、解释不清的情况下，婴儿和父母之间的沟通可谓难上加难。相比之下，父母虽因难以抚慰孩子而焦躁，却还不及婴儿所受焦虑和挫败的万分之一。

因此，婴儿的驱力状态实在是千头万绪，难以描述。梅兰妮·克莱因偶有描写到婴儿期一些可怕的想法和情绪，读时可能令人难以置信，她其实指的是婴儿可能产生（尽管看起来像是十分笃定）的恐怖想法。若是对她的解释心存疑虑，或许应当停下来想一想，我们又何尝没见识过婴儿“暴怒”的脾气？所以应该很清楚婴儿传达需求的能耐。如果认为“暴怒”一词过于言重，好似在描述成人的体验或将成人的暴怒投射到婴儿身上，请看 Gerhardt 对婴儿感受力的强调：“最初感受的水平较低。婴儿虽体验到铺天盖地的苦恼或满足、难受或舒服，却很难进行细致或复杂的处理。他暂时从心理上尚未具备处理复杂信息的能力”（Gerhardt，2004）。

要抛却（unlearn）多年的积习和观念，以婴儿的视角感受世界绝非易事：婴儿储备的知识少的可怜，构建记忆的方法又十分单纯，所以不懂得如何消化坏的感受。可成人却拥有一整套常识体系，例如：昼夜交替、四季轮转。记忆中时间和季节的规律使人明白，冬天到了，春天就不会远，但即便是成人也难免存在痛苦的回忆，甚至消磨了意志，对美好感受不再抱有期待。成人都会如此，婴幼儿恐怕也难逃这一法则。虽然现在很难想象生命之初自己懵懂无知、面对新事物时不知所措的样子，但实际上无论婴幼儿还是成人，知识未及之处反而能为幻想（fantasy，phantasy）提供空间（精神分析“fantasy”和“phantasy”二者通用，有时后者用于区分幻觉和幻想文学）。根据弗洛伊德（1911a/1958）的观点，幻想的作用是填补未能满足的欲望，但幻想也是婴儿在对世界一无所知时，或者世界也许就是他们所体验的样子时，将自己的体验赋予某种意义的尝试。下面这两种情况可帮助理解上述观点：踏入陌生情境或要与仅通过电话联系过的人见面。我们会事先想象即将面临的场合和对象，但身临其境后往往与想象谬之千里。幻想与现实的脱节有时（暂时）会令人惶恐不安，但一般个体很快就能适应。作为成人，我们很自然地将此种能力称为想象，用精神动力学的话来说就是“幻想”。 我们通常有足够的知识和经验使得我们幻想的内容不致太离谱。与此类似，成人的绝大部分的日常经历都会被吸收为参考的依据。但对婴儿而言，他们还不可能做到这一点，尽管我们满心希望他们能够认识到，这个世界是安全的。人们很早就意识到，儿童对父母长时间的依赖将在成长过程中留下特殊的印记。婴儿在一段相当长的时期内（实际感觉时间会更长）需要父母哺育并给予安全、温暖和舒适的照顾——这还只是身体方面。他们还需要在关系中获得安全、温暖和舒适的情感体验。精神分析理论起初似乎更注重满足自我保护的驱力，比如饥饿，但现在开始进一步强调喂食并非关键，与养育者的整体关系才是重中之重，而哺育只是关系的一部分。

但不同的分析理论之间针对某些问题也存在争议，例如母婴关系的性质究竟如何理解。（“母亲”是最为简单直白的称呼，泛指母亲以及同样承担养育责任的父亲，或除生母之外的一切养育者。）在孕期，母婴之间自然骨肉相连，即使妊娠反应并不好受，多数情况下母亲也会从情感上对孩子欣然接纳。躯体的联结虽然在出生那一刻断裂，但母婴是否在心理上仍然形同一人？这也是温尼科特的观点，他认为“从来就没有单独一个婴儿这回事儿”（1964），只存在属于共生关系类型的一对养育和被养育者，婴儿似乎不会（也难以）独立存在。但 Daniel Stern 同样对婴儿进行密切观察后发现，这种不对母亲与婴儿进行区分的观点“漏洞百出……但又……颇具吸引力”（Stern，1985）。温尼科特的想象之所以引人注目，可能因为唤起了早年的回忆；也可能是描绘了一幅美好的画面，满足了孤单寂寞的成年人对亲密关系的渴望。

自体与非自体；我与非我

揣摩婴儿的心理状态实属不易，这牵涉到刚出生的婴儿与母亲之间关系的性质。我曾研究过婴儿如何在脑海中“理解”或设想各种经历。到达一定年龄的时候，他们自然会懂得如何适当地处理那些舒适或难受的体验。但在生命之初，他们究竟以何种方式来体会舒适或难受的呢？以喂食为例，饥饿对于婴儿来说可能苦不堪言，直到开始吸吮乳头才得以减轻，饥饿可以被某种温暖、甜美和湿润的东西所缓解；痛苦可以因被母亲拥在怀里而缓解一会儿。读者当然知道母亲的乳汁、肌肤或体香都专属于婴儿，但可能婴儿并不确定这些来自外界的舒适感是否属于自己，甚至他们可能都没有这般概念！温尼科特认为，假如母亲能敏锐地觉察到婴儿的需求，并及时将乳头送进饥饿的孩子口中，那么婴儿可能以为是自己创造了这个乳房（1971）。这样一来所有的体验都得到了统一："我"与"非我"浑然一体。婴儿的拇指（在她看来）可能与母亲的乳头并无二致。所以我与非我之间、自体和非自体之间的界限，以及婴儿与母亲的身体之间的距离——全都只是逐渐区分的。

实际上，温尼科特对"共生"（symbiotic）一词并不赞同：这个概念太偏生物学（1968）。Margaret Mahler 使用这一词汇（1968）确实有些不妥（因为婴儿离开母亲不能存活，但母亲离开婴儿却可以生存）。但从心理学角度看，多数母婴关系用共生来形容并不为过。很多母亲在孕期和围产期都会全神贯注于自己的孩子——温尼科特称之为"原初母爱贯注"（primary maternal pre-occupation）（1975）。这不仅是在呼应婴儿的需求，也出于自身对婴儿的需要。有些母亲形容自己像是与婴儿"坠入爱河"。Danah Zohar 这样描述自己的孕期体验：

> 我获得了一种新奇的体验，很大程度上我感到我不再是独自一人，而是成为一个不断变大且持续发展的过程的一部分。起初我身体的边界开始向内延展，尝试接纳并融合这个在体内成长的新生命。我感到整个人仿佛小宇宙一般完美无缺，可自成一体，容纳所有生命。
>
> 我又感到自己向四面八方舒展开来，前后贯穿所有"往昔"和"未来"，内外延至一切可能和存在。
>
> （Zohar，1991）

这或许是对“万能感”（oceanic feeling）的一种形象描述，精神分析认为这与母婴的亲密性和一体性有关。也有与之类似的情境，比如有时人们仿佛能在时间凝滞的一瞬间，感到一种难以形容的和谐，此时用音乐的和声来表达可能更为贴切——实际上精神分析也常常将音乐的作用归结为婴儿与母亲之间的深层关系（Rechardt，1987）。使用致幻剂之后，也能在时空错乱的状态下感受到这种和谐，既令人沉醉，又糟糕透顶，但结果往往不如人意，不得不以接受咨询或治疗而告终。

杰玛（Gemma）曾被人在酒中下过LSD（麦角酸酰二乙氨，一种致幻剂）。在那之后，她感到无比惊恐，好像时间在眼前来回变幻，混乱中浮现出一幅吓人的画面，那是她多年前亲眼目睹两个人死亡的场景。有那么一瞬间仿佛她就是那俩人，再一晃神又变回了自己，她深感死期将至。所幸服下致幻剂只是一次意外，恢复正常之后，她能够更好地面对目睹两人死亡事故的记忆以及她依然存在的对两人死亡挥之不去（不恰当）的愧疚。

药物（毒品）的作用包括其后的作用很可能是导致这种惊恐体验的罪魁祸首，但自我与他人之间界限不清，或感到时空混淆，还另有其他原因。比如，可能是重度精神错乱的迹象，或是与环境或他人的精神病性融合，这种情况除了非常专业的心理治疗之外，其他心理咨询等方式恐怕难以胜任。所以一旦来访者呈现出此种边界混乱的状态，特别是产生与世隔离甚至与自己的身体分离（比如在生理方面贬低自己）的感受，那么治疗师需要考虑如下情况：

- 解离（常常与严重的创伤或受虐经历有关；可参阅 Walker，1992）；
- 边缘型人格，个体同治疗师的交往大致正常，但双方可能都感到有些“越界”和过于脱离现实；

- 精神病性障碍，尤其是个体完全意识不到自己描述的事实非常荒谬时；或即便受到思维内容的干扰，但并不影响他以此种方式行使功能时。
- 认清上述各级障碍至关重要。若放在从前，这些来访者本应被转介，但现在有时咨询师或治疗师却不得不接待。遇到前两种情况（解离和边缘型人格），治疗师必须具备高超的技能、丰富的经验和优质的督导。若是在治疗中过度使用解释的技术，很可能触发来访者的精神病性疾病。如果遇到第三种情况的精神病性的来访者，则精神病学的评估和干预必不可少。如有证据表明来访者存在药物（毒品）或其他物质依赖，也需要求助于专业人士（参见Reading 和 Jacobs 2003所提出的治疗师应具备的一般性能力）。

上述案例表明，共生关系中界限的融合或混乱可能是一柄双刃剑。母亲们也常常为婴儿的哭闹头痛不已。需要注意的是，有些母亲并未因怀孕或新生儿而感到喜悦，甚至怀孕或生育还可能导致母亲产后抑郁，并最终对婴儿产生影响（Murray 和 Cooper，1997）。鲍尔比和温尼科特等精神分析学者一面将母亲理想化，一面又将沉重的负担和责任强加到母亲身上，受到不少女权主义者的批评，因为如此一来，母亲若没能体验到为人母的快乐，便很容易感到沮丧和抑郁，但一味批评对母性的理想化未免有失公允，毕竟精神分析针对母婴关系的研究也曾明确指出，母性既可产生爱，也会引发恨：比如温尼科特列出许多可能导致母亲对婴儿反感的原因（1975），同理，治疗师对患者也可能产生厌恶情绪。Dana Breen 在《与母亲对话》（*Talking with Mothers*，1989）中详细记录了访谈对象在孕期和围产期的不同体验。

任何形式的关系都可能存在自体与非自体的混淆，但这种情况并非一无是处，比如移情在治疗中就非常重要。它要求深入对方的内心，并尝试与其感同身受。这种形式即为融合，与之对立的则是分裂，比如，我们在意识不到的情况下，将实际上属于我们自己的想法或感受归咎于他人，此种情况我们称之为“投射”。类似的情况还有“投射性认同”。当我们有了似乎是自己的、却又觉得很陌生的感受时，就属于这种现象。我们会对这种体验的来由迷惑不解：“为何我会这样对待他？”投射性认同的形成源于他人曾将同样的感受“植入”我们的内心。因此，我可能否认自己对同伴的不满，却无形中“促使”对方朝自己发火（最为精妙之处是，不但她毫不知情，就连我也浑然不觉）。

投射性认同在亲密关系中如性伴侣之间，并非罕见，也可见于治疗关系当中。共情和投射性认同恰如硬币的正反两面：“共情常用于形容治疗师对患者产生好感并能轻易地理解对方的情境，而投射性认同则用于描述治疗师因患者而感到恼火、厌烦、危险或受到病人攻击时的情境”（Frosch，1990）。

精神动力学理论认为投射和投射性认同都属于早期（或“初级”）的防御，但它们对于婴儿来说却是天然的保护伞，用以防御必须去除的疼痛或恐惧，比如根据克莱因的观点，婴儿会对乳房或母亲产生投射。Segal 这样描述道：

> 投射性认同的过程包括将属于自己的某些东西抛卸给他人……它可以成为极强的情感交流手段（例如，婴幼儿在尚未学会说话之前便深谙此道）。但它也可能导致毁灭性的打击，比如诱发他人身上肮脏、不堪或“疯狂”的一面，搅得他人神魂不宁、郁郁寡欢。
>
> （Segal，1992）

治疗师应预备好接受这些投射，在其投射性认同之后分辨出这些投射像什么，抱持住这些体验（如同母亲包容孩子抛来的全部情感），并在充分接纳投射过来的感受之后，寻找适当的时机帮助来访者接受这些感受。来访者或许也一直站在投射和投射性认同的末端，接受别人的评价或认可他人的投射。这种方式有助于来访者了解别人对他们的困境所造成的影响。由此可减轻他们对过去的差错过于自责的心理。有位治疗师这样描述来访者："她俨然成了父亲精神疾病的一部分。"

上文从多角度阐述了自体与非自体这两个概念的意义，精神动力学理论通常称之为"我/非我"。不仅仅是儿童，我们成人也一样需要分辨事物属于我还是"非我"——比如乳房属于妈妈，不是我的；再比如，某个问题更多是与我的同伴有关，而不仅仅与我相关。温尼科特称婴儿期为一种"我是"（I am）的状态，即存在（being）领先于行动（doing）（1971）。这样的身份认同也以"自体"的方式出现在日常对话之中："我好像失去了'自我'"；"我都搞不懂自己"；"我已不再是我自己"。

"自体"的概念牵涉到很多复杂的心理学和哲学问题（Brinich 和 Shelley，2002）；但日常生活中的各种难题也常与自体相关。例如，恋爱中的人容易迷失自我。一旦坠入爱河，个体的私人边界似乎也随之融合。"另一半"（这个称呼很有意思）若是离开，自己也像是丢了魂一般。爱情中的甜言蜜语（同示爱行为一样）都是在表达彼此的亲密无间。若这一阶段的爱情能够长久保持，没有发生先破镜又重圆的情况，那么个体就会害怕在伴侣关系中失去自我。以下案例可以反映出这一点。

哈里（Harry）很绝望，他意识到自己因太爱伊莎贝尔（Isabel）而对她无比依赖，可她却玩弄他于股掌之间，总是对他发号施令，但他又离不开她，所以敢怒不敢言，生怕破坏关系。可他实在气不过自己像个小兵一样被她随意调遣，于是下定决心不去见她，且说到做到。很快他就看到了自己的变化，并告诉治疗师，"我重新找回了自己"，他曾经很怕受人冷落又孤单无助，但现在已能较好地与人交流。这时哈里才意识到，他的自我和伊莎贝尔之间的关系，与他父母之间的关系存在很多相似之处。他记得小时候有次父亲正在劈柴，可搞错了柴禾的长度，便立马指责哈里的母亲，这令哈里感到很困惑，他不知道母亲究竟做错了什么。而母亲也令他迷惑不解，因为她会说：如果你这么做，或如果你不那么做，你就是在杀我。儿时的哈里怎么也想不明白这其中的玄机，更搞不懂人们之间互动的方式。由于在这样的环境中他无法建立身份认同，所以他只得与家庭保持距离；后来与伊莎贝尔相处时他再次迷失了自己。治疗的目标之一是帮助哈里建立自己的身份边界。只有这样，他才有能力亲近别人而不必担心失去自我。哈里的案例印证了埃里克森的模型，即进入亲密关系之前，需要先建立个体的同一性。但从另一个角度出发，在母婴关系度过亲密阶段之后，分离也将被提上日程。

无所不能与自恋

温尼科特指出，在早期母婴关系中，婴儿天生就知道乳房的概念，所以吮吸是一种本能的动作或见到乳房后自发的行为。婴儿有目的地寻找乳房，一旦见到乳头，便立马知道吸吮。有位观察者认为是母亲向婴儿袒露乳房。但温尼科特认为：当母亲向婴儿展示出乳房的时候，婴儿也恰好在寻找自己需要的乳房，所以婴儿会“想当然地觉得”是她“创造”了这个乳房（1988b）。温尼科特的描述带有隐喻性，所以将“创造”这一词汇用引号加以注明。他的观察对理解全能感和创造力（虽然埃里克森将创造力放在第七年龄段，但它在婴儿期也很突出）的本质具有重要意义。

“我想到它，它就出现了”。温尼科特认为，如愿找到期待中的乳房有利于提升婴儿对自身想法或愿望的自信。即从某种意义上说，她是无所不能的。“只要我能想到，事情就能实现。”这种思维方式为个体今后的信仰、信任和信念（在这里三个词可以互换）奠定了基础。虽然我们认为婴儿最初几个月是在培养对母亲的信任，但早在这之前，婴儿可能就已经形成了一种信任感——即对自身的信任，其基础正是感到自己具备造物的能力。由于此时婴儿仍然将母亲知觉为自己的一部分，所以这种信任“无处不在”——包括自身、母亲以及婴儿体验到的整个（可能是迷你的）世界。“我想要，就能得到。”这样的早期全能感并不能持久。温尼科特称之为一种错觉：排在一生中所有错觉的首位。母亲的任务则是为这种错觉的发生打好基础；一旦母亲能够做到，那么随后的任务便是帮助婴儿从错觉中醒悟，让孩子知道乳房不会永远唾手可得，事情也不会总是如愿以偿。但在此之前，母亲只有全身心地付出，才能让婴儿及时找到乳房或得到哺育，为其稚嫩的自我增添一些自信，也为自体的成熟奠定基础——温尼科特称之为“成熟的过程”（1965b）。相比之下，若婴儿未能及时达成所愿，不仅会感到沮丧，而且容易过早否定自己的创造能力。

在来访者身上观察到两种情况可验证上述论点。有些人自信十足，明显是婴儿时期基础扎实且童年时不断强化的结果。他们相信自己，信任别人，即便心知世事难料，也对生活抱有信心。另一类人哪怕生活安然无虞，也倾向于悲观厌世或愤世嫉俗。自信的人并不认为自己能够呼风唤雨；但他们知道（经过努力）可以实现部分愿望。他们乐观地认为，生活不会亏待自己，生命也值得延续。虽然难免遭遇打击，但治疗师能够从他们身上看到足够强大的力量或信心，支撑着他们在治疗过程中保持乐观的心态。至于另一类来访者，治疗就要艰难得多，有些人心灰意冷（“我从来没有如愿以偿过”；“我真没用，什么都做不成”）；有些反而令人吃惊地认为自己无所不能。他们可能会恐吓别人（“我将得到一切我想要的”）；或是吓唬自己（“一定是因为我胡思乱想，这事就真的发生了”）。

在治疗中，从约翰(John) 的身上可以观察到这种全能幻想。他以为自己遇见了心仪的对象，但问题在于——治疗师认为——这纯属白日梦或错觉。约翰相信那个女孩会嫁给他，但她(因不堪其扰而寻求治疗，恰好见了同一位治疗师) 却明确表示不能接受约翰的骚扰——虽然没有达到跟踪威胁的程度，但也令人烦不胜烦。她可以忍耐他往公寓打电话，但明明白白地告诉他自己已经有男友了。尽管她并不喜欢约翰，仅有些怜悯他，但还是说，“我们可以只做朋友”。这对约翰来说却是一根救命稻草。他以为做朋友的意思是允许更进一步的交往，于是发动了更加猛烈的追求。她不得不搬家，并拒接他所有的电话。他写信给她，也多半石沉大海，终于有一天，她实在被他的坚持搞得没办法了，便回信告诉他自己已找到新的工作。这却再一次燃起了约翰的希望，他迫不及待地回复了一封情意绵绵的告白书。约翰坚信自己一定能娶到她，绝不动摇，但女孩绝望地说，“其实他根本不爱我，他爱的是他自己”。

约翰无疑是深陷爱河了，但他爱上的是一个虚幻的对象，一个幻想，他渴望达成所愿，理想化了这个年轻的女性以及他们之间的关系。初见治疗师时，他用一句话便轻描淡写地概括了一个原本十分棘手的问题，“我要娶到她，这是上帝的意愿。”约翰的宗教信仰正好为治疗师提供了一个不一样的切入点：“你似乎很确定上帝的意愿……或许你是想把自己的愿望告诉上帝。”这是在旁敲侧击地指出约翰希望凡事都遵照他的意愿进行(甚至如上帝般全知全能)，意味着他从未考虑过别人的需求。这种冲击式提问的干预策略似乎稍稍撼动了他对那个女孩的想法。约翰可能也意识到了自己的问题，于是答道，“或许我应该再等等，看我们之间会发生些什么，而不该急于求成”。治疗师并不确定这件事是否已经解决，但觉得这可能是迈出了正确的一步。

这种全能的思考方式令人回想起婴儿与母亲的相处，那时母亲无疑是婴儿的全部。这提示，如 Balint 所描述的那样：婴儿那个小小的世界是“原始的、和谐的，事物之间不分彼此，相互混杂的”（1968）——当然，相互混杂有时并不利于和谐。我们很难想象婴儿的世界，毕竟那是她眼中唯一的“世界”。“婴儿与外界的界限逐渐扩展，起初距离她的身体只有几厘米，慢慢地延伸至几米。它的范围取决于母婴之间极其有限的交流”（Scharff，1988）。若婴儿感到舒适，她的整个世界也都称心如意；若婴儿觉得难受，那么一切就都乱了套，如同困在镜屋中一般，好与坏的感受全都被无限折射，这就是婴儿对环境最初的体验。当然，随着儿童的成长，她的小世界也不断扩展，但第一印象的意义仍不可小觑，况且这个年龄正是敏感的时候。这种全或无的体验在成年人身上也并不少见，如下案例就是例证。

凯特（Kate）谈及过去几个月她在非洲的经历：“我刚踏上那片土地的时候，简直被当地人奉若神明——他们对我非常崇拜，这让我很享受。但几个月之后，他们便对我习以为常，我也逐渐入乡随俗，生活慢慢变得平淡无奇——嗯，也不能说平淡，有些当地人开始看不惯我。我总是这样，一会儿把事情看得无比美妙，转眼又好感无存，只得另寻新鲜事物。我这个人就是比较极端。”可能这也是她前来寻求治疗的原因——当时她交替呈现暴食和厌食的情况：典型的全或无现象。

婴儿常常觉得事事顺心，但也有很多时候感到诸事不顺。尽管多数母亲会高度关注婴儿的需求，但也很难做到寸步不离或时刻留意。成长中这种挫折非常重要，它让婴儿逐渐明白不会任何事都唾手可得。在自然的法则面前，孩子的有些痛苦母亲实在爱莫能助，尽心竭力也难以抚慰。温尼科特强调，这些幻想的破灭对于婴儿的成长颇有益处。母亲总是试图为孩子提供包容，但也试图根据孩子的承受能力，为其过滤掉现实中的某些部分。更重要的是婴儿从母亲的照顾中感受到坚实可靠，才会觉得有苦一定有乐，有等待也必定有满足。

要做到这一点着实不易，焦虑的母亲就很可能造就焦虑的婴儿。粗心的母亲会在孩子心中播下多疑的种子；而对孩子紧盯不放、“全心全意扑在孩子身上”的妈妈也会妨碍婴儿自体的成长，且容易“还原（助长）婴儿的自私自利”（Winnicott，1965a）。温尼科特用“刚刚好的母亲”（the good-enough mother）或“平凡奉献的母亲”（the ordinary devoted mother）来形容母亲虽然留心婴儿的举动、配合其需求，但知道适可而止；既能包容婴儿的痛苦感受，也能逐步将更为广阔的世界呈现在孩子面前，最终循序渐进地影响到他们。这样的母亲为婴儿将来的世界观铺好了基石，今后他们纵然遍览世间善恶，也依然相信自己足以过上较好的生活。一个令人信赖的母亲形象能够培养出婴儿的自信，并衍生出更为广泛的信任感，助其应对未来的大千世界。

来访者的问题或多或少与信任性和可靠性有关。敏锐可靠的治疗师形似一位敏锐可靠的母亲，但平日里母亲对婴儿的关注和回应体现在治疗中却是一系列的设置，这些设置有助于经验丰富的治疗师及其团队去应对重度退行的来访者。然而，治疗中常见的是，治疗师只能注重自己能为来访者提供些什么。他们尽量让自己言行可靠：遵守约定，恪守时间，以不会让来访者焦虑的方式静心倾听，并包容对方“坏的”体验和感受。温尼科特引用弗洛伊德的话强调治疗师应当“守时，有活力，有生机……全神贯注于来访者……比生活中的普通人更值得信赖；更有时间观念；不发脾气；不会强迫性地与来访者坠入爱河，等等”（1975）。治疗关系营造了一种氛围，用 Alice Miller 的话来说，个体可在其中“自由地体验自发的感受，这里反映了生活的千变万化，不仅囊括欢乐和美好，也饱含世间苦难，包括嫉妒、妒忌、狂怒、嫌恶、贪婪、绝望和哀伤”（1979）。

这样看来，治疗师的可靠性是有保障的，但任何治疗师都不可能时刻伴随在来访者左右。除去生病请假和因偶发事件而缺席的情况，治疗师调整治疗的频率或外出度假，都打破了与来访者之间的约定。治疗师也非圣人，孰能无过，有时难免走神，也不一定能完全领会来访者的意思，更无法满足成为来访者的替代母亲的愿望。所有这些点滴的“失败”都很容易触发来访者失望、愤怒或关系受损的感受。而来访者在发泄这些感受的同时，每每牵动过去的一些体验（决不能让治疗师“脱身”）；这也是一个深入探寻过去的失望体验的好机会。

既往描写咨询和治疗（多为人本主义视角）的文章普遍倾向于理想化治疗师的形象。这其实有失偏颇。治疗师虽旨在提供温尼科特所形容的（有关母亲教养的）“促进性环境”（a facilitating environment）或“抱持的母亲”（the environment-mother）（Winnicott，1965b），但难免存在失误，而他们失误后的反应模式也起到了示范作用。若要从信任和可靠的角度准确描述治疗关系，先要分清温尼科特的两种彼此矛盾的表述：“我们治疗工作中许多基本的原则正是从母亲与婴儿之间获得了启发”（Guntrip，1968），以及“他永远也无法从来访者过去遭受的苦难中找到接近他们的途径，但他可以重现一些照顾不周的情形……然后与他们讨论并引导其表达出对他的失误而产生的感受”（Malan，1979）。

后文也将提到，科胡特（Kohut）同样认为，当来访者抱怨治疗师的情感投入不能满足他们的需求时，治疗师的反应尤其重要。

如果母亲对孩子疏忽大意，孩子就很可能变得黏人、孤僻或自恋。有人认为拥有这些特征的孩子以后可能会沉迷于毒品、酒精或食物，依赖他人；或是活在与世隔绝的理想世界当中，甚至出现精神病性幻想，认定自己亲手创造的世界才是安全的庇护所。还有一些很难与他人发展亲密关系。这提示可能有精神分裂症的迹象，但有些人虽然功能正常，却也刻意避开人际接触，甚至与恋人之间也避免亲近。这时称其为“分裂样”状态更为恰当。母亲的养育问题发生得越早，长程治疗或专业干预也就越发必要。不过，临床治疗中也发生过其他原因导致的退缩或依赖。

劳拉（Lara）坠入了爱河，一切都是那么“如梦如幻”，男友简直“完美无缺”；就连她的工作都进行得“无比顺利”，甚至疾病晚期的父亲也开始好转，但所有这些都无法缓解她的暴食症状。每当她独自一人的时候，她就止不住地往嘴里塞食物。她实在想不出原因，唯一的线索是她特别害怕正值喜悦时又要伤心失望。前男友便是在毫无预兆的情况下抛弃了她。治疗师怀疑她进食是为了留住快乐，于是顺着这个思路提供了不少解释，但她的暴饮暴食仍然毫无减缓，直到有次治疗中，治疗师提到她吃东西时就像是在对男友和父亲（都是她害怕失去的对象）说，“我要吃了你——我太爱你了”。这一观点收获了戏剧般的效果，从那之后，劳拉的饮食逐渐恢复正常。她也终于可以正视自己对男友的不满，因为他显然很少照顾她的感受。

在这个案例中，治疗师对劳拉的早年经历知之甚少，因此很难获知她以往依赖关系的情况。他将重点放在她当下的状态上，但言语之中可以揭示出呈现的问题。

下面这个案例与家族史有一定关联，这是一个短期治疗。

迈克（Mike）恋爱了，却也遇到了不少麻烦，因为他素来是一位“特立独行”的少年，并且和父亲一样重视独立。迈克的父亲从小就经历了家庭破裂，吃百家饭长大，在各个抚养机构之间辗转。后来他事业取得了成功，在养育迈克的时候也总是将事业放在首位，对于和迈克关系的培养毫不在意。迈克虽在同龄人中率先谈起了恋爱，但一直害怕陷入亲密关系的漩涡。他不仅担心父亲会有异议，也害怕自己和女友某一天会不再相爱。他这样形容和女友的关系："她一头扎进了我的心田，而我最好的朋友至今也只能用脚沾沾水"。女友"闯进他心田"的方式令他措手不及，尽管这只有短暂的一瞬。

有些来访者担心会对治疗师或治疗过程产生依赖。他们可能会在第一次治疗中直截了当地表明这种担忧，也可能拐弯抹角地表达这层意思，比如所列的参考文献中有位来访者就对治疗师说，他有些焦虑自己会依赖医生开的药片：这很可能间接表达了对治疗依赖的担心。从来访者与他人相处的模式也可观察到他们对依赖的担心，请看下面这个案例。

娜恩（Nan）第一次治疗时就提到，她一般与人见过两三次之后，就不再与之联系。这等于在告诉治疗师，治疗中很可能发生同样的情况。果然第四次会谈之后，娜恩便流露出想要结束的意思。治疗师提醒她初次治疗说过的话，并与她一起讨论当下对亲密关系产生的焦虑。

娜恩的表现很好地阐释了个体退缩的状态。她害怕与人亲近，但内心深处又渴望获得安慰。她之所以寻求治疗，是因为她实在太孤单了，多数时间都是孤身一人，独自吃饭，独自睡觉。娜恩婴儿期经历过不堪回首的创伤。当年她是个早产儿，母亲也因此而去世。生命最初的几周她是在保温箱中度过的，随后又继续待在医院好几周，因为父亲正忙着找地方将她送走。所以等于父母双方都拒绝了她，只不过母亲并非存心，父亲却是有意。后来她进了一个寄养家庭，在那儿只要孩子一不高兴，立马就会得到食物或是安抚奶嘴。当娜恩的父亲再婚后，将她接回了新家，但她对继母很是抗拒。后来娜恩又陆续失去了几位她很重视的家庭成员。不难想象，她再也不愿依赖任何人了，因为担心再遭受丧亲之痛。她发现自己一旦开始了解别人，很快就会讨厌他们，似乎是在先发制人，不让对方有机会拒绝自己。

最后一个案例属于典型的“分裂样”人格。分裂样的个体总在情感上与人保持距离，甚至在亲近或亲密关系中也是如此。尽管长程治疗十分有益于分裂样关系模式的改变，但这类来访者寻求治疗的原因往往与关系无关，因而更常接受的是短程治疗。只有在治疗关系中培养出充分的信任感，才有可能推动更深层次的长程治疗。

有时来访者为避免亲近，会启用理智化的防御，这让治疗师颇感为难，因为“感觉模式”总被隔离在安全距离之外。这也是分裂样的特征之一。

奥利维尔（Oliver）从书本中找到了安慰，他的成绩在同龄人中名列前茅。他成长于一个贫困家庭，不仅物质贫乏，关系也异常冷淡。父母每天两点一线接送他上学、回家。在学校里他虽然也交朋友，却从无密友。直到母亲去世的那一刻，这种缺爱的生活才真正令他受到了打击，但他现在的问题是无法完成博士论文。他在会谈时一直保持理智，总在寻求解释，却很难触碰任何哀伤或亲近的感受。他很容易对亲密关系产生焦虑，所以社交时得保持令他舒适的距离。经过几个月的治疗，他才能表达出一丝伤感；他的治疗师并没有急着让他呈现更多的感受，而是坚持用同样“理智”的方式指出奥利维尔可能产生的种种恐惧。帮助这类痛苦极深的来访者需要一个漫长的过程，应当尊重对他们起到保护作用的防御方式。

如果说治疗分离性来访者的首要难点是建立关系，那么与之相反，黏人型、依赖型来访者可能会将治疗关系紧抓不放，试图索取更多的时间、帮助和关注。

彼特（Peter）来到当地咨询中心之前，曾在地方精神病医院门诊治疗了四年。治疗结束于六个月之前，但他的抑郁情绪仍然没有消除。值得注意的是，他很快就询问到暑假期间他和咨询师该如何安排的问题；只要他一开始说话就很难打断（但他也并没有过多泄露自己的深层感受）；尽管他表面上十分热情友好，咨询师却很快意识到要与他结束会谈绝非易事，因为彼特总是要拖延一些时间。会谈中有一个问题逐渐凸显出来，即他自认为稳定的关系，却总以失望而告终。咨询师试着将这个问题归结为彼特最主要的焦虑来源，并将其联系到所有与结局有关的话题。

治疗师很容易体会到“耗竭”和被抽空的感觉，以及沮丧和愤怒，这些感受可能会体现在他的反移情中，镜映出依赖型来访者自身的空虚和愤怒，这两种感受都很难平息。依赖的形式多种多样，个体内在的需求冲动令他们常常感到内疚或羞愧，以致羞于表达内心的需求，或总是向他人抱歉“占用了您的时间”。他们害怕自己对爱的渴求会将别人吓走——实际上也确实如此。

创伤严重或要求过高的来访者经常缠住治疗师不放。治疗师在培训时很少接触应对这类来访者的技巧，对方似乎退行到了永远吃不饱的婴儿状态。一旦遇到这样的来访者，治疗师需要守住双方的边界，在时间限制和会谈频率上保持坚定不移的态度。需要谨记的是，频繁的会谈对于这类案例而言并无益处，甚而会引发更深层次的退行，导致边界被进一步推远。此时督导的作用至关重要。

有些来访者虽然退行较少，但要求也偏高，他们可能会以暗地里抱怨或明显的敌意来表达自己的需求或不满。如果这些举动能得到开诚布公的讨论，且治疗师能够接受而非予以回击，那么来访者往往会感激于稳定的边界所带来的安全感。若治疗师经常更改时间，来访者则更容易焦虑，但可靠和稳定的治疗师也不应被来访者的要求或攻击所动摇。这反而能给予来访者更多的安全感，使他们不再那么担心关系会突然中断。若治疗师总是试图以有求必应来安抚来访者，反而会令他们又急又愧。

要在设定边界与表达关怀之间找到平衡，说起来容易做起来难。治疗师想同来访者一起渡过难关，谈何容易。即便来访者能从治疗关系中找到安全感，也能理解关系中的挫折并非治疗师在刻意报复他们的"坏"或认为他们"需要受到惩罚"，但要将张力十足的治疗关系照搬到外界关系之中，还得兼顾周围，实在是困难重重。下面这个案例可以看到"坏"与需求过高之间的联系。

小时候，每当母亲从精神病医院回到家里，奎尔（Quia）都会紧紧黏着妈妈。她经常不去上课，直到10岁时无意中听到妈妈对一位邻居说，她最近一次住院治疗，是因为对奎尔的黏人表现感到忧虑。虽然奎尔的依赖最初是由于母亲的缺席，但如今她的需求反而将母亲推得更远。她还回忆起更小的时候母亲不在场的光景，一位姑妈坚持不让她看"与妈妈一起看"这个电视节目（"Watch with Mother"*），只因她午餐后没有"乖乖地"排便。换个角度来看，她可能以为："如果我紧紧守住自己内部的东西（比如我的便便），那将导致我见不到妈妈"。听闻母亲与邻居的对话后，奎尔决定开始自力更生，于是毫不犹豫地回到了学校。但问

* 这是BBC在1953—1975推出的一档针对学龄前儿童的节目。——译者注

题并没有真正得到解决，因为她在初次会谈时便数次对治疗师讲，“你不能指望任何人”。治疗师观察到，奎尔很可能对她也将信将疑：甚至当场表示治疗师也难以帮到她，不知道自己还有没有必要再来第二次。

尽管面对治疗师的变化和不可避免的失望，并非所有人都会产生负面反应，但可靠性和可依赖性对于所有来访者而言都是非常重要的。对于要求高的来访者，很有必要让他们知道，无论他们多么妄自菲薄，都无法令治疗师有丝毫动摇。对于不敢提要求并放任自己依赖别人的来访者，治疗师稳定的关注能够帮助他们迈出信任的第一步，为治疗关系打下基础。

如果发现要求高的来访者在婴儿早期尚未意识到限制和边界时，或还未接受个体需要独立自主的事实时，就遭遇了违背天性的异常阶段，那么我们可能更容易理解他们的期待。温尼科特认为新生儿母亲拥有下列权利：“享受自我，享受成为重要人物，享受让旁人打理一切事物……享受完全交付自己甚至爱上自己的感受……享受前所未有的权利，尽情去做自己爱做的事”（1964），婴儿也理应享有同样的特权。

弗洛伊德在描写自恋的文章中也使用了类似的措辞：“婴儿陛下”（“His Majesty the Baby”，1914/1957）。从某种意义上说，自恋这个词并不讨巧，因为成长过程中的自恋距离病理性状态还很远，却容易被污名化。精神分析理论将其区分为“初级自恋”和“次级自恋”。前者是指婴儿需要他人充分呼应其自恋性需求，才能逐渐对照顾者报以关注。被爱的安全感促使我们获得自信，并产生关爱他人的愿望。这属于安全型依恋的一个方面。

但若初级自恋需求没有得到充分满足，或在遭遇“自恋性创伤”（“narcissistic wound”）后，仍渴望达成所愿，最终将演变成次级自恋。自恋型人格常因自我为中心而遭人诟病，他们似乎只爱自己，但其实缺乏充足且强烈的自爱意识，因此无法感受或传达对他人的关心，也不知如何为自己的幸福着想。他们那些自负的高谈阔论常常标志着缺乏自信、脆弱和低自尊。虽然自恋型青少年或成人总是惹人讨厌，甚至四处树敌，但如果我们能够理解他们的自私自利其实恰是其自体意识贫乏的表现，那么或许可以对他们多一点容忍。

有位精神科医生表示，拉乌尔（Raoul）是他见过最自恋的人之一。人们可能会臆断他作为独生子女，肯定是从小被“宠坏了”（这是个有趣的双关语）；可实际上拉乌尔的母亲很少有空陪他，小时候只要拉乌尔去找她说话，就会被赶出房间。他强烈感到自己是个局外人，而他本身的民族和信仰也加重了这种感觉。他呈现出的问题之一是，一旦“私人空间”受到侵犯，他就会火冒三丈：比如，在需要让出私人办公室与他人分享的时候；或是他的（第三任）妻子出现在起居室、卧室或厨房，打扰到他看电视、睡觉或做饭的时候；还有当医生拒绝将他的疑病症状当做躯体疾病的证据的时候，都会令他怒气冲天。他自认为对妻子抱有慷慨无私的关怀，其实妻子代表了他身上需要被照顾的那个部分。他幻想要去抢银行——他们多的是钱，根本不在乎丢掉一点。他总在寻觅地位理想的工作，却又为一点点不喜欢的地方，就可以放弃原本能够有所成就的工作。

尽管拉乌尔自命不凡，但当治疗师同意在当地给他治疗一年的时候，他还是吃了一惊：显然他不敢相信居然有人能这样慷慨地给予他时间。这一年也确实让他意识到自己对待他人是如此恶劣。直到倒数第二次会谈他才承认，三任妻子的不安全感都是他造成的。治疗师指出，拉乌尔自己在童年的时候也缺乏安全感，他现在的很多行为正是源自这种不安全感。重要的是，在他愿意直面自己的时候，应当全力呵护他的自尊，因为在那膨胀的自我下面，隐藏着脆弱且畏缩的自尊。

有几位分析师为治疗自恋受损的来访者做出了卓越的贡献，科胡特（1971，1977）是其中之一。Josephine Klein以科胡特的理论为基础，描述了婴儿在父母满足其需求后产生“自豪感”的过程（1987）。但若受到自恋性创伤，婴儿的自豪就可能演变为“自大”，他们一直努力获得成就感，却仿佛无论表现得多么成功，终究是底气不足。从科胡特对临床实践的描写可以看出，他在治疗自恋型来访者时会报以极为慷慨的共情，而没有像通常的治疗那样鼓励来访者将当下的感受与既往经验进行联系，并作出大量解释。共情反应也有例外情况，即治疗师在某种形式上共情失败，因而不再响应来访者的需求。来访者也可借此时机鼓起勇气对想象中的治疗师的高大形象进行审视，从而发现其局限性。所以治疗师应专注于准确的共情；等来访者切实体会到被理解的感受之后，再进入第二阶段：作出解释。

由于自恋者的自我比较脆弱，时常需要鼓劲，所以一旦人到中年，身体每况愈下，疾病缠身，衰老的迹象逐渐明显时，就容易出问题。初级自恋主要通过镜映婴儿与照顾者之间的关系而增强，次级自恋（此时自体意象非常重要）则显然受衰老的威胁而增长。

Chessick（1983）在一篇描述人到中年的文章里这样写道：一位48岁的已婚女性前来就诊，她才华横溢，但紧张不安，全身多处关节疼痛，对衰老和死亡异常恐惧。她与丈夫、孩子和朋友的关系都没有什么特别的问题。但其个人史显示，母亲曾对生下她而怨恨不已，因为婴儿常常把事情搞得一团糟，但父母又都鼓励她培养自己的音乐天赋和其他特长，而不管这些事情挤占了她绝大多数的游戏时间。父母助长了她的“婴儿期自大”，并将她培养成一个“出色且独特”的人，这些变化有助于缓解母亲的抗拒对婴儿产生的不良感受。她在多才多艺且受人称赞的过程中，逐步建立了自体意识。

成年之后，童年的特长依然出色：她奉献了多场精彩绝伦的音乐演出。但随着年龄的增长，她的外表和创造力都有所变化，关节炎也令她的音乐表演不再流畅如初。陆续有些朋友和亲人离世之后，她不得不正视即将面临的是自身的虚弱和局限性，而死亡也终将到来。Chessick写道，中年之前，她都可称得上是一位“成功的自恋者”，但她的自体意识与身体的外形和辉煌的成就密不可分。她在童年和青年时期发展出的自体意识如今难以为继。经过四年的治疗，进展显而易见，她开始认识到童年经历的匮乏，理解了自己当时很需要从“亲子关系中获得情真意切的抚慰和放松”；她也能够逐渐内化治疗师表达出的真切共情（Chessick，1983）。

温尼科特将这种人格类型称为“虚假自体”（false self），且认为它并不罕见：“这种防御强而有力，常常伴有令人瞩目的社会成就。患者之所以前来寻求治疗，是由于虽然这种防御带来了明显的成就，但他们仍然存在不真实或徒劳无功的感觉，这些迹象都值得分析”（1965b）。从温尼科特的理论出发，上面这个案例可以理解为是一场理想破灭的重大危机，因为一想到未来将要面对死亡、可能沦落到无人尊敬的地步、甚至自我即将湮灭的景象，本来拥有全能幻想的个体都会难以忍受这种张力。“在死亡面前，人们前赴后继要追求的多少野心和愿望都暴露出肤浅而平凡的一面”（Macquarrie，1966）。

当感到足够安全时，“放手”（letting go）是一种相对更为优雅的方式。

如果我们能够充分认识自身和他人的价值，也能忍受骄傲受到打击，那么或许更容易接受死亡、丧失和沮丧，尽管这个过程并不轻松。有些人面对衰老和死亡可能会表现得怒不可遏，甚至出现偏执性焦虑，仿佛它们就在“那儿等着要害我”，须得想法战胜它才好。这与个体在生死一线情急之下所作出的求生反应完全不同。另一方面，其他自恋型人格的个体反而可能会享受这种被照顾和关心的感觉，仿佛再次退回到孩童的状态。但前提是这些照料得持之以恒，因为即便是心满意足、安享照顾的老人，也会因他人照顾得稍有停顿或不周而变得尖酸刻薄。

有时傲慢是应对无价值感的有效防御，但某些时候儿童和成年人确实需要一些自豪感，或是为自身的成就感到骄傲。可反其道而行之的情况也屡见不鲜。Broucek 在一篇文章的结论部分这样描述羞耻与早期自恋发展之间的联系：“自体意识中原本安宁的自动功能被羞耻体验所破坏，所以羞耻被认作自恋失调最基本的痛苦表现。原初的羞耻体验很大程度上诱发了进一步的补偿行为，最终形成了夸大性自体”（Broucek，1982）。

经常有来访者醉心于谈论自己，此时治疗虽满足了他们的自恋需求，却似乎并无益处。他们用自认为治疗师更容易接受的方式谈论自己，可能也是对内心深处无价值感的一种防御。还有一类来访者根本不会寻求赞美和关注，而是贬低自己，表现出低价值感。他们常常断言，“肯定有人比我更值得你花费时间”。虽然这一定程度上确实可能是对自主探索的阻抗，但通常也表明他们缺乏为自己争取时间和关注的能力。他们很可能惧怕自己对爱和情感产生渴望，既担心那是黄粱美梦，又害怕得到后会顷刻间失去。这种低自尊其实是一种自我否定，也是刻意在避免失望所带来的强烈感受。

西蒙（Simon）早在第一次会谈时就怀疑治疗会令他放纵自我。随后他详细描述了自己的家庭情况，从小他就得帮着母亲防卫父亲的攻击，又要帮着妹妹抵御母亲的管教，还得照顾生病的弟弟。他成长到青春后期时，不得不因这种家庭状况而放弃了许多计划和愿望。他必须担起成人的责任去照顾别人，所以没法享受自己的童年。治疗师认为西蒙之所以很难相信有人会为他着想，都与上述经历有关："你似乎认为没有人在乎你。你得不停地照顾别人，而且一点也不确定自己是否允许谁来关心你"。西蒙的眼中顿时噙满泪水，他认为治疗师的分析简直一针见血。

中年女性托普赛（Topsy）在对治疗师做自我介绍时自称是个"次要的人"。她列举了众多事例来说明自己常常要为别人的任性埋单。有次治疗师因故需要连续两次更改会谈时间，她默然同意并否认自己有任何不便之处。她特别感激治疗师愿意见她。治疗师注意到，"其实对于我更改时间的行为，你产生一些感受是很自然的，但你在这儿只会勉强将自己摆在次要的位置，就如同你总把别人放在首位是一个道理"。托普赛总说自己寻求治疗的行为有些自私，但后来她逐渐认识到有时也应先考虑自己。她很难自在地与他人交往：得一直留心不要冒犯了别人，还要弄清每个人的喜好，即便如此还是备受煎熬，因为别人（通常是那些更为自恋的人）总是占她的便宜。

虽然现在抱怨心理治疗太强调自我中心、个人主义和内省倾向的声音已经逐渐减少，但它多少说明了一些问题。治疗师按部就班地给予来访者无条件的关注，鼓励他们意识到自己的需求；但也要求他们审视空虚和痛苦，看到自己对别人施加（或缺乏）的影响。如此一来，"自恋"一词在精神分析论述中便存在两种截然不同的用法，其中一种明确描述了发展的一个重要方面，另一种则略有贬义，形容自我膨胀。有关自恋的双重含义应当铭记在心。当来访者关心他人的时候，是否意味着他只是想满足自己的自恋性需求？这对于治疗师而言会不会是一个重要时刻，代表来访者原先的自私自利终于转变成对他人的关心了？

通过与婴儿的照顾者之间建立关系，这种自体意识的发展将得到显著增强。了解这种关系需要学会整合不同的体验，如同婴儿持续发展为安全型依恋，第三章将对此进行详细介绍。

第三章

信任和依恋：趋向矛盾心理

理想化与分裂

第二章已介绍过，婴儿若能在生命早期获得充足的哺育，可能在面对悲欢离合时会更加泰然自若。她对周围环境和内心世界的恐惧将有所减轻，因为母亲总是能给予她回应。周围的世界目前虽然很小，但可称得上是她的全部。她的经历虽然有限，却也都是她熟悉的事物，正是基于这些，她才得以不断成长。

婴儿若遇到烦恼和不安，尤其是超出其天性能够容忍的限度时，会用多种方式寻找和维持良好的自体感和世界观。养育婴儿也需重视他们的天性，这有助于婴儿忍耐不同程度的压力。从成人身上常常可以更加清晰地看到这些自我防御的方式，在婴儿身上反而不好观察。比如依赖者的价值感总在急速枯竭，需要源源不断地“充气”；孤僻或分裂样的个体总希望远离被抛弃的风险，渴望依赖他人；自恋者总想用自吹自擂来掩盖被贬低的自我——或故意将他人摆在首位，然后将自己投射到他人身上，从而达到满足自身需求的目的。

我在第二章曾指出，发展和谐的自体意识需要特别注意整合好与坏的体验，这样儿童便可在成长中了解到，生活既不会永远美好，也不会一直惨淡。但总的来说，多数人还是觉得好比坏更胜一筹。个体在成长过程中逐渐学会对自身的优缺点、对他人和生存的环境进行现实性评估，这就需要我们具备思索和平衡的能力。这样的考验永无止境，贯穿我们的一生。《雀起乡到烛镇》（*Lark Rise to Candleford*）是 Flora Thompson 根据自己青少年时期的经历撰写的著作，书中写道，“老人一般看待事物更加理性，他们由于历经沧桑，所以晓得在人的天性中，善恶可以神奇般地并存——幸运的是，善总能够占据上风”（1973）。而少年时期不识愁滋味，自然难有此类经验之谈。

“矛盾心理”（ambivalence）通常是指内心的百感交集，但它在精神分析中的运用稍有不同，指的是有能力容纳波动幅度更大的感受和反应并抱持住这些对立的情感或“情绪”，比如爱与恨。有些人觉得关系是“全或无”的，但凡关系有些许不完美，他们就会觉得一无是处——正如我们在第二章试图理解的婴儿对愉悦感和挫败感的体验一样。很多人不知道如何协调同一场景下相互矛盾的反应：比如，在哀悼时既愤怒又悲伤；既为他人的成功感到高兴，又心生嫉妒；或是在担心某人的安危最后却发现是虚惊一场后，既松了一口气，又不禁感到生气。在前述引文之后，Flora Thompson 还说道，“甜馅饼和苦泪水起码应相隔一段恰当的距离”（1973）。根据我后文提到的对青少年的观察，他们的情绪和观念可以大幅度地摇摆。那么婴幼儿在体验到迷惑不解的时候，是否会唤起更多的矛盾情绪，从而更加难以协调呢？

可以想象得出，婴儿在某个时刻感到被很好地喂养，舒适且安逸，因此便觉得十分完美，而在另一时刻，他们感受到的却是饥饿、寒冷、恐惧和愤怒。梅兰妮·克莱因（Segal，1973）等儿童分析师提出，婴儿会将尚未理解却又需要应对的体验分成两种：坚信好的体验来自好妈妈，而坏的体验源自坏妈妈——这就明显隔开了自己的积极和消极感受。如此一来，婴儿可能会孤立自己那些不良的感受（包括他们自身体验到的和对他人产生的不良感受），以便保护自己的良性感受不受破坏。这里注意不要将

“感受”（feeling）混淆成“思维”（thinking），尽管婴儿这两种心理过程的差异尚不如成人时期显著。成人虽然很难想象婴儿如何应对令人困惑的体验，但从逻辑出发这个问题并不难答。正如计算机处理不了程序中的矛盾指令便会系统崩溃一样，个体在剧烈冲突的感受面前也会束手无策；有时候他们也会“崩溃”。

我们所探索的“初级”思维类型并不限于婴幼儿领域。有些宗教信仰在试图解释仁慈的上帝为何会容忍恶魔的存在时，态度也颇为分裂：由“半人半神”的人、撒旦或魔鬼扛下所有坏事的责任，使上帝顺理成章地成为一切善事的代言人。尽管信徒们声称自己信奉一神论，但这种信仰其实宣扬的却是二神论：相信存在两个神，且二者对创造的态度各执一词，但也有其他信仰体系设定一个神或女神可以同时代表创造和毁灭。某些政治言论中也能看见分裂的身影，伴随偏执与投射一同出现。外敌被批判得体无完肤，对祖国领土存在极大威胁；或是持有不同政见的一方会承诺从“他们”手中拯救“我们”于水火之间，“我们”是无可指责的，而“他们”却十恶不赦。实际上，即便是知识分子群体也很难对他人进行现实性评估。

这种分裂可能会导致抬高一方，贬低另一方。有时来访者会一面将治疗师理想化，一面贬损自己，或是抱怨同伴不能像治疗师那样善解人意、给予他们关怀和帮助。遇到这样的理想化，治疗师可能会有如下反应：

- 他们也许会发现自己被高高抬起，一跃成为完美的个体/客体。然而身居高位看似诱人，实则名不副实，危机四伏；
- 他们可能认为来访者极尽赞美之词，却否认了来访者自己的价值和力量；
- 他们可以从奉承话里听出来访者的消极感受，而这与来访者在治疗关系之外的感受是一致的；
- 他们可能试着保持中立，指出被来访者贬低的人也有优点，从而让关系中的矛盾感受得以充分暴露。

有时这种理想化会令气氛一点即燃，治疗师被奉若神明，吸引了诸多强烈、渴求和依赖的目光聚焦在他 / 她身上，这种情况常见于长期治疗和某些强化治疗中，短期治疗中就比较罕见。当治疗师发现使尽浑身解数也难以满足来访者的期待时，很可能已经陷入了被理想化的强烈感受之中。这种状态早期曾被称为“情欲移情”（eroticized transference），但不够确切，毕竟来访者的此类感受更多源于早期依赖需求，而较少牵涉到生殖器的性欲。它还曾被称作“妄想性移情”（delusional transference）（Little，1958，1986）。若单单将这种张力十足的关系视作爱情的躯体表现，未免有失偏颇，虽然其中确实可能存在并感受到性欲。此类情形非常微妙，部分是由于在其之下就隐藏着强烈的愤怒，一触即会喷薄而出。虽然我们很难总结出应对这类亲密关系的万全之策，但治疗师必须坚定地但也是体贴地守住边界，然后时刻准备抵御来访者由此产生的猛烈攻击。先前文献也曾建议，一旦出现这种精神病性移情的征兆，来访者完全无法适应治疗关系的现实性及其边界性的限制，就需要在继续治疗之前，先进行更多面对面的、管理模式的治疗（Rosenfeld，1978）。治疗被诊断为边缘型人格障碍的来访者时，更容易引发上述情境，显然此时更需要专业的督导，需要由富有高频度心理治疗经验的治疗师来进行（Alexander 和 Jacobs 2006年对这一现象有更好的讨论。）

潜意识幻想与现实

精神动力学治疗认为，来访者内心世界的作用丝毫不逊色于外界对其施加的影响。人们的内心世界——弗洛伊德将其分为意识、前意识、潜意识，随后历代分析师也有进一步阐述（Brinich 和 Shelley，2002）——

一直神秘难测，尽管我们可以略微窥知它的运作程序和一些驻守于我们心中的“内部客体”。梦和梦魇揭开了这个隐秘世界的面纱，而现实生活中的童话故事如《野兽国》（*Where the Wild Things Are*）（Sendak，1970）、神话故事和科幻小说，都是建立在幻想和异想天开的基础上的，而更具现实性的文学作品也自有其幻想性特征和规则。有些精神分析的文章使用“潜意识幻想”（phantasy）（本书也用到了这个术语）将个体的白日梦、意识和潜意识与故事、神话、小说和电影中的“幻想”（fantasy）内容加以区别（Segal，1992），但二者之间显然存在关联。难怪自弗洛伊德开始，文学和艺术作品一直是精神分析探寻的灵感源泉（例如，Freud，1908c/2003）。但文学和艺术中的现实主义也为了解世界提供了另一番视角，其中异想天开和超现实的部分通常象征着“内心世界”——就像是泽维尔记忆中的恐龙，或是马克斯梦里的野兽。克莱因相信儿童可通过潜意识的幻想来联结现实世界。

梦是每个人独有的故事，它可以为睡眠保驾护航，顺便处理白天（通常是前一天）残留的焦虑。在频率为每周一次的治疗中，由于来访者有太多生活事件需要处理，往往很难以梦为媒介进行讨论。虽然弗洛伊德曾将梦奉为“通往潜意识的捷径”（1900/1994），但 Flanders 在编写有关梦的意义的文集时观察到，不仅“梦已不再是精神分析讨论的焦点”（1993）；而且“当代分析更注重对做梦者的研究，而非梦本身”（1993）。不过，来访者有时仍会提到自己的梦境，此时应当鼓励他们对梦中的意象和情境进行自由联想，以寻找线索解释梦的含义。梦的出现引诱着人们急切地寻求解释：但往往在后面会谈中出现的材料才真正阐明了梦中意象的含义。梦的含义永远丰富多彩而绝非仅有一种解释，但最终起关键作用的与其说是梦本身，倒不如说是做梦的过程。无论梦是否能被记住或被拿来分析，做梦都是健康的表现。

无论梦的意象和象征是否能够得到解释，将梦以及与梦相关的感受表达出来都是一种宣泄。来访者可用多种方式呈现象征、隐喻和意象：比如他们的白日梦和幻想，谈论曾经打动他们的游戏、小说、电影和艺术（有时艺术也是一种幻想），以及运用自己的方言。上述各种沟通渠道都可以起到双重作用，一是可将含义进行凝缩，二是便于伪装，弗洛伊德在梦的研究中发现了这一作用（1900/1994），后来他将这部分内容归入日常生活中的精神病理学（1901/2002）。

幻想和潜意识幻想有助于我们一睹内心世界的真容，而且通常十分管用。对美餐的遐想可使赴晚宴者度过饥肠辘辘的白天。异地的恋人在心中描画彼此的样子，仿佛可以拉近距离、减轻寂寞。在脑海中预演一些场景，也有助于排练自己的措辞和行为，以便从容应对各类事件。

其他时候这两种幻想则作用平平。即便是在睡眠中，如果潜意识幻想过多以致不受控制，走火入魔便成了梦魇。来访者也会在治疗中呈现许多凌驾于体验之上的空想，导致不少误解，从而对世界或他人产生敌意或畏惧。还有的幻想（这里我想特指电子游戏）看起来能提供安全感和满足感，其实容易塑造出内向的性格，让个体排斥真实的人际关系，没法寻找更为完整和成熟的关系。

精神病性和边缘状态

所有的治疗工作都要特别注意鉴别两种潜意识幻想，一种可以被个体识别；另一种则过于逼真，以致混淆了幻想出的虚假世界与外部现实世界。有些人由于潜意识幻想逼近现实而寻求治疗，但他们一般很难从简易的短期治疗中获益，即便等到长期治疗的机会，也需要特定治疗师的帮助。人们已经介绍（描述）过多种识别现实感受损个体的方法，其中常用的就是治疗师的自身反移情性的感受，包括无法分辨一些显而易见的线索。治疗师知道对多数成年来访者都可以运用隐喻和象征性语言，且对方能够意会。治疗性干预中的常见句式是“就好比……”或“这就好像是……”。来访者也会运用类似的语句描述自己的观点和感受：“你刚才说这些的时候就好像我爸爸似的……”，或者“她把我当成小女孩一样”。有些人会这样说出自己的潜意识幻想“我知道这样想挺傻的，但……”。这样的人能够意识到自己的言行不太符合常态或现实。

尽管大部分偏执感受令人很不舒服，人们也知道它不可理喻，但它确实相当常见。我们都或多或少地呈现过分裂样的特质，比如暂时把自己封闭起来；有些人会回避亲密关系，但他们知道这样做是为了与众不同。这些状态相对于重性精神障碍，如偏执性精神病、精神分裂症以及其他类型的精神病性障碍而言，都不过是些小儿科的事。如果来访者是上述严重障碍者，他们常具有以下特征：难以接近他们的内心；如果在治疗中来访者给治疗师这样的感受，会促使治疗师立即提出一个严肃的问题，像这样的状态适合心理治疗吗？在这种情况下我们不再听到来访者用到“好像”这样的措辞。事情已成定局，不再是“似乎”那样了。他们的思维混乱，言语和想法也失去了连贯性，疏远了周围所有的关系。

旧时有个笑话曾说：神经症患者建造了空中楼阁，住在里面的是精神病患者，而收租金的却是精神科医生。这个笑话表明神经症患者能够认识到潜意识幻想和现实之间的区别，精神病患者却很难分清二者。实际上精神病患者的世界和他们那些怪异的想法都有其逻辑和意义，而且常常能够保护他们不受可怕的现实世界的侵袭。他们构建出一个内心世界，并将其投射出去，与现实世界难分彼此，而独守内心世界之所以吸引人，是因为这里比残酷的外部世界更为安全。

这些重性疾病往往要追溯到不堪回首的童年生活，个体在小时候可能遭受过虐待或忽视，那时不仅没有机会建立对周围世界的信任或发展可靠的关系，也将脆弱之躯暴露在残酷的现实之中，未能从养育过程中得到保护。温尼科特观察到，环境失灵（the failure of the environment）将有害于婴儿的成熟，与精神疾病也存在一定关联，他将其称为“贫乏”（privation）的环境（1965b）。他认为贫乏与剥夺（deprivation）是不同的，后者起初的环境尚可，后来出于某种原因急转直下。上述差异在临床治疗中很好鉴别：有些来访者从前生活不错，遭遇了创伤性事件之后，仍然保留了核心的内在力量，可帮助他们冲出逆境；另一些来访者则生来困苦，遇到问题后就很难应付，甚至让人无计可施，除了治疗师所能提供的帮助外，还必须调动其他更有效的资源。

精神病人的胡思乱想同其他防御类似，若试图制止，会令他们备感威胁，极可能引发激烈的反抗。解释过去的经历和创伤也经常弊大于利。有时我们也有一丝存疑，会不会精神病症状只是普通神经症的一部分？这提示，可能通常所说的边缘型人格障碍，顾名思义即位于精神病和神经症性思维和行为的谱系之间。精神分析就可以识别出这一表征，比如 Rey 将其描述为“人格组织在一定程度上较为稳定的个体，生活中情绪非常受限且异常，既非神经症，也非精神病，而是一种边缘状态”（1988）。

与边缘型人格的人打交道，会感觉对方走在悬崖边上，他们那些巨大的压力不仅来自外界恶劣的环境，也来自治疗师，所以容易坠入更为险恶的深渊。但相比精神病性特征明显的个体，与边缘型人格的个体交流还是要令人宽心些。毕竟后者存在些许现实性思维，这或许能引导他们寻求更为专业的帮助。

安德鲁（Andrew）在一所基层医疗机构中向咨询师坦言自己执着于洗手。这通常会被认作强迫症，可能与愧疚和控制等因素相关；但安德鲁却呈现出一些令人担忧的精神病性特征。例如，他坚信自己在街上走路的时候会踩到玻璃；而当他想要脱掉鞋子时，玻璃碎片又很可能粘到他的手上；如果他这时碰巧用手揉了眼睛，或许会弄瞎自己。这才是他反复洗手的原因。他询问咨询师是否存在将玻璃弄进眼睛的可能——邀请咨询师回答这个问题很有趣，这代表他愿意听听咨询师的想法。咨询师答道，玻璃确实有可能被揉进眼睛，这也能够解释他为何总要洗手，但因为这个弄瞎了眼睛的概率是极低的。或许，咨询师问道，你是否还有其他顾虑？或者，你最好还是回去找一下精神科医生？咨询师的这种支持是鼓励来访者去寻求医生的帮助，而医生也会根据咨询师预先发出的警报，给安德鲁开些处方药，以缓解他的焦虑和“古怪的”想法。需要注意的是，安德鲁的思维并非不合逻辑——它自有其道理，但它过于直接。所幸，安德鲁用的是“可能”、“或许”这类词汇，而不是“一定”或“必然”，这说明他潜意识的幻想尚未僵化，没有达到真正的精神病性水平。

有时诊断的指征，例如精神障碍诊断和统计手册（美国精神病学会，2000）中提到的那些，会清楚地注明各类人格障碍的常见症状并不适用于诊断未满18岁的个体。这条模糊的分界线提示我们，青少年时期往往动荡不安，有些症状对成人而言是更为严重的精神疾病，但在青少年身上属于正常表现。青少年的天性使得区分其正常和病态表现难上加难。众所周知，这个年龄段的精神疾病很难诊断。在成年人可能属于躁狂抑郁性人格的表现，放在青少年期可能只是正常的情绪波动。成年人离经叛道的行为发生在青少年身上看起来就比较正常（前提是发生率并不频繁），甚至可能被视作“奋发向上”。对于年轻女孩来说，减肥是常态，若是成年女性，则可能是厌食症或其他进食障碍。青少年有时闷闷不乐很正常，但成年人若经常如此，恐怕得考虑是否抑郁症。青少年的优势在于其易变性：许多年轻人都在不断地发展，变化，适应，改变局面，建立和打破人际关系，不断试验，探索身份的同一性。所以对青少年的咨询常能迅速见效，因为他们较少受到常规、固定关系和刻板思维的束缚。

有时年轻人也会受到一些更严重的困扰，这就可能需要转介去接受更为专业的帮助。强烈的情感波动可能提示与早期经历有关。年轻人在将无政府主义的口号和幻想付诸行动时，可能会被其破坏性和自我毁灭性吓到。要是工作和关系变得无关紧要甚至停止运作，他们便会越发内向。若是强烈的情绪或行为模式长期延续，毫无改变的迹象，则很可能引发更加严重的问题。一旦其想象力肆意延展，幻想变得过于真实，精神病性特征也可能随之出现。如果年轻人开始穿着奇装异服或经常不修边幅，生活不能自理，不愿与人交往，最好尽快前往精神科治疗（详见 Laufer 和 Laufer，1989）。下面用案例来阐明这类重性疾病。

巴兹尔（Basil）起初感到与人之间存在隔阂，可他在工作上很正常，而且极不情愿见治疗师，所以治疗师也没有追究他第二次会谈的缺席。一年后当他再次露面时，还是同样的问题，但这次他的声音中平添了许多绝望，他表示已准备好接受治疗。巴兹尔说道：“我与世隔绝……就像是沿着螺旋阶梯一路下行，与拾阶而上的人擦肩而过……我没有时间观念……昨晚在剧院里，我已分不清虚实，不晓得剧情是发生在台上还是发生在我身上……我昨天看见路上躺着一只死猫，当我走近时却毫无感觉……从一处到另一处是很危险的……我已经神志不清了……”。

这样缩略地描述他的语言很难体现出会谈中极不稳定的实况；他说话时而清晰，时而混乱；治疗师有时可与他正常交流（尤其当治疗师与他谈论和信任有关的意象，并能对其共情时），有时却与他一样感到绝望和无助。

后来治疗师表示，只有等治疗中心空出一个席位，才能与他继续见面。精神科医师访谈过巴兹尔之后也同意治疗师的意见，即巴兹尔显示出一些分裂样人格的特征，但其病情很难描述或理解。他补充道，“一周一次的治疗不是过多，而是不够，因为巴兹尔很需要从这些治疗中获得‘打开’自己的机会。治疗中心的优势在于，无论何时都可以为任何形式的开放提供便利”。遗憾的是，如今的治疗中心成了稀缺资源——巴兹尔的转介发生在20世纪70年代。

除了青少年情绪和行为的波动性之外，也有文章专门列出了令非专业人士感到棘手的情况：病态行为，比如自伤或自残、进食障碍、解离、多重人格、毒品或其他严重的物质滥用，这些既可见于成人，也可见于青少年。这一类文章虽然也会介绍控制问题（部分从属于权威和自主性的主题），但多数仍与信任和依恋的主题相关。有时治疗师在对来访者作进一步的面询之前，很难分辨这些极端的精神病态究竟是短暂性发作，还是提示了更为持续的边缘性特征。从不少咨询机构的经验也可清楚地看出，相比艰难维系的治疗或因排队名单过长而显得力不从心的专业帮助，一个敏锐的志愿者咨询师或自助团体反倒能发挥更大的作用。不过，这些对咨询师和治疗师而言都属于极端困难的情况，只是反映了来访者此时面临的困境。同样，督导仍然是一个至关重要的资源，有助于回顾各种可行或不可行的措施，并在来访者迷惑不解时提供支援。

憎恨、愤怒和偏执的感受

儿童和大人都想竭力维护美好的体验，不想被恶劣的体验所破坏，这种防御方式便是理想化。但理想化的对立面究竟是自恋（自我理想化），厌恶，还是贬损或偏执（投射出的厌恶），却很难知晓。与理想化他人的个体类似，思想较为偏执的个体也会使用分裂这种防御，但后者会将所有的恶劣感受投射到自体之外，将世界、特定个体或人群统统视作敌人和迫害者，要来攻击无辜和善良的自己。这一类人竭力否认自己的负面感受，并将其塞给别人，从而达到防御的目的。再严重一些，偏执就成了偏执性妄想，个体认为周围的人和事都布满了阴谋诡计，即便在治疗师看来这些都属于幻想，但来访者坚信确有此事。这类极端的幻想显然提示需要精神病学评估，在接诊这种思维的来访者时，也应当格外谨慎，除非另有治疗性团队的支持。即便转介来访者去寻求专业评估，也非易事。因为有着理想化想法的来访者可能会认为转介是在拒绝他们的爱意，偏执型来访者会更加确定阴谋论的想法，认为治疗师要将他们拱手送给敌人处置——尤其是某些来访者确实曾在接受精神病治疗中遭遇过一些负面体验。

转介的窍门在于，治疗师应着力塑造并尽量维持足够好的形象，抓住来访者每一个理性的闪光点，以平息（至少暂时平息）他们非理性的恐惧感受。治疗师需要用词严谨，举止温柔，和颜悦色，避免惊慌失措。身处压力之下很难轻而易举地做到这些，但要考虑到病情严重的患者也背负巨大的压力。如果能在保持理性的情况下给予富有共情的回应，可能有助于建立足够的信任感，从而促成转介的发生：这个任务虽然并不复杂，但对于任何咨询师或治疗师而言都意义重大。顺利完成转介之后，这一流畅的过程也为来访者呈现了一种新的体验和世界观，强于原先他们曾经害怕的那些。若进展糟糕，等于坐实了他们消极的世界观，也加重了接手这个案例的助人者的困难。

偏执性妄想属于比较极端的情况，偏执性感受却每天都可能存在，它不一定使我们长时间地多疑或敌对。每当生活转入低谷时，人们常会将自己的挫败和愤怒投射出去，哀叹别人，确切地说是哀叹命运为何总和我们过不去。这之所以在应对负面感受时特别常见，是因为偏执思维是个体应对怨恨和愤怒的一种防御方式。有些精神分析的观点认为，偏执也可以用来防御禁忌之爱：“我爱他。不，这不行。所以我必须恨他。不，那也行不通。所以他恨我”（Freud，1911b/2002）。

尽管我不怀疑憎恨一词适用于较为年长的儿童和成人，但我对“憎恨”一词频繁出现在有关婴儿的精神分析文献中的现象颇有微词。例如，温尼科特列举了一系列母亲恨孩子的原因，虽然他准确描绘了母亲可能产生憎恨的情境，但这些情境很可能也引发了挫败、恼怒和怨恨这一类成熟的感受（1975）。不可否认，父母有可能会在某个时间憎恨自己的孩子（或父母彼此间心生嫌隙），孩子也有可能怨恨父母。但若用愤怒来描述这类婴儿的外显情绪更为贴切。梅兰妮·克莱因（1975）、温尼科特（1975）以及其他一些作者都认为，婴儿会憎恨他们的照顾者，尽管在他们的理论中导致此类情感的潜在动机明显不同。克莱因指出其动机源自对破坏性的初级幻想，这是婴儿在设法应对毁灭的威胁。温尼科特则认为破坏性也是在为生存做斗争，是一种“兼具爱与冲突的动力”（Abram，1996），它关乎破坏与建设。

对于多数人而言，恨是一种短暂的、强烈的、通常会引发愧疚的情感。有些重性来访者的偏执其实是投射出来的恨意，却被感知为对他人的憎恶，这种偏执不再是短暂性的，且因为经常发作，导致周围人都小心翼翼，避而远之。而周围这些反应又进一步证实了偏执者的幻想。因此，鉴别偏执感受是否具有现实基础非常重要。社会对少数民族和性别问题的态度经常有失偏颇，也可能引发来访者的偏执性焦虑。还有一些针对残疾人、性取向、信仰和年龄等其他形式的偏见和歧视，治疗师都应当警惕。与此同时，也不能排除有些人在故意招致或煽动敌意的反应，或是恶意解读当下的情境，可能过去他们确实有过相似体验，但现在情况已经大不相同。这种情形一般都很复杂，比如有时被偏执型来访者视作迫害者的人真的对他们表现出了敌意。此时，即使他们的偏执感具有部分现实基础，治疗师也需要帮助他们从被侵害的幻想中剥离出真实的部分，然后让他们拥有并表达自己的愤怒感受。在以往的精神分析和心理治疗中，许多来访者的经历都被治疗师误解为幻想，其实这些经历再真实不过了：治疗师应当谨慎地归因被害者而非迫害者的目标和动机。

偏执感受是处理负性情绪的一种特殊手段。至于愤怒的本质和攻击力的起源至今仍存在争论，尤其在个体先天存在多少攻击性、攻击力对成长和生存的必要性，以及挫折和恐惧会引发多少攻击等方面。下面列举一些曾经介绍过的理论，包括精神分析和其他派别。

- 生物-本能理论：这类观点认为攻击行为代表了人类本性中一种内在的、固有的组成部分，是优胜劣汰的结果（Lorenz，1966）。
- 精神分析理论：
  - 有些研究者认为攻击性属于人类生而有之的部分，是一种破坏的本能，一种反对生活、反对自体的力量，是对自我成长的阻碍，是自我遇到逆境时的抗议；
  - 有些自我心理学家认为攻击性是在适应的过程中针对冲突产生的一种内在反应，是对不愉快和抑郁情感的反应；
  - 有些则认为攻击性是因想战胜某种障碍而激发出来的；
  - 对于自体心理学家而言，攻击性是对自恋性威胁的反应，是自体受到潜在伤害的信号；
  - Balint（1968）认为攻击性的出现是因为婴儿全身心依赖母亲的需求和母亲的回应之间难以协调，这时怨恨便充当了一座屏障，保护自我远离“不爱我的人”；
  - 很多英国的独立分析师认为，生命的动力（力比多）要优先于攻击性，所以婴儿期的攻击是对抗病理性互动的健康性斗争的一部分。温尼科特相信攻击源自婴儿出生前的胎动，那时的攻击和胎动几乎难分彼此。“我们需要用一个词来形容它，比如生命力”（1971）。攻击有助于自体的发展（Heimann 和 Valenstein，1972）。
- 挫折理论：该理论主张攻击行为因正常活动或愉悦的情境受到干扰而产生。这类观点的支持者很快补充道：对挫折的反应通常是一种习得性反应。有些精神分析理论家认为攻击是个体被外界情境所唤醒的一种反应性和保护性现象，并以各种方式形成挫败感。

- 社会学习理论：根据这种理论，攻击行为起源于育儿的实践过程以及其他社会化和群体一体化的变迁。社会学家、人类学家和学习理论派别的心理学家所搜集到的数据都证实了这一观点。

虽然愤怒存在多种表现形式，但对于治疗师而言，只有极度的愤怒才需要成为关注的重点，比如当怒气冲天的来访者用过激的言语或威胁吓到治疗师时。

Malan 观察到，相当一部分患者与下列现象有关：

- 曾遭受过情感剥夺，有时较为严重，通常发生在儿童期偏晚的时候。
- 几乎令人难以置信的原始野性和破坏性冲动，伴随着同样强烈的爱意。
- 大量确凿的证据表明，患者认为剥夺主要来自母亲。
- 与母乳喂养显著相关的问题（Malan，1979）。

很难想象婴儿的挫败感究竟有多强烈，但可以观察到婴儿会因我们所说的狂怒而全身扭曲。如果拳打脚踢这类身体语言背后难以言表的力量体现在成人身上，很可能会造成巨大的破坏。Malan 提出了一个疑问，鉴于攻击性比爱意的表达要早数百万年出现，那么有没有可能婴儿与母亲最早的联结其实是攻击，而非爱呢？我们需要进一步探讨，会不会婴儿在发动攻击之前，先受到了攻击？如果母亲某些方面未能满足婴儿的需求，是否婴儿会“以为”自己的攻击性（或贪婪）以某种方式破坏甚至摧毁了好妈妈的形象？

如果认为这些表述过于极端，请不要忘记，多数精神分析的描述都是象征性的。只有在儿童或成人能够表达自己体验的情况下去验证这些观点，我们才能去设想它们在婴儿时期可能以何种方式呈现。例如，作为一个成年人，我会在约会对象爽约的情况下继续等待。如果这个人对我而言很特殊，我会担心他是否遇到了什么事情，有没有受伤。也许很快担心就会变成沮丧：他怎么可以让我等这么久！随后或许还会出现另一种担忧：上次见面的时候我是否说了或做了什么，令对方不愿如约而至？

读者也可以自行补充等人时的其他心理活动和幻想。但当约会对象出现时，这些念头都会因重逢的释然而烟消云散，尽管内心的怨恨可能还要残存一段时间。儿童一般不太擅长掩饰和伪装自己的感受；Bettelheim 观察到，童话故事“渔夫和妖怪”中的复仇念头很大程度上反映了儿童的感受：

> 这是一个小孩子被“遗弃”时的感受。起初他想着妈妈回来时自己该有多高兴；或是被送回自己的房间后，想着获准离开房间时会有多快乐，自己又会如何回报妈妈。但时间一分一秒地过去，愤怒开始在心中发芽，他幻想着要对辜负他的人施以可怕的报复。实际上在现实中，尽管被放出房间时他还是会非常高兴，但原本一腔回报的热情却转变成要给令他不舒服的人一些颜色瞧瞧。
>
> （Bettelheim，1978）

婴儿感到饥饿或不适的时候会哭，母亲却不一定立即回应。婴儿的挫败感不断增强，哭泣中也夹杂了更多的愤怒和恐惧，而母亲仍然没有出现。婴儿会如何解释母亲的缺席呢？如果成人可以对他人的迟到浮想联翩，那么婴幼儿或许也能做到。儿童分析师列出了以下多种幻想：会不会是我对她的需求、我的贪婪、我因她而受挫或是我对她生气，导致她离开了我？当然，母亲终究会出现（在母亲看来只不过晚了几分钟而已，但在婴儿眼中好似永生一般），婴儿的上述想法也多数归于平静。婴儿在反复体验这样的经历后逐渐明白，尽管有时不得不等待，但母亲总会来的，就和成人知道太阳每天都会升起一样笃定，但婴儿的容忍度毕竟有限，或者强烈的挫败感持续超出他们的承受范围，那么残存的恐惧也许会令他们觉得是自己推开了母亲。

这些猜测或许有些牵强附会，但也可能所言不虚，曾有神话故事就试图用神灵说来解释太阳的东升西落；也有无知者以为自己需要为日蚀中太阳的消失和重现而负责。还有些情况能够证实那些猜测，比如当我们丧失亲友时，会说“如果我从前没有那样想过、说过或做过”，言下之意是丧亲之人从某种程度上应当为亡者负责。不仅如此，我们的记忆中也存在一些出离愤怒的场景，当时真恨不得取了对方的性命。虽然我们并非存心如此，但只有对方顺利活下来且与我们和解，这个念头才会逐渐消除。而在对方真的死亡时，这个念头又重新浮出水面；有些成人即便理智上知道这与他们无关，也会觉得从前希望对方死去的愿望需要为此负责。照此推测，婴幼儿的想法中可能有不少错误的假设，也并非空穴来风。理论家们在研究婴儿想象中的丧失时，可能会对归因于愤怒、贪婪还是爱方面的意见不尽一致，但却不约而同地承认这类幻想具有持久的力量。

由于理想化的程度似乎与负性感受的强度相同、方向相反，并被压抑在潜意识之中，有时也被分裂出去附着在他人身上，所以愤怒似乎与需求及随后的挫败感的程度是相对应的。

厄温（Urwin）喜欢收集钟表——钟表简直堆满了他的房间，可一旦他检测到买来的钟表中有任何一只存在瑕疵或走时不准，便会大发雷霆，把这个破玩意儿摔得粉碎。他的早年经历或许可以解释这样的行为。在他出生后不久，父母就离异了，他被送往一位大龄单身的姑姑那里寄养，之后备受宠溺，用他的话来说，“任由我杀人放火都可以”。母亲偶尔会来探望他，父亲只来过一次。他记得很早之前的一个情景，父亲正将一只手表放在他的耳边来安慰心烦意乱的他，试图让手表有节奏的滴答声抚慰他安然入睡。厄温记得自己从3岁起就对钟表产生了渴望，而妈妈前来探望他的时候，也会带来一些停止走动的老式钟表。

可以想象得到，那位大龄的姑姑虽然对他特别宠爱，但无法给予他身体上的抚慰和他所需要的养育。由于她自己就是在“维多利亚型”养育方式下长大的，她甚至有婴儿不需要过分关注的理念。于是父亲的手表成了一种靠近、舒适和亲密的象征；或许也象征了胸膛中心跳的声音？它类似温尼科特所说的“过渡性客体”（transitional object）（1975），比如一个拇指或一只泰迪熊，是婴儿与母亲关系的表征，但大多数孩子都在成长的过程中逐渐远离了过渡性客体，厄温却一直在寻找最完美的那一个。他永远都嫌淘来的手表不够多，而且每当他以为曾经完美的客体出现明显的瑕疵时，他就一定要毁掉。厄温并没有严重到认为钟表的缺陷会迫害到他（James Thurber 所著童话《13只钟》里的角色 Duke 认为时间本身就是一位迫害者），但理性思维与偏执之间只有一线之隔。母亲再婚后，将厄温接回了家，对新爸爸和妈妈的恐惧令他不敢再摔碎那些辜负了他期待的钟表。不幸的是，那位大龄的姑姑已经成为他青少年期不断进行身体攻击的对象。当他察觉到自己的攻击性有多么可怕时，才前来寻求治疗。

当治疗师遇到出现或惧怕这种毁灭性愤怒的来访者时，需要将下列要点牢记在心。

- 帮助来访者把握住那些积极、美好的特征和成就，并在遇到任何可能被恐惧和内疚压垮的情境时，展现这些积极美好的一面。
- 鼓励来访者在会谈中用言语表达愤怒，而不是以自我伤害或毁物伤人的形式付诸行动，来访者也可以在会谈的安全氛围中，观摩如何在不伤害他人的情况下说出愤怒。

- 以始终如一、值得信赖的关系向来访者证明，用言语表达愤怒（尤其是朝着治疗师发火）或描述破坏性的幻想并不会摧毁治疗师或来访者，也不会危及治疗关系——来访者甚至可以“恩将仇报”，进而发现关系依然牢不可破。
- 必要时（一般这类威胁只是偶尔出现）在会谈中维持坚定的立场，反对任何具有破坏性的人身攻击。
- 在过去与当下之间找到联结，或许能解释体验到的愤怒或内疚的强度；同时，注意区分婴幼儿期与年龄相称的反应和当下不适宜的反应（在厄温的案例中，有瑕疵的手表并不能代表母亲，这与他小时候的感受不同）。
- 支持来访者对当前情境表达适当的愤怒：厄温在接受了一段时间的治疗之后，已能够返回钟表店，抱怨先前买的钟表存在故障。
- 阐明和鉴别因迁怒于人、伤及他人（比如厄温的姑姑）而导致的现实性内疚与严重影响来访者幸福感的不恰当的内疚。
- 当确实有理由产生现实性内疚时，鼓励和支持来访者想要给予直接或间接补偿的愿望：有能力挽回局面、修复关系，意味着破坏性行为可以悬崖勒马。
- 谨记，愤怒掩盖的可能是深深的悲哀、空虚或如深渊般的无助和虚弱，所有这些都以愤怒作为防御。人们受伤之后，可能宁愿怒火中烧，也不愿展露出内心真正的伤痛与虚弱。承认他们的痛苦或许会更有帮助。
- 谨记，治疗师和咨询师也会厌恶他们的来访者，尤其当对方令他们觉得无能为力或担心受怕时（Winnicott，1975；Prodgers，1991）。在治疗临近结束的时候，适当地挑战治疗师的攻击性，将缩小“坏”来访者和“好”治疗师之间的沟壑。

- 最后，Malan 针对病情严重的来访者和攻击性有所补充："整合爱与恨，将带来非比寻常的转化，令过去与现在的世界都由'坏'变'好'"（Malan，1979）。

治疗师和咨询师除非从业于法医或精神卫生部门，不然不太愿意接待那些将攻击性付诸行动的来访者。来访者在寻常治疗中一般很难表达自己的感受：控制自己的感受倒不是太难。很多难以表达敌意的来访者坦言，他们担心一旦这么做，自己的破坏性会愈发强烈。他们的攻击性常常转向自己，表现为抑郁或自毁行为；比如在对别人发火之前，就先与对方断绝关系；还有更严重的情况，即自伤。

> 薇姬（Vickie）的案例比厄温更为典型。她很难承认自己的愤怒，反倒经常觉得别人在对她发火。她总要设法取悦他人，以求在他人心中保持良好的形象。经过一年的治疗后，她已能承认自己的破坏性幻想，有次甚至对治疗师说："你要是再敢说一遍，我就把你掐死"。在道出自己的心声后，她接着说，"能找到心里的愤怒，还能在这儿表达出来而不必过于内疚，这种感觉真好"。

嫉羡

克莱因学派详细描述了嫉羡（envy）这种情感，它不仅包含愤怒，有时也颇具破坏性。嫉羡与嫉妒（jealousy）二者同中有异，后者通常牵涉至少三个人：例如，丈夫妒忌妻子把注意力全放在孩子身上。嫉羡则更多描述的是两人之间的情境，比如其中一人嫉羡另一人拥有自己不具备的某个方面：通常是某个物体，或某种品质，而非对第三者的"占有"。梅兰妮·克莱因认为嫉羡就如同一个婴儿渴望得到乳房中所有美好的乳汁一样，弗洛伊德在描述女性的阴茎嫉羡（penis envy）时，也表达了类似的感觉（第八章也将提到，另有人认为男性也会对乳房或子宫产生嫉羡）。

克莱因表示嫉羡生而有之，且与攻击密不可分："我认为嫉羡就是将破坏性冲动用口腔施虐（oral-sadistic）和肛门施虐（anal-sadistic）的方式表达，它始于生命之初，具有结构性基础"（1957；同见 Segal，1973）。然而，精神分析并没有专门研究嫉羡的起源和特征。我们可以这样理解：它源自渺小和无助的感觉，但又渴望发展和成长——以获得他人拥有的东西。从积极的眼光来看，嫉羡成了一种进步的动力。可一旦追求失败，它又会演变成自卑感，有时还伴随着想要摧毁别人东西的愿望："既然我得不到，那么他也别想得到。"Joffe 相信嫉羡与赞赏相伴而生，嫉羡与抑郁不同，它有一种希望的感觉。它的存在说明个体是有抱负的（1969）。

万达（Wanda）告诉治疗师，上周她特别生气。前段时间由于治疗师放假而暂停治疗，现在假期刚结束，她便发现治疗师晒黑了，这显示治疗师在放假期间很放松，她觉得他甚至不在听她讲话，她嫉羡他可以生活得如此惬意，而自己却问题缠身。万达虽然并不希望治疗师也同她一样痛苦，但迁怒于他假期的离开和对她不够重视，对此治疗师全盘接受。随后治疗师将万达在他离开期间感受到的诸多不便与她对母亲的愤怒做了联结，因为母亲在她小的时候常常生病，所以总是和她保持距离。治疗师现在的状态看起来非常好，这当然会使（她感受到的）局面变得混杂，但她的嫉羡也流露出内心的向往。

从下一个案例可以看出，嫉羡中也会存在破坏性成分，但也能清晰地看到嫉妒的迹象。泽维尔（Xavier）发现自己但凡靠近某位女性，都会对她无法自拔，而对周围男性无比妒忌，导致关系总是以分手结束。他的一次治疗会谈正好反映了梅兰妮·克莱因所描述的那种嫉羡。不得不说的是，克莱因学派在文献中表达出的观点尚显生涩，不必在实践中生搬硬套，因为它们对于来访者而言有时过于激烈、令人不解；但在下面这个案例中（当然，其他案例也可能用到），有些意象却精确地描绘出了来访者的感受或当前的体验。

泽维尔正在回忆童年时发生的事情。5岁时，一群年龄稍长的男孩带着他到一片禁止入内的森林里掏鸟蛋。别的男孩告诉他这里有恐龙，然后躲在灌木丛中扮出吼叫的声音。泽维尔特别害怕，一口气跑回家，止不住嚎啕大哭。他没法告诉母亲自己的担心，毕竟当初就不该闯进那片森林，但母亲却因为恼怒而使劲摇晃着他，试图搞清楚到底发生了什么。他本想在母亲这儿寻求安慰，没想到被弄得更加恐慌。

治疗师回应他，“或许偷鸟蛋也让人觉得不是件好事”。泽维尔顿了一下，表示同意，继续说道：“我刚想起了另一件事，但实在不好意思告诉你”。治疗师试着这样理解他的阻抗，“或许你担心告诉我之后，我会像你的妈妈那样摇晃你”。这似乎一下子打开了泽维尔回忆的话匣子。小时候他总是很早就被送回自己的小床，躺在床上他想着，要是能把妈妈的乳头夺过来该有多好。他继续联想道，如果小时候他会那样想，那么现在他对女友的迷恋和对其他男性的妒忌，可能与当年弟弟的出生有关，泽维尔觉得弟弟总是能比自己得到妈妈更多的理解。他还想到，会不会弟弟的出生令他觉得自己被妈妈的乳房推开了。泽维尔的想法显然令治疗师觉得言之有理，也契合了克莱因的理论。我们可以进一步推测，虽然在会谈中泽维尔并未立即给予正面的回应，

> 但偷鸟蛋的行为以及伴随而来的内疚感（是由于迫害了恐龙？）却可能是出于嫉妒，想要破坏妈妈体内的卵子（这属于克莱因嫉羡和攻击理论的另一方面），从而达到阻止另一位竞争者降生的目的。治疗师将脑中的这些联想与来访者分享之前，还需要在来访者身上获得更多的证据，治疗师特别盼望泽维尔能自己做出这样的联结，而不必总依赖她的帮助。

精神分析式思维常常将愤怒的表达与弗洛伊德提出的三个性心理阶段（口欲期、肛欲期、生殖器期）进行关联，佐证了克莱因的说法，即口腔施虐和肛门施虐表达了破坏性的冲动。有人可能会说，克莱因承袭了弗洛伊德的婴儿性欲论，进而提出了婴儿攻击论，这虽然令那些难以接受婴幼儿会有破坏性或性欲的人惊诧不已，但它们能解释与某些来访者的体验和表达相关的幻想和感受。

遗憾的是，这些术语最初描述的是成人的行为和反应，或是与儿童和青少年故意的、积极的攻击性行为有关，若用在婴儿身上难免有些牵强。鉴于多数治疗师并不接待幼小的儿童，所以他们难以证实克莱因对这个年龄段个体的观点；但克莱因却能运用富有表现力的文字，描述出个体在达到可以对他人生活和财产进行严重干扰的年龄时所采取的虐待式攻击。克莱因在描述口腔施虐时，不仅描述出了那种竭尽全力撕扯着母亲身体的画面感，还指出“婴儿甚至会在吮吸时伤害母亲的乳头”以及“在爱的名义下，他试图伤害她，不时地咬她”的事实（这一点温尼科特的态度就比较乐观）（Winnicott，1975）。同理，成人也会发出“咬牙切齿的批评”（biting criticism）。肛门施虐同排便一样也兼具“武器”的作用：有时人们不得不忍受他人的“胯下之辱”。生殖器施虐则出现在强奸、性虐待和其他攻击性性行为当中，尤其是阴茎（或替代物）被用来施加伤害或破坏的情况。

当这些暴力的意象（在克莱因派别的理论中屡见不鲜）遇到成年来访者的攻击和破坏冲动以及他们描述的幻想和行为时，才真正开始起作用，但暴力意象不一定要与婴儿期做出精确的对照，因为这个时期早年经历比较匮乏，实在难以进行关联。虽说如此，早年创伤仍然是将破坏冲动付诸行动的人的一个鲜明特征，即使关联不那么清晰，这个隐喻也依然管用。

伊薇特（Yvette）是一位极度郁郁寡欢的年轻女性。建立人际关系对她而言是难上加难，而她的羞怯和笨拙也令公司里的同事都对她敬而远之。她可以远远地欣赏别人，但永远不会靠近分毫。治疗开始后，她逐渐对治疗师产生了深深的依恋，一旦对方有事要暂停会谈或改期，她就会掀起暴风骤雨。伊薇特对治疗师的攻击既刻薄又残忍——她指责他故意将她引入治疗，然后又抽身离去，目的就是要折磨她；她还时常对他的话不屑一顾，认为这不过是治疗的套话，百无一用；在治疗师离开的那段时间，她有一两次企图要自杀；她有时还会在会谈的最后扬言要自杀，直到下次见面，治疗师才能放下心来；她在会谈中扇自己的脸、打自己的头（尽管治疗师已经非常坚定地制止她以这种方式付诸行动）；有时她还会静静地坐在椅子上，用恶毒的眼光瞥向治疗师。总而言之，伊薇特闹得治疗师心力交瘁、一筹莫展。

每当治疗师试图借过往经历理解她的现状时，都会碰一鼻子灰，她觉得谈论过去毫无意义。但偶尔伊薇特也会对父亲或母亲怒不可遏，这多半由家庭琐事引起；由于她在家里排行最小，甚至没有机会目睹弟弟妹妹出生，所以很难解释她在分离或治疗计划改变之后所产生的被抛弃感。治疗师请伊薇特回顾一下自己做出此种反应的原因，她立刻火冒三丈：她觉得暴露过去根本没有任何用处。

与此类发作（多次发作）相对应的是，她在会谈中有时魅力四射，有时平易近人。她似乎毫不在意之前的表现，但会以她的方式让一切回到正轨。尽管如此，治疗师还是觉得这并非真正的“抑郁位”（depressive position），而是伊薇特在试图挽回局面，这才不至于完全失去治疗师。

治疗就这样持续了数月——最终不得不以结束告终，因为治疗师即将离开本地。伊薇特攻击的炮火变得愈发猛烈，治疗师只得退避三舍，偶尔作出无力的辩解，对于这些解释，伊薇特要么置若罔闻，要么厉声驳回，与他针锋相对。唯一值得欣慰的是，她的日常生活还是稳中有变的：她开始结交朋友；渐渐在工作中受到表扬；她越来越勇于参加一些社交活动等，尽管她并不承认上述变化是一种进步。治疗结束之后（最后一次会谈进行得相当顺利），伊薇特有时还会联系治疗师，由衷地与他分享一些好消息——有关她发展的第一段亲密关系。

这个案例证实了 Julia Segal 对克莱因学派的评论，后者允许来访者以相对不受约束的方式表达幻想。在查阅了有关儿童的治疗文献后，她继续评论道：

> 鼓励对幻想的表达，同样有利于促进成年人的治疗。而欲使病人无拘无束地说出自己的想法和感受，需要先坚定地维护好安全的边界。这样可以减少病人将令人恐惧的强烈的爱或攻击性付诸行动的可能性。如果治疗师能够妥当地控制住局面，那么病人就可以更加无拘无束；如果治疗师能够识别出不好的感受和想法，那他们也有可能做到。
>
> （Segal，1992）

克莱因提到的那些强烈的意象可以很快从部分来访者（尤其是涉及司法鉴定工作时）的行为中分辨出来。当人们将自己的幻想和盘托出时，我们也能从中探察到这类意象。童年期也可以发现这类破坏性感受的踪迹，包括噩梦、某些游戏，以及有些令孩子爱不释手但本质残酷的故事中也有清楚的体现。像格林兄弟所撰写的传统童话故事以及现代同类刊物的字里行间往往都富含象征意义，描述了最初几年的成长过程中遇到的冲突。或许这也是为什么阴森恐怖的故事倍受欢迎的原因，虽然人们认为睡前看这些故事容易造成梦魇。也许认同故事中的攻击性和恐惧感，反倒能清除魔障，让梦境更加甜美。

Maurice Sendak（1970）所著的《野兽国》（*Where the Wild Things Are*）便是现代这类故事的典型，已被改编为歌剧和电影。它刚一面世便引发了一场规模不大的抗议风波，有些护子心切的家长认为故事过于惊悚，不利于孩子阅读。故事中的小男孩马克斯（Max）浑似一个"小魔头"，而妈妈也不给他吃晚饭就令他上床睡觉。独自躺在房间里，马克斯"梦到"（我们并不确定这究竟是梦境还是清醒状态的幻想）自己来到了一片野兽聚集的地方，却不惧野兽的威吓，将它们全部驯服。接着他令野兽们加入一场群斗，随后喊停，不给它们吃饭，命它们回去睡觉（同他自己的遭遇如出一辙）。这时他开始感到孤单，希望能去到可以得到"最好的"关爱的地方。他不顾野兽们扬言要吃掉他（以前母亲对他发火的时候，他也曾对她这样说过）的威胁，离开了野兽国，回到自己的房间，发现热腾腾的晚餐正摆在他面前。

由此，马克斯在家中的调皮捣蛋在梦中得到了重现和释放，投射在他想象中的野兽国的成员身上。通过驯化它们并控制群斗的起始和结束，他也驯服了自己那常惹麻烦的不羁的性格。在惩罚它们之后（一如他自己受到的惩罚，也如同他希望妈妈得到的报应），他感到缺爱而空虚，急需回到现实，随后看到了自己的晚餐，象征着破坏大王马克斯和生气的母亲之间的爱已得到修复。

这个故事凝缩了治疗和咨询中的一些原则，有助于来访者直面自己的担心存在或真实存在的野性力量及其原因：一种方式是与它面对面，正如马克斯第一次遭遇野兽之后的举动；另一种方式是表达出来（比如在群斗中），前提是有治疗设置营造的相对安全的环境；再就是行使控制权，比如像马克斯制止群斗那样。治疗师若能坚定地与来访者站在一起，即使来访者对治疗师发火也毫不动摇，这本身就足以形象地表明，如果攻击性表达得当，关系未必会永久破裂，而关怀和爱随着时间的推移逐渐内化，永远都不会彻底中断。

内疚、关怀和修复

感受一旦被表达出来，无论用的是行动、语言还是想象等方式，人们都可能产生内疚。精神分析的理念随着内疚最初发生的时间和地点而变化。弗洛伊德将内疚置于生殖器阶段的俄狄浦斯期；克莱因认为内疚源自婴儿期；就在克莱因研究内疚的同一时期（1937/1975），温尼科特却更偏向于研究关怀（1984）。但人们大体达成了一致意见，即个体在表达攻击性或其他强有力的感受之后，会随之产生焦虑，进而导致内疚或关怀。

我在前文早已说过，这些主题并不会拘泥于特定的生命阶段，所以大可不必争论内疚最初出现的时期。更应考虑的是，来访者在治疗中接触到强有力的幻想或感受时，可能会产生焦虑的感受，比如担心治疗关系是否因此受到破坏。内疚有时会表现为替自己担忧，案例中的伊薇特情绪爆发后就很担心会失去治疗师。与之类似，有些与突发情境不相符合的“神经症性”内疚，似乎更担心自身的利益受损，而不是对伤者产生由衷的关怀。尽管这种补偿（尤其是当表达出的内疚合情合理时）也可能包含对受伤害者的真情关怀，但醉翁之意却在于修复他所需要的关系。

我们也可借此区分内疚和关怀，后者显然更有能力想象自己的行为会对别人造成何种后果。关怀他人、担心自己伤到他人，都是克莱因所说的“抑郁位态”的标志。这个术语比较古怪，因为它和临床所称的“抑郁”并无任何关联。温尼科特认为，这个术语“是在用一个贬义词去形容一种正常的状态，但无人能找到更好的词来代替它。我本人觉得应当称它为‘关怀期’（the Stage of Concern）”（1975）。无论以何种方式相称，此概念对于精神动力学工作而言都意义非凡。克莱因假定存在这样一种状态，即个体将他人感知为一个整体（或从专业角度而言，感知为一个完整的客体），且认为自体可以同时容纳爱与恨两种感受。这也是在表达矛盾情绪，同时也对现实有着更好的感受：“不必担心一时的损失将成为永久的毁灭。拥有片刻的愉悦并不意味着永存于极乐世界；偶尔的失落也非世界末日，而是一种有节制的伤感，只要对未来怀有美好希望，便可希望逐渐缓解”（Segal，1992）。对于那些反对将遭受重大损失视作世界末日的人而言，很有必要认识到，即使达到了抑郁位态（克莱因认为多数人会在生命的第一年达到这种位态），也并非一劳永逸：日常生活和成长危机总在不断地制造动荡。无论历经何种困难，我们都会在不同程度的焦虑、偏执、无助、隔离、憎恨、绝望、穷困，以及重新找回平衡、安全、依恋、希望、满足和爱的感觉之间徘徊。即便我们时常陷入绝望的深渊，若曾体会过整合的状态，品尝过希望的滋味，便会为将来的再次成功埋下伏笔。这一刻在治疗中并不鲜见，无论达到顶峰还是坠入谷底都无法事先预知；可一旦形成更为健全的自我观念，将为个体逆流而上储备了无限的勇气和力量。

共情与关怀密不可分，很可能婴儿与养育者的关系从亲密无间转变为认同对方是另一个人，彼此拥有不同的需求，从而对照顾她的人也越发关心，共情能力就此形成。共情也出自母亲对婴儿相对无私的关爱，这是一种直觉的能力和情感上的默契，温尼科特称之为“原初母爱贯注”：“母亲知晓婴儿的感受”（1965a）。正是这一点令婴儿产生认同，她的关注首先会给予妈妈，然后再延展到别人身上。母亲的关怀属于积极的体验，有助于婴儿增长自信，婴儿不仅会对母亲投桃报李，将来也能够关心他人。但这并不是无私地奉献：我们也希望别人能充分满足我们的需求，这也相当于在认同他人可能的感受。另一种认同则有所差异，即将自身需求投射到他人身上，进而与他人认同，然后通过关心他人来关心自己。若用分析性语言来描述，则婴儿从“我”、“你”不分的初级认同逐渐发展为次级认同，此时彼此不同的身份可促使个体形成认同他人的能力。

在精神分析文献中，类似“认同”、“内化”、“内摄”这样的词汇之间很容易混淆（Wallis 和 Poulton，2001）。这也反映出，要识别和表达事物究竟专属于自己还是他人，着实不易；我们的行为可能符合自身独特的身份，也可能受制于重要的他人；除非我们的经历恰好与他人一致，否则对他人的理解很难达到他人对自身的理解程度。或许这些区别并不一定会干扰到治疗过程，毕竟治疗是要通过自我理解去了解他人可能的感受，但在理解他人时，为了避免将自身的一部分投射到他人身上，适当的怀疑态度还是不可或缺的。

所以这些概念与治疗师密切相关，当他们感到相对安全或免于焦虑的时候，便能够更好地照顾到来访者及其需求，而不必将自身的担忧投射到来访者身上。无论本章中提到的理论知识如何变化，治疗师以一个母性的角色而获得的直觉上的认识都无可替代。如果治疗师的内心不够强大，不仅难以认同和移情于来访者，也很难允许及容纳来访者对治疗师产生的沮丧、愤怒或爱意，自然也无法对批评和攻击、依赖和依恋抱有开放的心态。

依恋：趋向关联和分离

当 John Bowlby（1960）这位训练有素的分析师首次在《儿童精神分析研究》杂志（*Psychoanalytic Study of the Child*）上发表了针对依恋的观点之后，便在精神分析的同道之间掀起了激烈的争论。如今依恋理论早已登堂入室，与克莱因或温尼科特的理论平分秋色。克莱因理论始终围绕幻想的力量进行猜测，与之相反，鲍尔比的理论强调客观、环境和可观察到的事物。根据 Kohler（前言部分，Brisch，2002）的观察，精神分析的理解基于治疗中通过自由联想、移情和反移情现象以及重现患者的个人史所收集到的资料；相比之下，依恋理论的数据则来自用定性和定量的方法对特定年龄段儿童的观察，对出生至成年期间的亲子关系的研究，以及系统的纵向研究。虽说如此，依恋理论还是得益于鲍尔比接受的精神分析训练和他的治疗工作，当然依恋的概念也并不局限于依恋理论。正如 Brisch 所言：

> 许多心理学理论和心理治疗学派都曾发展出形式多样的概念，用来描述依恋的形成和意义，以及分离在母婴关系中的潜在作用。其中有些理论包含了与依恋理论相同或相似的内容；有些则明确受到了鲍尔比的影响。另一方面，这些理论与依恋理论之间也存在基本的差异。
>
> （Brisch，2002）

我始终认为，虽然精神分析理论以为有些主题仅与特定年龄段相关，但其实它们会在一生中反复出现。不过，确实部分发展的特征会在特定时期、特定情境下表现得更加强烈，例如依赖的表现在婴儿期就很正常，若发生在成年人的关系中就显得不合时宜，因为成年期更常见的是相互依存或成熟的信赖。其基础源自生命早期，能够从类似共生的依赖关系过渡到可以区分自我和他人的阶段，能够整合好与坏的体验，似乎也能为鲍尔比描述的安全型依恋奠定基础，虽然他的观点多数基于其他理论，而非纯粹的精神分析理论。依恋，同我强调的其他主题一样，将作为一个中心议题贯穿人的一生（Parkes 等人，1991；同见 Holmes，2010）。

安全型依恋这一概念在信任、自我、矛盾和关怀等问题（这些问题都与母婴关系中婴儿的体验密切相关）与即将提到的权威和自主等主题［尤其是依恋理论的重要成分之一——探究行为（exploratory behaviours）］之间架起了一座桥梁。举例而言，一个孩子若能借助母亲的帮助去探索世界，早期就可接受与母亲的短暂分别，后来也可与她彻底分离，以便与他人建立新的依恋，那么可被视作安全型依恋。安全型依恋的成年人会信任身边关系亲密的客体。与之相反，焦虑型依恋的个体由于总是担心依恋对象是否可靠，所以会黏着别人、过度依赖他人。

依恋理论不仅沿袭了精神分析的理念，还借鉴了动物行为学、发展心理学和系统理论。同精神分析一样，它重点探讨早年经历对情感发展的影响，及其它们如何在生命过程中引发人际间依恋的发展和变化。鲍尔比（1969）特别描述了一个儿童在焦虑时试图亲近妈妈的过程。多数依恋理论都假设：对母亲依恋的质量与我上文所说的母亲的直觉和敏锐的反应密切相关。温尼科特（1988a）在这一点上说得更为清楚，他认为许多母亲天生就能适应婴儿的需要，无须借助专家或书本的指导。

婴儿1岁时就可形成“内部工作模型”（Bowlby，1969），可在一定程度上预测其未来与依恋对象的互动——即母亲是否会在孩子迫切需要时给予回应，但婴儿还存在探索的需求，鲍尔比认为如果母亲铺垫了足够安全的情感基础，婴儿就能在探索时更加安心而少有顾虑。“安全型依恋是婴儿有能力探索周围环境，并将自身体验为一个具有中介作用和自我效能感的个体的先决条件”（Brisch，2002），所以依恋系统和探索系统之间会相互影响。这里我们可再一次看到鲍尔比和温尼科特的理论之间的某种联系。依恋理论认为将婴儿紧抓不放的母亲虽然也可以营造出一种亲密关系，却并非安全型依恋，因为她没有为婴儿留出探索的余地。温尼科特则描绘了一幅婴儿在母亲面前仍可独自行事的画面——而母亲并不会为此焦虑——这种情形对于婴儿而言是非常健康的。

根据研究，婴儿的依恋品质可分为如下四类：安全型依恋，回避型依恋，矛盾型依恋和紊乱 / 无法定向型依恋（Brisch，2002）。有了安全基础和鼓励探索的环境，儿童会特别有安全感，并具备自力更生、信任、合作和乐于助人的能力。用精神分析的话来说，他们具有强大的自我，或是内摄了一个好的客体（Bowlby，1979）。在回避型依恋中，许多依恋行为受到抑制，导致亲子关系疏远。成年后，很可能关系中也缺乏亲密情感。我们以一个案例来说明矛盾型依恋，这位2岁的患者很想与母亲亲近，无奈因妹妹的诞生而难以得偿所愿，于是他对母亲的拒绝产生了愤怒和失望。还有一个案例，患者对母亲既亲近又抱有敌意，因为她渴望依恋却屡屡受挫，又无力体验自主和探索（Brisch，2002）。

紊乱 / 无法定向型依恋的特征是儿童在母亲缺席时表现出矛盾的行为，有过创伤体验的高风险儿童常常呈现出此种类型的依恋（Main，1995）。

正因早年发展出的许多特征会在后来的关系（包括治疗关系）中出现，所以依恋理论不仅提示治疗师母婴互动的模式，也扩展了对后期生命阶段及其中出现的问题的理解。Ainsworth 在考虑生命周期中的依恋时就曾认为，许多其他的人际关系“可能包含了情感联结。包括儿童对父母的依恋，亲子间的纽带，与其他族人的联系，性伴侣关系，以及朋友之间可能存在的关联”（1991）。但她所指的依恋仅限于持久的关系，且将“情感的联结”局限于“彼此独一无二，不可替代”的关系之中（1991），而那些难以持久的关系则展现了依恋理论的另一面——矛盾和回避型依恋。

治疗关系也是在安全的基础上逐渐发展起来的。Brisch 主张这“对于每个案例来说都是一个重要的治疗任务”且“是一个先决条件，使患者能对移情进行工作，从而改变儿时病态的自我表征和依恋特征”（2002）。为儿童建立一个安全基础所需的大部分要素本章和先前章节均已提及。用不同的术语来说，发展信任感和谨慎处理初始阶段对治疗师的依赖是后期治疗的一个至关重要的基础，而一旦治疗关系出现回避或矛盾，则说明工作过于肤浅，难以引起来访者的深度变化。无论是依赖、顺从或黏人的来访者，还是怀疑、疏远的来访者，都很难使治疗发挥最佳效果，尽管治疗师还是很希望能帮助来访者摆脱这些不良的交往方式。

在治疗中建立并在整个治疗过程中保持安全的基础，对于治疗工作的推进至关重要。这种安全的基础也是讨论权威和自主话题的基石，依恋理论将探索系统与朝向自主和内化权威人物的变化视为相似的过程。

寂寞和独处

根据前文的介绍，个体内化好的体验或好的客体（该术语描写了母亲和母性养育的全部体验）之后，将令人满意或沮丧的体验整合成以积极为主的世界观，这将极大地促进安全型依恋的形成。借助安全基础，儿童可获得探索的能力，远离母亲，去往更为广阔的世界。另一种观点则稍有不同，认为这种安全基础可看作个体容纳了一个刚刚好的客体，进而凭借一己之力踏上人生旅程，且能与自身独处，或者说，可以自给自足。

我并非是指身体上与他人靠近，或能够与他人保持距离。温尼科特描绘出一幅珍贵的画面，即一位坐着的母亲身边，孩子正心满意足地独自玩耍（1971）。我们多半有过与人相伴时仍觉茕茕孑立的体验，或即便身处闹市也感到形单影只。人群中的寂寞指的是无论外人给予多少肯定，内心都有一种与自己格格不入的感觉。人们一旦进入这种状态，便成了自己最为不利的敌人（这种情况对抑郁状态的个体来说并不罕见）。个体若处在第二章所描述的初级自恋阶段，且内化了看护者的爱，一般（无须通过全能感）就能体会到"舒适自在的感觉"。有时情况也并非如此：克莱因的偏执 - 分裂位虽可能发生在所有人身上，但多半是一过性的体验，随后又将回到抑郁位。

我所描述的是自体不同方面之间的关系。"我自己挺舒服的"这句话使用了两个人称代词，"我"和"自己"。与自己安然独处的能力需要具备良好的内在关系，这不能与自恋（极度喜爱自己）或分裂样回避（因与他人的关系危机重重，所以不得不孤身一人）混淆。Dunne 对悠然隐居的能力描写得极妙："是什么令一个人能愉悦地独处？又是什么使一个孩子能快乐地独自玩耍？或许"alone"（独自）这个词本身就给出了答案，它是由"all"（整个世界）和"one"（浑然一体）两个词构成的"（1979）。

Dunne 在一篇动人的文章中提到希腊戏剧的一个意象，即两个演员相伴而立。他认为寂寞永不可能被他人治愈："我们是相互独立的，你和我，都无法让彼此脱离孤单"（1979）。温尼科特的观点也契合这个意象，他将这个悖论描述为"像一个婴幼儿那样，在妈妈身边体会孤独的感觉"（1965b）。他和 Dunne 都将这一情形视作非常积极的体验。有些作者（包括精神分析界的权威人士）似乎认为一个人为了成长，理应与他人保持良好的关系。与别人保持关系似乎比和自己搞好关系更加管用，但用温尼科特的话来说，我们终将直面"人类最本质的孤独"（1988b）。这也是存在主义和存在主义 - 现象学治疗的核心观点之一。

因此，具备独处的能力需要同自己好好相处或拥有内在的满足，但不是自满。它需要爱自己，而非自恋。这也是试图在定义成熟和心理健康之间寻求微妙的平衡。自体满足感对于亲密关系和独处都很重要。就像 Rayner（1986）在"独处"这一章所描写的那样：

> 回顾这一生可以看出，我们一方面与他人亲密往来，另一方面也有独断的言行，二者之间总是此消彼长……一个人如果没有独自探究的体验，将一无所长，缺乏主见，鲜有贡献，终究只能成为他人的附庸。
>
> （Rayner，1986）

温尼科特（1965b）、克莱因（1963/1975；Segal，1992）、荣格学派的观点，以及 Anthony Storr（1989），都将独处的能力与创造力相连。[参见 Quinodoz 所著的《驯服孤独》（*The Taming of Solitude*），1993。]

但一部分人却有机会在学术、智力或艺术方面生活在“自己的世界里”。常见有人智商超群，却难以与人亲近——他们的书籍、研究、实验室、工作室，甚至是打字机，都比家里的亲人更有吸引力。治疗师不必评判这种状态属于防御性精神分裂还是积极创新，但治疗可以适当地拓展视野，无须因为惧怕而扑灭了创造力和艺术精神。

扎拉（Zara）9岁时曾经历过一次严重的车祸，面部遭到毁容，之后被迫重返学校。事故发生后，她病得很重，在医院躺了一段时间。我们可以体会得到，她很想待在家里，留在妈妈身边。但她的妈妈（后来告诉她）有些左右为难：她很想安慰女儿，却又觉得应当听从儿童精神病专家的意见，让扎拉尽快回到学校去。对她来说，将女儿推回学校是很痛苦的一件事。

但扎拉那时并不理解妈妈的难处。回到学校后，她将自己沉浸在书本当中，总在朋友群体的边缘徘徊。她在书中找到了些许安慰，而读书也能使她保持良好的成绩，最终考入了大学。可能远离家乡触发了她的分离焦虑，或是她的理智化防御被逐渐消磨殆尽。总之一进大学，她就不再出门，窝在房间里，甚至成天躺在床上阅读小说。第一次见学校里的咨询师时，她开玩笑地说要一颗“万灵丹”，好让她少些抑郁。鉴于妈妈之前的施压，她希望能“走出去”，因为这才是健康的做法，但她心里其实渴望离群索居。

不久后扎拉告诉咨询师，刚来的时候，她担心他又是一位胡说八道的专业人士。之前那位儿童精神病专家就曾将她排斥学校的幼稚表现（她当时说，“好像有个声音叫我别去”）误以为是早期精神病性症状，所以才开了“万灵丹”让她平静下来。原本咨询师还打算劝她走出去与人交往，但他很快意识到扎拉需要先后退一步，找到些许安全感；她得在自己觉得合适的时间走出去，而非迫于压力。因此，咨询师自然而然地将她对于“留守”还是“外出”的两难困境与她母亲的左右为难联系到了一起，当然，也联系上了他自己的进退两难。

从这两章可以看到，生命最初几个月较为突出的问题将在童年、青少年和成年时期发挥其影响。下一章会将主题扩展到成年人的其他生活领域，并检验信任和依恋的主题在治疗关系中的特殊性。

第四章

信任和依恋：在成年期与治疗中的表现

贯穿一生的信任和依恋

前两章已介绍过，信任和依恋主题的某些特定方面在青少年和成年生活中会逐渐显现，也以案例简介的形式点明了治疗中呈现的主题。在儿童逐步踏入社会的过程中，一旦新的关系逐步建立，或新的体验开始出现，涉及信任和依恋的问题总会反反复复，不断经受考验。基本信任可培养成更为完善的信任。盲目的信任只适用于婴儿，而儿童接触新的情境时就需要加以调节，因为步入更广阔的天地也意味着面临更多的危险，并非人人皆可信任。依恋也伴随次级依恋对象（比如父亲）而发展，依恋理论包含了依恋对象的一系列层级（Brisch，2002）。自出生起，在断奶期、学步期，在即将进入托儿所和学校时，在迈入青春期以及在成年生活中遇到各种变迁时，包括离开原生家庭，更换工作和住址，以及与亲密伴侣的关系进入不同阶段时，依恋以及安全的分离都有助于个体顺利度过。

每位治疗师对于个体在关系中遇到的挫折和失败都不会陌生，其中有些还与本章主题密切相关。例如，当今的主流文化中，理想化的爱情观占据了主导，它容易逐渐强化对关系不切实际的期待。治疗师会遇到仍在寻找真爱的来访者，这些来访者似乎没有意识到，母婴共生期只是所有关系中很小的一部分，即便是热恋期，也难以长久共生；他们在寻求完美伴侣的过程中，可能也在寻找自身缺失的部分，可惜对方永远无法替代。夫妻能够携手并进，是因为既能共享精彩的时光，也能拥抱和珍视平凡的生活，既享受情投意合的默契，也能处理彼此的分歧。与矛盾共处，探寻关系中的"抑郁位"，不仅在夫妻相处中十分关键，对个体的成熟也至关重要。

有些伴侣非常渴求共生关系，以至难舍难分或见不得另一方独立。还有一些棘手的情况，比如一对伴侣双方或其中一方自恋性地只顾自己，忽视他人的需求，对别人的困难不管不顾，也难以容忍自身需求受挫。他们俨然把别人当成了早年的母亲，只管为他们服务即可。伴侣的其中一方如果要求不断，另一方便会竭力给予满足。还有的伴侣，其中一方或者双方都不善情感表达，但他们发现自己很难舍弃性与爱的感受，因此很难放弃彼此。在多数亲密关系中，双方都需要彼此关心，在不同时期能彼此照顾，进而在关心他人与照顾自己之间获得平衡。最令人头疼的情况是，彼此都需要对方的关怀，但双方都因缺乏情感资源而无法满足对方。这些问题在下一章介绍俄狄浦斯期时还将出现。在早期母婴关系中也会呈现俄狄浦斯期的问题，比如，根据三角客体关系模式（triangular-object relations model）而不是特指的三人模式（specifically three-person model），在婴儿和乳房之间就逐渐出现了母亲的形象。这样解释可以更好地理解克莱因对婴儿期俄狄浦斯情结的假设。

虽然本章主要关注婴儿的体验，但同样重视母亲在受孕、妊娠和生产期的体验，它们都可能唤起母亲本身在婴儿期那些原始的、潜意识的"回忆"。对于部分女性而言，怀孕使她们第一次真正有机会将哺育的需求投射到孩子身上。如果是在这种心态的支配下而给予婴儿无微不至的照顾，养成婴儿的依赖习惯后可能会不利于他们今后的健康成长。为了得到爱而奉献爱可能是怀孕早期的动机之一，当然还有其他目的：借此避免孤单，甚至回避成人之间的交往；以此增长在家中的独立性，以及成立自己的家庭，等等。值得注意的是，准爸爸和爸爸们也各怀心思，下面这个案例中，切德（Ced）似乎更希望借此处理自己的问题。

一夜情之后，切德令这个年轻姑娘怀上了孩子。当然他不会坐视不管，也帮她安排了流产手术。可奇怪的是，虽然女方选择流产，他却一开始就表现出一副乐于要当爸爸的样子。实际上，他更在意自己而非对方的感受，可能是这种情况触发了他自身的某些问题：切德的父亲在他很小的时候就抛弃了他们，至今杳无音讯；所以切德可能试图要找回内心的“父亲”，相比之下，他给这位年轻姑娘造成的麻烦和苦恼自然要靠后考虑。

如果一定要流产，显然会带来极其特殊的损失，通常女性比男性损失更大。即便没有坚定的信仰或道德的约束，因悲痛与解脱相互交织，内疚也会随之而来。这个例子清晰地呈现了个体经历两难冲突之后的紧张感受。堕胎可能会激起谋杀幻想，从而引发焦虑。克莱因理论认为这些都很常见，包括那些要除掉母亲子宫中潜在的弟弟妹妹的渴望。一旦上述理论成为现实，很容易看出这种幻想可能导致故意流产的后果。这显然会引发痛苦，但可能也伴随着内疚，两种情绪都需要表达，下面的案例便是如此。

多拉（Dora）平时待人谦和，连只虫子都不忍伤害。可她在有次聚会中喝醉了酒，放松了对自己的约束，与一位素未谋面的男士发生了关系。当发现自己怀孕的时候，她一想到要去堕胎就很难过，尽管内心明白这是不得已而为之。她找到一位咨询师，确定了自己的选择，他们相约等她去过诊所之后再继续咨询。多拉独自去了另一个城市的诊所，做完手术后又独自返回。坐在返程的火车上，一辆货运火车从相反的方向经过，载满了军用坦克，这一场景深深地印在了她的脑海中。她觉得这很贴合自己的处境，虽然理智上明白选择堕胎并不是谋杀，但毕竟是扼杀了一条生命。可能她从这一感受联想到男性如坦克一般侵犯了她的身体，尽管聚会那一晚一切都是你情我愿。无论她的所见所感含义如何（也无人会过分执着于某个单一意象），与咨询师分享之后，她感到好受了许多，逐渐能够收拾心情，恢复了原来的状态。

尽管当初多拉下定决心要堕胎，但这一经历在数年后仍会隐隐作痛。当年堕胎的日子，或是那个孩子假使没有被流掉，其大致的预产期，对于多拉来说都是刻骨铭心的纪念日。

埃德娜（Edna）总在治疗中谈及宠物和亲人的死亡，或是对他们死亡的担心。咨询师并不想在证据不足的情况下妄加揣测，但因为在基层医疗系统工作，他拥有查看埃德娜病历的权限。他一眼就看见了可以证实自己猜测的病历记录，埃德娜几年前曾经历过流产，随后他试着以这个思路对她进行治疗，尽管她从未谈及这件往事。

选择终止妊娠而产生的内疚也会导致一种恐惧，即担心受到惩罚，再难怀孕。这也可以解释（除了上文提出的相关需求）为何有人在一次堕胎后会接着怀孕，并要求再次堕胎。有时这似乎是想证明第一次堕胎并未造成伤害，可这种焦虑刚刚得以缓和，第二次堕胎却又延续了不确定性的循环。对于部分女性而言，只有另一个婴儿的出生才能够弥补之前丧失孩子的缺憾，给堕胎或流产画上一个终止符。虽然这里面有多种因素需要考虑，但有些怀孕确实包含些许补偿的意味。

自然流产和胎死腹中会引发多种感受。相比于50年前，如今将孩子送与别人收养的情况已经大大减少，但它仍然是一种“活受罪”，其生母往往终其一生都对这个孩子难以忘怀；而孩子也将永远疑惑当初自己为何会被遗弃。被收养的来访者以及多年前将孩子交给他人抚养的来访者——无论他们是否通过正当途径寻找过彼此——都能很好地诠释本章主题中包含的一些特定问题。在这些特殊的丧失事件（堕胎、流产、死胎和收养）当中，可能隐藏着关系的本质，根据描绘胎儿/婴儿的方式也能看出丧失的程度。"胎儿"和"它"听起来就冷冰冰的，有距离感。"他"，"她"和"宝宝"可能意味着承认或希望彼此依恋，能有更进一步的情感卷入。而称呼为"那孩子"可能是在幻想着孩子几年后还在，或（在回顾丧失事件时）觉得孩子仿佛仍在身边。

怀孕足月后，母亲若能顺利分娩，个中情感也不尽相同。母亲尽管失去了部分自我，但得到了一个婴儿；臂中怀抱的孩子代替了怀孕时一直幻想的婴儿——这也是温尼科特认为母亲可能会在某一点上会恨（用失望一词来形容可能更为贴切）孩子的原因之一；他进一步补充道，除此之外，婴儿并不是"神奇般地蹦出来的"，而且"在妊娠期和分娩时给母亲的身体造成了伤害"（1975）。理想与现实之间的差距，哺育孩子的需求，责任感，甚至是担心婴儿身上有丝毫瑕疵，或忧虑自己能否成为一个好妈妈，都可能导致产后抑郁。治疗为表达这些复杂的感受提供了契机，母亲可借此表达难受的消极想法和情感。有些来访者感觉到，表达和接纳矛盾的情感是治疗产后抑郁更为自然和常规的方法，其效果要强于用病理化的眼光看待它，以及用强效药物或电休克疗法进行治疗。

孩子们在度过早期依赖阶段之后，将逐渐迎来更多的独立自主，父母这时就需要对信任和依恋的不同方面有所了解。他们的"乖宝宝"有时会变成"小恶魔"，父母就得同时做好管束和放手的工作，既不应干涉过多，也不能如影随形，还得在孩子焦虑地跑回来或因疲倦而无意继续探险的时候，及时出现并小心安抚。掌握这种平衡并非易事，尤其是面对青少年时，这些问题经常伴随着方方面面的阻力和担忧。因为这部分内容也涉及为独立和自主营造适当的环境，所以我们将在后文介绍权威和自主的主题时，再进行详细讨论。

信任和依恋也是学习和工作环境的一部分，存在于家庭以外的各类关系当中，包括儿童或青少年与教师的关系，雇员与雇主的关系，或是管理者与被管理者的关系，等等。在学习时，若持有高度信任的态度，会将权威的言论全盘吞下；若是过分焦虑，则会在别人试图教育和传递知识时拒绝接受，愤然吐出，甚至曲解原意。虽然这些问题都围绕着权威的主题，但我们用到“吞下”和“吐出”这样的隐喻，是想说明学习的过程会存在哪些基本的困难。

在历史上有段时期，工作环境中存在一种依赖文化，那时许多人可以拥有终身的铁饭碗，或是在患难和需要时能得到雇主仁慈的帮助，如今这个时代早已一去不复返了。不过在成长的过程中，无论是教育所秉持的目标，还是职业中签订的合同，都对信任无比推崇。信任一旦破裂，人们对承诺方的信任感便会土崩瓦解；甚至对社会本身也失去信任，因为这个社会被其体验为是冷漠的。对他人的信任如果逐渐消磨殆尽，很容易导致对自己也信心不足。在这个社会上，在这个广袤的世界里，在有产者和无产者之间确实存在着裂痕，这会令人联想到婴儿期饥饿的孩子与不愿分享好东西的母亲之间产生的裂痕。自从埃里克森（1965）将希望和动力这两种基本力量与他提出的首个“年龄阶段”相关联之后，我们应当牢记，失业的人可能不仅失去了改变现状的希望，也失去了做出改变的动力。因此裁员和失业都可能引起轻度抑郁，使个体的自我退缩至担心受怕和支离破碎的状态，且很难摆脱这样的困境。这不是“我的工作”被剥夺了这样简单，而意味着“我是谁”已逐渐被动摇。再加上要依靠福利或抚恤金生活（且不说实际支付水平的问题），久而久之依赖的弊端就会显露出来，仰仗别人的照顾就成了有些人唯一的指望。另一些人则为受人赡养而自责，怪罪自己不该落到这样的地步。无业可就（有些人退休后同样面临这样的情况）可能会令人们感到更加无助和无力，不再认为自己还能对社会施加影响或作出贡献。

弗兰克（Frank）已失业三年，急切地想找一份工作；但他过于钻牛角尖，根本听不进旁人的话，除非人家肯听他大吐苦水。他的行为给咨询师的感觉就像一个饥饿的婴儿，任何事都没有进食重要。弗兰克已经无暇顾及旁人的困难，即便别人也同命相怜。得到一份工作成了他的首要任务，在达成愿望之前他显然无法静下心来参加其他活动，连与家人互动都做不到。弗兰克的情况或许并不算是长期失业者的典型状态。在被鼓励加入志愿者团队之后，他转移了注意力。这令他找到了目标感和价值感，也使他更能注意到别人的需求，反过来这也令他对工作面试持有更加积极而非怨恨的态度。

人到中年后面临的问题也与从前不同，比如父母逐渐衰老，越来越需要照顾。当然，对于谁来赡养年迈的亲人，以及如何尽孝，不同文化的要求也不尽相同。任何年龄段的人都会因疾病和衰老而焦心，担心不得不依靠别人。而且随着年龄的衰老，角色逐渐反转，有时事实可能非常残酷，老人会被下一代当做婴儿一样看待，受到非人的对待，虐待也会发生在毫无抵御能力的老人身上。这些攻击可能是下一代出于报复而付诸行动，他们觉得自己曾经一度是长辈们的迫害对象。也正是此时，父母和子女分别与成人之间的交往能力也真正开始经受考验。

有些精神上的缺陷反映了前几章讨论的精神病性状态。比如老年痴呆症可能会导致思维破碎，分不清幻想与现实。Rayner 提醒我们，这些幻想仍具有象征性，若能结合患者目前关心的问题来解释，会更好理解，对此他提供了一些实用的案例（1986）。

一些心理学家（例如Lowe，1972）认为老年人存在多种心理“类型”，这取决于他们如何对待往事，也反映在他们以不同方式应对自我和他人的基本问题上。有一类老年人对衰老的反应是自恋的。另一类则自怨自艾，绝望而悲观，将怨恨转化为自卑，对过去持消极观念，期待死亡能带来仁慈的解脱。老人还会以不同的方式表达敌意，由于惧怕死亡，他们的愤怒会表现为对他人的挑剔，以及对年轻一代的嫉妒。由于老年人与家庭的情感联结以及与同事和朋友的依恋关系往往难以延续，所以不难想象他们在衰老过程中将面临无数信任和依恋的问题，最终连生命之线都将被剪断。

心理更为成熟的老年人对于衰老的反应则有所不同，一些老年病学专家称之为“建设”型（“constructive” type）。这类人从小就发展出较高的自尊和广泛的兴趣，自知力健全，愿意承担与年龄相称的责任。他们乐于保持正直的人品，享受安宁（与依赖型类似），但（又与依赖型不同）目的明确，知晓人生的意义，愿意追寻对生命更深层次的理解。

埃里克森（1965）将第八个年龄段（成熟期）的目标描述为自我整合，这个时期的矛盾情绪与抑郁位态有许多相似之处，克莱因认为后者关系到解决更为原始的幻想。之所以能自我整合，是因回顾往事时感到称心如意，有所作为，富有创造力且子孙满堂，也能接受世事无常，认识到既成事实无法改变（虽然担心，但不会过度愧疚）。总的来说，他们会感到生命的美好要胜过那些不可避免的负性体验。

丧亲必然包含分离，根据与亡者的依恋程度可表现出不同水平的痛苦和紧张。无论个体是否信仰转世轮回（详见后文），死亡都会将信任推向绝境，使自信荡然无存。对丧失亲友的人给予关怀和心理咨询已成为一个专业领域，拥有海量文献，且需要更进一步的研究（详见，例如Kubler-Ross，1969；Speck，1978；Raphael，1984；Parkes，1986；Worden，1991；Lendrum and Syme，2004）。

如果一个社会常常对死亡讳莫如深、遮遮掩掩，那么走向死亡和面临死亡必然引发过多的负面幻想。即使直面他人的死亡（如今已不再像从前那样常见）也很难让人对自己的死亡做好充分的思想准备，因为我们几乎不可能将死亡概念化，它涉及自我（或是我们所能知道的自我，不同的宗教观念对自我的理解各不相同）的分解。Rayner 指出，认识到自己只是凡人、终有一死（其实多数人直到中年才需要面对这些）的确令人恐惧，但也使人不再否认死亡的必然性，最终得以释然。任何形式的否认都会引发心理压力，只有承认事实才能释放压力（Rayner，1986）。如此一来好像又绕回了原点，别说死亡，出生之前和紧接其后的体验都不可能被概念化。

信任和信仰的关系

谈及死亡和濒死体验，自然引发对宗教信仰的思考，尽管信仰显然并不仅限于宗教。埃里克森认为从广义上看，所有社会都需要有信仰，它源自母婴之间的关系。温尼科特也将成人的信仰联系到婴儿对母亲的信任，他说，“关键是，他们可信吗？我不在乎事实如何。具备相信的能力比相信的内容更重要”（Rudnytsky，1991）。

个人价值体系或信仰体系的形成属于个体发展的一个方面，因此可与个体对他人、外界以及自我的信任感相联系。工作中缺乏机遇，关系中遭遇拒绝，这些不利的情境都会导致自信心降低，对社会秩序失去信任，转而对自身、他人和社会发起毁灭性的攻击。婴儿期经历的创伤和忽视也会导致愤世嫉俗和悲观厌世的态度。生活毫无希望，总是厄运连连。有了这样的心态，自然会成天抱怨命运不济，且信心全无。

既往许多研究个人信念的文献表明，儿童、青年和成人对信念的表达和概念化方式都发生了重大转变。儿童的具体意象发展为概念性和抽象性思维之后，不仅可以运用于学校学习和之后的各门主要学科，还可用于价值判断和道德思考（Piaget，1950；Kohlberg，1981）。温尼科特对错觉的解释有利于将信念的发展进行概念化。他对错觉一词的解读方式比弗洛伊德更为积极。后者认为宗教信仰是一种错觉，一种愿望的达成，源自成年人对可靠的父亲形象的需求，对来世的追求，以及对道德准则的把握（1927/2004）。放弃错觉有利于现实性思考。温尼科特认为错觉和醒悟交替出现，贯穿人的一生，代表的是一种过渡现象（1975）。虽然婴儿不得不放弃早期对共生和全能的错觉，却会在成长过程中发展出新的错觉，其中有些反而会令他们有所醒悟，进而衍生出更新的错觉。

我在《错觉》（*Illusion*）一书中（Jacobs，2000；同见 Fowler，1981，他吸取了埃里克森、科尔伯格和皮亚杰的观点，但似乎并未意识到温尼科特观点的重要性），对上述信念心理的含义，以及对人们构建意义感的不同方式的理解进行了更加详尽的调查。本书中探讨的各类主题与信念的模型存在一些相似之处。因此毫无疑问，单纯的信仰作为神秘信念的代表，可与早年的信任问题相互关联。许多人是由于某些权威（宗教人士、政治领袖，或学术专家）的影响，才拥有和理解了某种信念，这也常常镜映出与权威相关的问题。还有些人为追求自主性而刻意挑战权威的信念，这容易演变成自我膨胀。自恋在信任主题中的意义可见一斑，有趣的是，Britton 曾提到过一类博学广识的自恋者，“他们总是自说自话，在知识的海洋中自我陶醉，相当于在爱情中自顾自地释放力比多”（1998）。其他信任类型则包含了更具普适性的思维方式，对其他信仰体系也很感兴趣，且愿意接受广阔的未知世界。这种态度与合作的主题也有相似之处。

Becker 从另一种视角出发，概括了个体选择不同水平生活方式的意义（1972）。

- 基础性的个人水平——此人是谁，其“真实”自体、特别之处，他内心深处的自体感受，“其独处时与谁对话”。对自体存有自信。
- 高层次的社会水平——自体能够延伸至某些亲近或亲密的人：伙

伴、朋友以及孩子。

- 更高层的世俗水平——崇尚和拥护更广阔且更卓越的人际距离——社团、党派、民族、知识（自然科学与人文科学）或人性本身。
- 最高层的圣人水平——“无形且未知的力量，大自然的秘密，创造的源泉，上帝”。（此层似乎可以反映安全的信任和依恋的问题，但其广度和深度都远超单独的个人或人际层面）

Becker 总结道：

> 理想中对信仰的评价，应看其是否体现了人性悖论的基本矛盾，而该信仰在支持这些矛盾时，不应是盲从、暴虐和自恋的态度，而应有开放和信任。宗教信仰本身就是力量的典范，具有成长的潜力，人们以此通过信仰承担生命之重，抑或得到些许解脱。
>
> （Becker，1972）

治疗关系中的信任和依恋

尽管重现往事是精神动力学治疗的核心，但往事在此时此地的治疗关系中呈现的方式才是重中之重。早年经历只有呈现于当下的部分才有意义，这一部分依然存留于来访者的思维、感受和行为之中。“回忆往事是无济于事的，除非它能影响到现在，”姑妈对 David Copperfield 说道（Charles Dickens，1850/1997）。治疗师有更多的机会同来访者一起经历特定往事的重现。

我曾怀疑有关人格发展的阶段模型是否必要，尽管本主题也和儿童期、青年期和老年期类似，都强调了如出生和死亡等特定事件的意义。我还质疑阶段模型是否能应用于治疗过程，虽然每一段治疗关系显然都具备开始、中间和结束三个阶段。我所认同的主题可以在不同的时间点呈现。建立信任在治疗开始时固然重要，在治疗结束时也同样不可或缺，因为此时治疗师和来访者都相信定期的访谈已无必要。与之类似，就像 Wolff 在描述感知觉的文章中所言，丧失并不只在治疗的分离阶段出现，它同样现身于进入治疗的阶段。例如，他援引道：人若是缺失了自我形象，等于承认自己需要他人的帮助（Wolff，1977）。不过，信任这个议题还是在治疗开始或即将开始时意义更大，分手和离别的议题也是直到治疗结束才更为重要。

治疗的初始阶段和妊娠期及产后初期有些相似。妊娠期需要在身体和心理上都为分娩和母婴间的纽带做好准备。而初次治疗之前，来访者与治疗师尚未谋面之时，也会充满期待。可能来访者的期待比治疗师还要早些，毕竟他们得先用一段时间考虑是否要去寻求帮助，以及向谁求助。首次见面之前，来访者的态度可能比较矛盾，既存有希冀，又难免焦虑。等到预约成功后，他们或许会松一口气，毕竟是往新的方向迈出了第一步，多少也代表自己正在努力掌控局面。希冀与焦虑可能含有对治疗师的关注，他/她人怎样，相貌如何？毫无疑问，他们会对治疗师的学识和专业性抱有较高的期待。

上述情形常被称作“预期移情”（pre-transference），因为它虽然基于一定事实，却发生在幻想和想象之中。对治疗师和治疗的期待可能会受到与早年重要人物相处经历的影响——对方是否值得信任，他们有多权威，又会如何展现。治疗设置同样可能被纳入想象范围：治疗将在何种场合进行。治疗师也会和来访者一样存在预期阶段。一旦治疗师接到来访者的电话，或是收到转介的信件，都会对来访者产生幻想。即便对话内容仅仅是安排初次访谈时间，也能激起治疗师对来访者的初步假想。就像准妈妈会想象未出生的孩子，治疗师也想知道来访者的样子，他/她是否能够帮到对方，以及双方初次相见时感受如何，因而催生出“预期反移情”（pre-counter-transference），它或许可以匹配来访者的预期移情，或许不能。当然治疗师这一边也会产生焦虑，这种早期感受在接受第三方转介时可能更为强烈，因为还得顾及能否满足第三方的期待。

温尼科特以一种有趣的笔法描述了婴儿和乳房之间的初始关系，他形容“理论上的初次哺乳”为：“……在现实体验中，与其说这是一个偶发事件，不如说是记忆里一系列事件的累积”（1988b）。他借此将这一现象描述成：婴儿渴望乳房，乳房便出现了，所以婴儿会觉得是自己创造了这个乳房（1988b）。他提出，这并非只发生于字面意义上的初次哺乳，而是贯穿于整个早期哺乳的过程当中。

治疗的初始阶段也可用“理论上的初次访谈”来概括第一次访谈中所发生的事情，但更确切地说，它其实包含了治疗初期一系列访谈中发生的一切。这种理论上的初次访谈（或一系列访谈）显然包含信任和依恋的主题。这些初期访谈包含了治疗师和来访者共同的评估过程。双方都希望对彼此做出推断，努力去感受对方，因此也都想知道对方是否希望了解彼此，以及两人是否能够通力合作。

初期，多数来访者会开门见山地倾诉和表达，但也有许多事情和感受难以分享。来访者会呈现出一些特定的问题，它们或许很好地掩饰了其他问题，但来访者暂时还没能看到其中的关联。首次治疗可能看起来主要以问题为中心，来访者阐述他的困境，治疗师则尝试着理解其本质和触发因素，并作出一些初步假设。这一阶段治疗双方都只呈现自己最突出的特点，同时获取对方的第一印象。至于这种早期印象是否有意义，倒是颇值得玩味。很多治疗师已凭经验懂得，在后续事件的影响下，第一印象可引出更为丰富的内容，但它暂且只能被搁置，以免产生草率的判断。

在治疗师看来，初次访谈刻画了来访者的初始形象，它主要通过接收来访者事先自愿提供的资料，并借此提出一些富有智慧的问题。鲜有来访者一开始就谈论他们的整个成长史。但考虑到过往经历的重要性，精神动力学治疗师的首个任务是拼接来访者的个人史就不足为奇了。这就像玩拼图游戏，治疗过程中那些碎片终会各归其位，虽然整幅拼图并不一定能最终完成。精神动力学治疗师会尤其注意一些可能将当下呈现的问题与过往经历相联结的点。在初次访谈时，他会询问先前发生的事件，以便得到更为翔实的讯息。精神动力学疗法还需要考察来访者承认或作出类似联结的能力，因为该疗法起效的前提就是要求来访者将自己的个人史与现在相关联。来访者在陷入极度痛苦之时，很难以这种方式思考，后来逐渐意识到过往经历的意义，才会开始构建个人史。

这种早期探索在某种程度上是相互的，因为它需要双方找到共同语言。来访者为此提供推动力；治疗师则紧随其后，试图理解来访者的那些意象、隐喻和象征，以及他们在现实中遣词用句的方式。温尼科特描写过母亲适应婴儿的方式，治疗师也需要适应自己的来访者。来访者在初次访谈中表现各异：有时他们只想倾诉，并不在意是否被理解——就是单纯地不吐不快。治疗师这时就会感到自己成了“垃圾桶”，但这个过程对于治疗而言十分重要。治疗师接受来访者的倾诉，给予抱持和容纳，然后在后续治疗中或接近治疗结尾时，将其再加工后予以奉还。疗愈式倾听并不是在进行废物处理，而是循环再利用的第一步。

乔治（George）在第二次访谈的时候带来了一盒实弹。他持有猎枪执照，很担心自己会用枪攻击离他而去的前妻。他询问治疗师是否愿意帮他照管这些子弹。治疗师接过盒子，当着乔治的面放到了档案柜的最底层，也是所有来访者文件的下面，这样盒子就被藏了起来，却也得到了安全的容纳。在一年多的治疗期间，子弹一直待在那儿，后来乔治怒火渐消，自杀念头逐渐淡去，也越来越有安全感，于是他在最后一次访谈中提出取回那些子弹。治疗师通过这种象征性的举动，容纳了乔治的愤怒，直到他能足够安全地收回它。

有些来访者起初只想一吐为快，一股脑儿全说给治疗师听，还有些人急切地想知道别人能否理解他们的话。这对于过去从未被信任过的来访者而言至关重要——它是一种破坏性的体验，在受虐幸存者的身上尤其常见。治疗师或咨询师也很想知道，治疗中他针对来访者作出的那些有意义的解释，能否被对方理解以及是否有效。这种沟通的能力对于治疗联盟的建立必不可少。有一个问题双方都会考虑，即彼此能否合作。因此双方在初期都会努力寻找合适的方式去充分接触，以便尽可能多地让对方了解自己。这在更深层面上可能只是转瞬即逝的一幕，但足以让双方都燃起继续下去的希望。治疗师常常可以在来访者对“试探性解释”（trial interpretation）的反应中窥见一斑，这个术语含义宽泛，是指治疗师试图将来访者所述之事与访谈中治疗双方可能发生的状况进行联结。如果来访者对此产生回应——不管是瞬间顿悟，还是至少能够思考——都是运用精神动力学疗法的绝佳时机，该疗法一直致力于整合过去与现在，以及外部情境与治疗本身的体验。

有一点治疗关系和早期的母婴关系有所不同，即在实际安排方面。母亲回应婴儿的需求，比如哺乳、洗澡和睡觉等，一般是逐渐才能形成固定的时间，但精神动力学治疗不会经常变更预约时间，延长访谈时间通常也不被接受。尽管有时来访者提出更多的要求是由于退行，但与治疗师签订协议的只能是来访者成熟的那一面。相互适应的背后，一定要有所牵制，因为维持固定的边界才能使治疗顺利可靠地进行。除特殊情况外，随意更改治疗的框架往往有害无利。

初次访谈通常会有一个明确的程序——包括实际安排与陈述各项问题。一般来访者会在初次会面的时候备有精神问题的清单或是他希望谈及的一系列事件的记录。随着治疗初始阶段的进展，应当把注意力从来访者的“问题”转向一些直到现在来访者仍未在意的潜在方面：其他重要人物，别的事件，来访者的想法，他们与自己的相处方式，以及与治疗师的相处方式。起初，频繁讨论治疗关系似乎会令来访者有些摸不着头脑，他们印象中其他的专业人员都会将自己置于“问题之外”，而不像这样令双方都“牵涉其中”。理论上初次访谈中的试探性解释可以提供一些线索，有助于反映来访者从当前问题转向深层因素的意愿，以及从单纯考虑外界关系转向考虑治疗关系的意愿。

建立信任是一个毕生的事业，也贯穿了整个治疗过程。治疗初期，来访者会找寻对治疗师的初步信任，可能还会适时增加信任的考验。而治疗师也会观察来访者是否在治疗中恪守承诺。其结果在四五次治疗后将逐渐明了，因此许多治疗师喜欢先提供一段时间的初始访谈，考察之后再决定是否继续签订长程的或无固定期限的合约。

来访者对治疗师寄予厚望，有时甚至希望治疗师保证治疗起效。这样的保证很难做出，因为此时来访者可能还对治疗内容不甚了解。他们知道这种疗法耗时很长，可能（考虑到近期坊间对该疗法的传言）也知道治疗师将鼓励他们自己寻求问题的解答。但在这些理性的想法之外，来访者常常会渴求更多，希望治疗师无所不知、无所不能，并盼望治疗能迅速起效。那么治疗师该如何应对这些期待和理想化呢？

温尼科特的错觉概念在此起到了作用，他认为母亲能使婴儿产生一种错觉，即自己创造并控制着那对乳房（1965b；1975）。他觉得使用“错觉”这一术语要比“奇幻思维”（magical thinking）更好。起初母亲允许孩子持有这种全能的错觉；后来她渐渐让孩子醒悟，使之逐步向现实妥协，意识到母亲也是独立的，不受孩子的控制。一旦来访者有需求，治疗师会暂时允许他们持有治疗总能见效或治疗师无所不能的错觉。这并不是让治疗师炫耀来访者不懂的知识和能力，更不是鼓励任何形式的欺骗和不切实际的承诺，只是因为治疗早期并不适宜对治疗工作的性质和治疗师的局限性进行开放性的讨论。

当然，治疗师知道治疗并不能包治百病，其影响也不像来访者希望的那样深远。他们再清楚不过，即使自己学富五车，也不可能无所不通，治疗师任意吹嘘疗效是极不恰当的。如果来访者期待过高，请记住他们在绝望中很需要抓住这样的救命稻草，因此可以允许他们持有错觉，只是当错觉过于不切实际时，就需要温和地提醒。当谈及这些期待时，暂且保持沉默是一个不错的选择，因为纠正错觉的时刻很快就会到来，而纠正错觉的过程极需处理得当。

另一个与母婴关系相仿的情形是来访者初见治疗师之时。这常常出现在来访者第一次注意到照片或看见治疗室内其他布置的时候。我曾经在治疗室的门对面贴了张巨大的维多利亚瀑布的海报，用来遮挡一处特别难看的景观。结果很多来访者在第三次或第四次访谈时才会在进门的时候评论"你的新海报"——尽管它一直都贴在那儿。将注意力投向身边的环境反映了来访者与治疗师的关系：这可能标志着治疗师开始成为一个有意义的形象，而来访者也从最初对治疗的担心转向对访谈内容的关注。这也可以被称为首个依恋的迹象——意识到治疗师很重要，以及（至少暂时觉得）"我需要他/她"。对于有些来访者而言，治疗确实是一根救生索；治疗室就是天堂，是他们刚结束访谈便又渴望回去的地方。治疗师也会察觉到这种亲密的依恋，只不过常因下一位来访者的到来而掩饰过去。只有一两位来访者的实习治疗师就很能体会自己对他们投入的感情，并且热切地盼望他们会继续前来治疗。同样，如果来访者不再出现，治疗师的失望也反映了这种早期的依恋。

相见与分离变得意义重大——它一定程度上取决于来访者的需求，以及随访谈频率而增长的依赖水平。较低的访谈频率抑制了与治疗师亲密关系的发展，反之高频访谈则会促进其发展。对于有些来访者而言，两次访谈之间的分离特别难熬，而治疗师或咨询师根据这段空隙时间中来访者的反应，可预知他们面临暂停或假期时可能的状况。尽管这些反应已经意味着结束治疗绝非易事，但治疗早期这些强烈的需求，以及后期治疗中可能出现的危机，都会使得治疗师的暂离变得更加棘手，也更加令人难过，直到治疗在合适的时间结束为止。

信任和依恋的议题在整个治疗过程中都很重要，有趣的是，当治疗关系经过一段时间的发展已自成一段历史并已获得独特的生命力时，提示初始阶段已经过去了。来访者和治疗师开始回想起几周或数月前的对话和往事："你还记得两周前曾说过……"这一问就很有连续感。来访者也开始分享更多的想法和感受，其中有些若是放在早期说，会显得过于咄咄逼人或令人难堪。此时治疗关系虽可被理想化，但挫折和负面感受的苗头已逐渐显现。这也是治疗稳定下来的标志之一，意味着与下一个主题相关的议题开始凸显。

信任和依恋：治疗师的目标与治疗的目标

专栏4.1　与信任和依恋相关的治疗师目标

容纳和抱持来访者呈现的内容，直到来访者能足够安全地直面或回收它们。

提供一个具有保护性和促进性的环境，在必要时能管理或帮助来访者应对外界的压力和需求。

可靠，可信，始终如一；遵守时间；除特殊情况外，不向更多的要求妥协。

以关怀和敏感的态度设定界限。

治疗自恋型来访者时，不断地与之共情，但在共情不充分时，也应承认自己的失误，并利用来访者对治疗师的失误感到愤怒的机会，与之探讨。

将来访者的所有言行记在心里，比如他们有多么无助、空虚或脆弱，可能连来访者自己都没能意识到这些。

接纳来访者的投射，直到能恰当地将其归还为止。

允许来访者对治疗抱有幻想，直到他们能够识别出治疗的薄弱之处；因来访者此时已能承受，可逐渐促使其幻想破灭。

留意观察反移情，尤其应评估治疗师多大程度上激起了来访者"厌恶的"感受。

谨慎对待沉默，注意辨别两种沉默，其一是来访者正在学着独处，另一种沉默则令来访者觉得空无一物，徒留荒芜、焦虑和孤独的感觉。

容纳自己的焦虑：即便治疗师或来访者感到不堪重负，也不宜表现得惊慌失措。

承受住来访者的攻击（即便它十分伤人）。

允许自己对来访者抱有恨意，但不可将愤怒发泄在来访者身上。

对治疗中愤怒和狂怒的付诸行动设定界限。

以积极的方式接受带有补偿性质的迹象、手势或言语——记住它们既可能出现在攻击之后，也可能出现在攻击之前。

鼓励对他人，尤其是被来访者伤害过的人表达关心；并表达适当的愧疚。

营造一种信任的氛围，使来访者不再惧怕自己的感受或言语遭到拒绝；来访者也不必担心说出自己的需求、爱或愤怒会伤到治疗师。

帮助来访者辨别属于自己和他人的部分——观察一方的投射和另一方的内射。

帮助来访者分辨自己究竟是获得了无伤大雅的"影射"，或遭遇了现实中的偏见，还是有了被迫害的感觉，包括将敌意投射在他人身上的被迫害感。

避免成为分裂来访者的帮凶——不应让自己成为"好父母"，而其他人则成了坏人；反之亦然，尽管有时敢于接纳负面感受也很重要。

促进来访者对同一"客体"产生积极和消极感受的能力。

遇到独立自主的积极的迹象，就给予鼓励——但要防止因惧怕亲密或担心被拒绝而过早地独立。

使来访者能够找回自尊。

将先前可能存在的信任和依恋的困难与治疗关系中显而易见的例子进行联结。

利用治疗师的失误（不解人意、缺席，等）帮助来访者表达沮丧和愤怒；将其与来访者可能遭遇过的其他失败的关怀进行联结。

当来访者表现出严重的精神错乱时：

尽量查明来访者全部的精神病史、自杀倾向和先前类似的发作情况—这些资料都有助于督导师评估风险并提供适当的帮助。

支持来访者那些积极的想法和具有建设性的愿望或行动，并支持他们所有对状况的现实性解读。

避免深度的解释或面质其防御，除非治疗师对治疗此类来访者很有经验，且接受充分的督导。

简短、高频的访谈可能比长时间一周一次的访谈更加合适，尤其在危机达到峰值时。

尽量维持刚刚好的形象，这样转介时更容易被视作关怀而非拒绝。

鼓励来访者寻求更为专业的帮助。

专栏4.2　发展更加成熟的指征，接受与信任和依恋有关的治疗时的目标

对他人、环境和自身有基本的信任和信念；对“世界”抱有善意。

适当的怀疑，能辨别何人或何事可被信任。

克莱因的“抑郁位”，有幸福感，承认矛盾的存在，关心他人。

承认对一个人（或群体）可同时产生积极和消极的感受，而不会让消极面破坏积极面。

容纳和修通不好的体验和感受，不会长期被它们压垮。

健康的自尊与自爱，且能够接纳自身的不足、生老病死和弱点。

认可自身和他人、自身与外界都有界限。

存在并能识别主客观思维和体验之间的区别。

独立的身份认同：能有想法和感受，而不会连续使用投射或内射。

通过共情和关心他人、与他人相处时产生身份认同。

向他人学习时信任对方，认真考虑各种想法并消化吸收，但也不会盲从（权威主题）。

信任和适当地依恋他人。

可与某人有亲密关系，但仍能保留核心的自我意识。

关心别人，也接受他人的关怀。

独处的能力——内在和谐与自尊。

客观地看待一切体验，即便身陷囹圄，也存有希望。

忍耐挫折；在必要的时候能够延迟满足，或有能力进行适当的替代。

面对挫折或不满时，适当地表达愤怒或自信，而不会被击溃，也不用担心被摧毁。

创造性地利用幻想、空想、想象，以及身份认同，而不会使之沦为真实的关系或成就的替代品。

内化他人的正面特征，尤其是在经历丧失或亲友亡故后哀伤的时候。

第二部分

权威和自主

第五章

权威和自主：内化的父母权威

权威和自主问题的呈现

专栏5.1　与权威和自主有关的问题

完美主义：过于整洁和注重条理。

希望能高度掌控自我、事件和他人。

不修边幅、杂乱无章（依据其管理事物的方式而定，并非是内心的崩溃，后者更偏向信任和依赖的问题）。

隐瞒内心感受，压抑，情感“不通畅”。

严于律己，或严于待人。

“遵纪守法”型（万事皆以此为准），时而伴有严厉的说教。

没有履行法定职权的能力。

依赖权威人物做出决定。

无法向他人尤其是权威表达不满。

过分信赖规则和他人的命令。

对同辈群体、社交团体或权威人物盲目依从。

提前结束青春期，无法利用青春期挑战原有习惯或体验不同的思维和行为方式。

难以承担可接受的风险。

除非一切都极其清楚明白，否则难以解决任何事。

因新环境打破太多旧的“规矩”而难以适应。

对自己或他人过于谨慎小心。

喜欢说“是……但是”；总列举“一方面……另一方面”，却无法形成他/她自己的观点，或墙头草两边倒。

缺乏自发行为。

满腔忿恨，经常被迫向权威人物屈服。

被动攻击（惹恼别人，却无法直接表达敌意——通常指向权威人物）。

拒绝权威，只因它是权威。

内心的“声音”格外挑剔——常源自内化了的父母；道德心高度活跃（惩罚性的超我或“内部破坏分子”）。

严重的害羞和低自尊使其不知道哪些事能做，哪些事不能做。（比自己是谁这一核心问题更为严重，后者属于典型的信任和依恋主题）。强迫行为——检查；不必要地重复行为或语言：强迫性仪式；如果事情没有得到“恰当的”安排，便会内疚或焦虑。

强迫思维（其困扰可能比强迫行为有过之而无不及，比如偏执的想法——见信任和依恋主题）。

用理智化的方式回避感受，或试图以置身事外的态度整理有冲突的区域。

害怕弄脏自己的手（双关意义）。

迫切地想满足自己的需要或想象中的他人的需求。

频繁地使用“应该”、“应当”、“必须”等词汇；“强化应当做的事”。

工作狂——不会娱乐，甚至难以在游戏中放松。

偶尔闲暇时也难以放松；或退休之后仍努力工作。

因为觉得过于因循守旧而难以安心工作。

无法进行工作（比如学习或创意表达），因害怕别人批评而自尊会因此受损，或太有野心。

因完美主义、害怕受批评、权威问题等而无法学习。

逼迫孩子有所成就的父母；高估孩子的成就，孩子稍有失败便横加指责，可能将孩子视作自己价值体现的父母。

必须成为一个完美的家长（可能会遵循书中的“金科玉律”来抚养孩子）。

认为凡是爱都是有条件的——只有取悦他人，才能获得对方的爱或认可。

害怕表达感受会导致失控、无序，或者会破坏、玷污了环境、关系或自身。

愤怒郁结于心且释放过猛，导致爆发。

害怕表达愤怒，因为一直憋在胸口，担心会爆发。

需要以“忏悔”来感受“清白”，丝毫不愿直视潜在的困难。

失控、冲动地表达感受（但有时，尤其是这些表达不合时宜或与环境不相符合时，可能证明存在更深的困扰，如信任和依恋主题所总结的那样）。

通过性或痛苦、虐待行为、暴虐的态度和幻想来控制他人。

通过受苦和受人支配而感到满足和释怀（这在性虐游戏中自然富于乐趣，但也可能是从内疚中获得解脱的唯一方式）。

认为性是肮脏、下流的。

认为性的能力比性的享受更为重要。为身体缺乏控制（比如生病或衰老）而感到羞愧。

以专制和控制战胜父母。

专栏5.2　治疗关系中的权威和自主问题

视治疗师为权威人物的态度：

- 害怕想象中的治疗师所提出的要求或批评；
- 期待治疗师能受控或掌控局面；
- 指望治疗师提供指导或解答；
- 无法接受治疗师“根据原则”所说的话；

- 对治疗师百般挑剔。

来访者在说出自己的故事之后，需要“正确地回答”——得到满意的答复或恰当的解释。

隐瞒或克制感受——泪水、怒火、深情，甚至连焦虑都不愿暴露。

因羞愧而难以表达想法和感受。

理智化，含糊其辞，或喋喋不休地讲述细节和琐事，表现得一丝不苟。

言语和表达都单调乏味。

很难根据自己的见解行事，听从建议，又因害怕出错而无法做出决定。

可从其低头或回避眼神接触中察觉其羞愧。时常嫁祸于人，否认自己的责任。

常以“是的……但是……”作为回应，可能还伴有赌气或抱怨，觉得孤立无援。

踌躇或害怕治疗师掌控局面；不愿受束缚。

治疗师会感到他/她与来访者陷入了“理性”之争，双方都竭力想要控制对方。

离间不同的帮助者，使“权威”人物之间产生对立，或相互挑拨。

像原生家庭中占主导地位的权威人物一般对待治疗师：“让我”，“告诉我”，“为我做事”，“赞同我的行为”，等等。

成长中的孩子与父母的期望

治疗设置中出现的另一组重要的主题关系到独立性和自主性进一步发展的那一时期。埃里克森（1965）将其称为“肌肉-肛欲”（muscular-anal）期，扩展了弗洛伊德单独划分的“肛欲”期，也更加详细地阐述了婴儿进一步协调肌肉和大脑的心理过程。协调会引发更多的机动性和灵活性，可与他人对话、进行更为细致的交流，也可与他人有更深的交往，并能适应更广阔的社会环境。依恋理论提出了“探索系统”（exploratory system）一词。由生理发育带来的机动性的提高使得安全型依恋的儿童能离开养育者走得更远，从而可以参与新的活动，令技能和知识不断增长。温尼科特（1971）称，创造力从婴儿时期就已逐渐显现，但做更为灵巧的游戏明显将游戏与客观世界更紧密地联系在了一起。

这些议题很多牵涉到控制和逐步独立的不同方面，它们不仅见于年纪较小的儿童，即常言所说的“幼童”，还在个体一生中执行不同任务及与重要人物打交道时有所体现。如果说前一组信任和依恋的主题主要是关于寻找存在感，那么本章讨论的主题则是有关行为、形成和表现，其基础是早年习得的种种态度；后在童年和青少年期的家庭中得到强化；在学校和受教育过程中获得支持或迎来挑战；然后在成年生活中，尤其在与权威同窗、共事和相处过程中，发展成主要的影响因素。人们重视自我或感到受人重视主要基于他们做了什么（或没做什么），而非基于他们是谁。

是何人与做何事之分可能看起来有些武断，因为个体同一性往往既包含个体的所作所为，也包括他们对自己身份的感知。拥有安全型基本自我意识的人能够在不改变身份的前提下变化自己的行为；但人若仅为所做之事而活，可能意味着个体对自己的身份感知也较弱。个体若是能成功地处理好权威和自主这一主题背景下发生的问题，便能产生独立性，并因自我表达而带来愉悦感和创造力，进而奠定自尊的基础。若处理不好，同样的问题可能导致个体产生多疑、羞愧和压抑。

弗洛伊德最初的研究强调肛欲在早期发展阶段中的影响，并且认为肛欲期特征源自这一时期生活中的妥协。这个词逐渐成为常用语——常用于形容特定人群。“凌乱”、“肮脏”、“释放”、“憋住”等词汇显然是形容如厕训练的态度和反应：但它们也可用于描述具有同等意义的其他场景——例如，一个凌乱的房间，甚或是一种凌乱的生活；释放情绪也和释放排泄物异曲同工。从发展角度说，婴儿半岁至一岁以及两三岁间都会发生翻天覆地的变化，因为他们经历了从蹒跚学步到可以四处走动，从接受哺乳到自行进食，从只能发出简单的声音到说出自己的需求，从只会抓握和拥抱到会拆分和组装物体。随着年龄的增长，大一些的儿童习得了更多技能，也面临着更多新的任务。儿童对任务的态度以及对他人如何评价自己的成功和失败的反应都深受其父母的影响，取决于其如何理解早年时期父母对他的鼓励或限制。成年之后，在很多机遇和情景面前，其早年习得的对权威和独立自主进程的认识依然起着重要作用。

因此，虽然弗洛伊德也指出游戏中肌肉的运用会产生快感，但相比于他只强调肛欲期的性快感和如厕训练，本主题涵盖的内容要更为丰富；与埃里克森将第二阶段任务延展为“肌肉-肛欲”的发展相比，内容也更为翔实。肛欲特征（有序-凌乱；憋住-释放；保留-破坏或污染）也可应用于亲子关系和成人生活中的其他活动和互动。

儿童在成长过程中有太多的内容需要学习和吸收。他们得费很大劲才能明白自己肩负的期待，懂得语言的含义、事物运作的规律以及与他人建立关系时的一切事宜。有时儿童会曲解或误会父母或重要他人的话，这种扭曲将持续影响其今后的生活。他们还会竭力将令人困惑的语言翻译成自己更熟悉也更容易理解的内容：就像有些版本的基督教主祷文将“愿你的国降临”（Thy kingdom come）改写成“维京人即将到来”（因为幼儿学校曾做过有关维京人的课题）；而“引导我远离魅惑”（Lead us not into temptation），也成了“指引我远离泰晤士车站”：对于儿童而言，这些艰涩难懂的概念经过替换后，变得更为生动具体。相似的另类解读也很容易出现在成人的预期和“习惯”当中。拿如厕训练举例，人们一般将自主如厕视作“乖巧”或“长大了”的突出表现。儿童知道在便盆里大小便很好，但他一开始并不明白为何除了这个容器，其他地方就不行。如果说成人重视的是便盆的意义，那么（精神分析学家提出）儿童可能更在乎自己的粪便，无论选择拉在何处，它们都是珍宝，所以儿童会感到困惑，便盆这个容器如此特殊也就罢了，可排出的这些特别的东西还得从便盆中倒入厕所，然后被冲走。于是厕所成了一个特别神圣的场所！但儿童把其他珍贵物品（比如妈妈的项链）扔进厕所，却会受到责罚，于是困惑变成了受挫。成人可能会对类似错误一笑置之，有时也会不分青红皂白就勃然大怒，无情地将孩子训斥一通。这下孩子更是百思不得其解，不明白自己究竟错在哪里，他们的初衷其实是特别想做些好事来讨人欢喜。

不难理解对于一个幼童来说，要在如此短的时间内领悟成人世界这些复杂而微妙的规则实非易事。如同 Lowe 所言，有些事孩子“做也不是，不做也不是”（1972）。这个世界真是令人无比困惑。正当他们为做成某事而心花怒放之时，可能迎头就遭到一顿责骂；或是某项成就当时还为人称赞，彼时却沦为祸端。“真是个聪明的姑娘”，一句话就可以点燃孩子的活力和热情；浇灭它也只需一句——“就会胡闹”。还有时候孩子很想撒娇耍赖，却被迫表现得积极向上，不情愿地做出和年龄相称的行为。所以虽然有些家长非常严苛，挫败了孩子的志气，但不当的教养方式并不一定是导致孩子在面对新的任务、环境和关系时拘谨而焦虑的唯一原因。平常的误解也可能带来类似的影响。

成长中的儿童和青少年一般不太确定自己的兴趣所在，所以时常引发思想斗争。在专制的家庭中，儿童试图得到某些东西或做出某些行为，但总是遭到家长反对，这样也会导致儿童缩手缩脚。如果多数家庭都促进、鼓舞和奖励孩子的自信心和自主性，那么总会收获一些积极的结果。

有关“权威和自主”主题的这几章介绍了运用控制和自主的方式，以及如何学着与权威人物相处、挑战及服从他们，从不同角度刻画了精神动力学理论中的“肛欲期特征”。其主要指征已在本章开头的专栏5.1和5.2中得到概括式的体现。

不幸的是，精神分析对肛欲期功能和性快感的强调越来越压缩了肌肉发育等其他方面的重要性，包括学步、抓握、玩玩具、说话、自主进食，等等。这些进展都可以提醒父母以新的方式与孩子相处，因为双方都在学着适应孩子因能力不断增长所产生的影响。当然，多数父母都会为孩子的成就感到高兴，尽管进步也会伴随着新的问题。当孩子学会走路之后，房子里所有的物件都可能造成危险，再也不会像当初她只能躺着、什么都够不着时那样安全：看到孩子迈出第一步时，喜悦的同时也会有警觉和一点焦虑，但过度警觉会传达出过度的担忧，阻碍了儿童四处探索的信心。婴儿开始抓起勺子当做工具使用，是另一个重大进步；但一开始她努力自己吃饭必然会将食物弄得到处都是，此时父母的错误反应会再次束缚住孩子的手脚。家长对孩子进展的反应很大程度上影响了孩子的积极性。

孩子年幼时父母呈现出的这些态度很可能会一直延续到孩子后期其他的发育进展上，比如对孩子上学以及过渡到青春期的态度。母亲可能会遵循书上传授的经验给予幼儿反馈；父亲的烦恼也许源自3岁的孩子将玩具乱扔在地板上，或是青春期孩子的时尚装扮。父母对孩子在学校的表现产生的焦虑可能与他们强迫年幼的孩子选择正确的时间和地点如厕时有些类似。

同前文信任和怀疑、依恋或退缩的主题一样，对遵循规律的需求或对混乱局面的应对等特征也渊源颇深。家长对成长中儿童的态度很可能受自己小时候父母教养方式的影响。有些父母决意要同自己的父母“反其道而行之”，但他们惊恐地发现，他们对待孩子的方式还是时常和自己的父母当年如出一辙。

来访者叙述早年经历之际，其父母展现权威的方式也会逐渐清晰，因为他们能回忆起（这些记忆很少涉及婴儿期）童年和青春期时父母的反应和态度。由于父母展现权威和回应孩童初始行为的方式往往在来访者童年期和青少年期始终如一，所以弄清这些反应方式相对比较容易。它们甚至可见于成年人代际之间的交流中。有些来访者甚至记得尚在蹒跚学步时父母对待他们的方式，别的来访者则只能通过其他渠道猜测当时的情形。

格里（Gerry）总是很难释放满腔的情感，似乎很怕情绪激动。他只能用一种冷漠的、理智化的腔调表达自己。他在姐姐生下第一个孩子的时候，以一种戏剧化的方式了解到母亲在他童年时可能对他的态度。当他抵达姐姐家时，母亲也在，他惊愕地听到母亲正斥责姐姐没有立刻将新生儿放在便盆上："你和你弟弟出院第一天就被放在便盆上"。格里感到有些好笑，同时也如释重负，因为他意识到，非要让一切都安排妥当的原因并非全在自身；向治疗师讲述此事的时候，他多少有点愤怒，因为他认识到母亲从孩子出生"第一天"就要控制他们进行如厕训练，这可能也影响到了他的自发行为。

亨利（Henry）最初是因为早泄来寻求治疗的。他感到做爱的时候很难放松。虽说最主要的问题是"释放"过快，但他的紧张也让这个过程变得更加困难。他回想早年与父母漫步乡间时忽感内急，他询问是否可以在灌木丛后面解决，母亲却不同意——直到回到家里，他才算是找到了合适的排便场所。成年后，亨利不仅感到性很肮脏，而且无论何时要求他交出成果，包括工作或"床上的表现"，他都会极度焦虑，担心做得不对。

除了与如厕功能相关，父母其他刻板的教育方式也导致孩子严苛的自我控制，比如伊莫金（Imogen）的案例。

伊莫金是个沉默寡言的女孩，她试着与人交往时总是很紧张。她感到很难享受自我，尤其害怕和男性交往时失控，担心自已在性关系最初的调情阶段就无法自持。她发现自己在治疗中也很难坦陈想法和感受。治疗师总觉得需要引导才能套出伊莫金的真言：其反移情是很难在访谈中与来访者玩语言和思想的游戏。伊莫金似乎总希望他人来指导自己的言行。有一次她告诉治疗师，记得在青春初期有件事或许可以代表父母对她的态度。那次有些亲戚家的孩子留宿在她家，几个孩子玩得不亦乐乎，都在沙发上上蹦下跳，这时伊莫金的父母走进来单单将她唤了出去，却没呵止其他孩子。她顿时感到矮人一截，羞愧难当。这个例子生动地表现出她的父母如何"扑灭"了孩子的热情，阻止她天性的释放，也提示这种态度可能在她的家中并不罕见，即便是在伊莫金已经成年、将往事抛到脑后的时候，仍在持续对她产生影响。

以上两个案例体现了压抑的影响；同时访谈中也缺乏自发行为。两位来访者都害怕失控会导致不测——也许还担心在治疗中放得过开会令自己吐露真言。这些特征也常见于谨言慎行的来访者，他们会事先计划好想说的内容，甚至罗列出确定要说的点；还有些来访者会字斟句酌，精确地描述时间和日期，好像每次访谈都在汇报上周的一切琐事。"把事情做对"似乎就能控制权在握。可能这也是在害怕事态失控。

琼（Joan）是一个非常悲观的女性，深信自己处理不好任何事情。她说话的方式令治疗师非常恼火。她在每句话中都加入大量的限定条件，治疗师听完之后险些忘记了她前面的主句。"我很高兴能去伦敦——也不是完全高兴，但是要去伦敦——也不是要去伦敦，主要是逃离伯明翰——和很多年前我去的时候不一样了……"如此之多的口误和纠正之后，琼的思路早已混乱。

琼似乎特别害怕词不达意，治疗师最终向她指出这一点，认为她描述已发生的事情时总是说错话和她惧怕把未来的事情搞砸不无关联。

基思（Keith）每次治疗一开始都顺带提到上次的会谈。“很抱歉我之前说……我并不是那个意思……”，等等。一段时间后治疗师观察到：“你好像每次从这儿离开的时候，都会担心自己做错了什么或说错了什么。”

上述案例还存在一种可能，即这些来访者都有许多未能表达出的愤怒，但其首要需求却是努力做好每件事，以便于抵消这些愤怒。

那些自发行为受到严苛的自我控制阻碍的人会频繁使用对与错，以及“应该”、“必须”和“应当”这类特殊的措辞。甚至当这种来访者会谈迟到（通常治疗师会讨论其中原因）却没有道歉的时候，治疗师反倒如释重负。

莱昂内尔（Lionel）是个做事特别有条理且一丝不苟的人，所以当他错过一次访谈之后，第二周一来就眉飞色舞地说他租了辆车开了一整天，这时看来治疗迈出了重要的一步；他还表示特别享受在原本应当治疗的时间却坐在小山上，想着可以付钱给治疗师却无须前来治疗！当然，这也是潜意识里对治疗师的攻击行为，后者当时正担心这位守时的来访者是否遭遇不测。但这次情况不一样，对于治疗师而言，这是一次较为健康的“挫折”，有点像是为了独立，所以无须为此感到愧疚。莱昂内尔可以一边尽到义务（他肯定会补缴诊费），一边维护自己选择的权利。本案例中，治疗师同样需要克服成见，看到来访者将阻抗付诸行动的积极影响。而有些精神分析的培训却会导致治疗师不知变通，觉得所有不按“常理出牌”的现象都需要得到解释。

良知、超我与内化的父母

为何许多成年人即便早已脱离父母独立生活，却始终表现得好像父母还围绕在身边，仍然像童年时一样扮演着掌控者的角色？在信任和依恋主题中我曾提到过，婴儿吸取（或内化）了养育者的经验，令父母成为儿童自我意象中极其重要的一个方面。被内化的父母形象既可能是支持者，也可能是迫害者。多数人内化的父母兼具好与坏的特征。亲子关系中美好的体验一般会引出更为自信的自我意象，会知足常乐（而不会自恋或以为自己无所不能）；但内化的自我意象中难免存在消极面，毕竟教养的过程不可能完美无缺。

儿童在心中持续内化着父母的体验，包括当前题标下的父母所象征的权威。这里的关键词是“象征”，因为儿童缺乏经验，他们感知到的父母权威可能比父母所认为的更加可怕。如此一来，内化的人物被儿童的认知重新铸造，赋予了新的形象。克莱因会说，这类坏的客体被注入了儿童报复性的攻击。

儿童尽管直觉都很准，却不具备理性的成年人所拥有的知识和经验，所以当成年人犯错之后，出于平衡的观念，他们会对犯下的错感到抱歉，然后吸取教训，争取下次能吃一堑长一智。而儿童犯错之后，尤其当父母对犯错的孩子突然发火，不容其分辩，令他胆战心惊的时候，儿童可能会夸大自己的“坏”。哪怕父母的怒火很快烟消云散，甚至迅速给予一个和解的拥抱，孩子可能仍然会在脑海中不断回想起父母暴怒的样子。如果孩子反过来也向父母发火，可能会加大父母的气愤程度，因为他们将自己投射给父母的愤怒也附加了上去。

儿童可以有无数种方式应对父母的责难：她可能知道下次不能再冒犯父母；或许她会学着父母的样子训斥自己的娃娃、毛绒玩具或弟弟妹妹；她也许会对着想象中的伙伴发脾气，借此否认自己的责任。上述这些反应都在将严厉的父母内化，然后在与其他客体或与自己交往的过程中重现。这种内化或者说内射逐渐在儿童的心中永久扎根，并且奠定了（或如弗洛伊德所认为的）“超我”的基础；或者更通俗地说，叫做“良知”。

> 父母对孩子的影响是通过具体的爱的行为或给予具有威胁性的惩罚来进行的，后者对孩子而言是失去爱的信号，并会因此恐惧，认为此事是自己的责任。这种现实性焦虑将会成为之后的道德性焦虑的前体。它的存在令超我和良知都无从谈起。只有后来道德性焦虑逐渐发展之后（我们都太过习惯性地将它视作常态），外部约束得以内化，超我才取代了父母的管教作用，观察、指导和督促儿童的自我严格按照之前父母的要求行事。
>
> （Freud，1933/1964）

在个别家庭、亚文化和社会（或成长中的儿童所能了解的社会）中，上述过程是习得孰对孰错的必经之路。尽管良知与超我的形成都遵循类似的程序，即听取父母的禁令并观摩父母的反应，但仍然有必要对两者进行区分，这一点弗洛伊德似乎并未提及。良知更适用于个体相对理性、自觉及自察的部分，这有利于个体决定自己的行为，并有意识地实行自我控制。Thomas Aquinas 将良知定义为“内心做出道德的审判”。超我的含义则有所不同，它更适用于个体行动前后的反思与评价，既是无意识的，也存在于意识当中，且通常对自我抱有非理性的敌意。当某件事出现问题的时候，即便个体并没有做错什么，也会说，“尽管我知道没有必要这么想，但我还是很难过”。对于多数来访者而言，这种想法一定不陌生。

既往的精神分析文献中也用过其他术语来描述这种反应。例如，费尔贝恩（1952）选择的是“内在破坏者”（internal saboteur）和“反力比多自我”（anti-libidinal ego）这两种说法。“内在破坏者”这个词用于对来访者的解释比较好：“就好像你心中的某个部分正在搞破坏。”请注意，这里是用日常语言（就像说“我不理解我自己”一样）与来访者谈论其被分成两部分的自己，且这两个自己之间还相互关联。克莱因（1975）的“迫害性客体”（the persecutory object）一词，也形象地描述了内化后的“声音”（正如人们经常听到的那样）会攻击甚至百般折磨核心的那个“我”。

曼迪（Mandy）的心态非常扭曲，总是特别纠结自己做事是否正确。针对她的治疗已经取得一些进展，作为对这件事进展不错的奖励，她决定给自己添置几件新衣。但当她穿着买来的衣服踏出商店大门的时候，脑海中似乎响起一个声音，指责她胡乱花钱，并要她看看自己现在是什么样子，“穿得人模狗样”。治疗师告诉曼迪，“这就像心中的一个你正在污蔑另一个你”，她连连惊呼：“就是这样——就是这种感觉。”接着治疗师希望她能分辨出这个声音。曼迪稍加思索便很快表示她知道这个声音来自哪儿：这正是妈妈会说的话——甚至连语调都如出一辙。

Bettelheim（1983）指出，在将弗洛伊德的著作译成英文的过程中，有些术语选用了拉丁语，例如“id”、“ego”和“super-ego”，此举不免有失偏颇。可能当时的学界误认为使用这类术语看起来更为科学、高端。在德语里，弗洛伊德的这些术语是人称代词，应当将德文的“Es”、“Ich”和“Über-Ich”分别译为“it（它）”、“I（我）”和“over-I（超我）”。如今这种新式译法已收录在企鹅现代经典文库出版的多本弗洛伊德的文章和著作当中。其中“over-I（超我）”的译法或许并不比“super-ego（超我）”高明多少，但其他术语都更为贴切。它们反映的是日常生活用语，就像在以下句子中：“那不是我”，“它超过了我”，“我不知道什么管住了我”，“我觉得脑中有个微小的声音在说我有多么糟糕。”交互分析理论（Berne，1968）用另一个动力学解释将其代替，并提供了一个新的浅显易懂的术语，可供精神动力学从业者借鉴：“就好像你内心有个严厉的父母管住了内心的小孩”。还有一个较为特别的意象用在这里也恰如其分：“你觉得好像在与自己做斗争”。上述这些词句（我—我自己；你—你自己；父母—孩子）生动刻画了内心的对话以及面临冲突感受时内心极易发生的激烈争吵。为了帮助来访者识别组成自体的不同方面，以及更容易认出内化的人物形象，治疗师需要对其核心的“自体”（self）、“自我”（ego）或“我”（I）给予支持。

在诺尔玛（Norma）的案例中，治疗师可以借鉴她所说的一些意象。诺尔玛表示在公寓里住着实在是处处受限，晚上不能放音乐，因为扰民；可别人却能打扰她，因为墙壁太薄。父母一直对她保护有加，从不允许她有一丁点自由或独立，以防止她受到任何伤害。一个人生活之后，父母的话语仍然一直对她影响颇深。比如她总觉得自己应当工作。工作是她唯一安全的活动。她很难享受自我，因此当她听到公寓里其他邻居生活得其乐融融时，就会感到很难过。治疗师借用了诺尔玛对公寓的描述，提醒她内心也有一堵薄薄的墙壁；每当她想要寻求快乐的时候，父母的声音总是在内心适时地响起：“当心些”，“你应该去工作了”，等等。

内化的父母形象可以在任何一位权威者的身上得到体现。内心的破坏分子在它需要的时候得到了外部同盟的支持。那些位居管理位置的老师、执法者、神职人员以及治疗师们——他们中有些人其实并不严厉，甚至平易近人，但仍可能被套上严苛的标签。治疗师尤其要谨防成为独裁者，因为他们很容易给来访者留下这种印象。他们需要格外留意倾听来访者对治疗性的干预是如何理解的。即便是为促进治疗而进行的观察，也可能被理解为审视的目光。运用面质或挑战技术时一定要谨慎，如果来访者不仅将治疗师视作家长形象（很常见，其本身不具备破坏性），而且是一个挑剔的家长，那么这两种技术的使用难度将成倍增加。

若真发生这种情况，治疗师可寻找合适的时机，将来访者被批评的感受或寻求权威解答的愿望与过去或现在其他重要的权威人物做个联结。如果来访者是防御的，尤其是干预之后产生防御，治疗师可以说出自己的观察："你好像觉得我对你有些严厉——就像是你的继父一样，总是对你吹毛求疵"；或"你看，你对自己总是严格要求，我觉得你认为我也在这样对待你"。降低来访者自我批评的严重度，以及减轻他们受人批评的焦虑感，是非常重要的；若来访者过于害怕挨批评，以致无法表达个人重要的想法和感受，且很可能会感到内疚或羞耻的时候，这些措施就尤为关键。

羞耻和内疚

自第二章考虑自恋性自大的内涵以后，我认为几个月大的婴儿可能会出现羞耻感，其原因是缺乏自尊。Nathanson（1987）提出了羞耻的一个基本形式 [“原初羞耻”（primary shame)]，它在3个月的婴儿身上已经有所体现，即在试图亲近母亲而未果时，会退缩、低头以及凝视。其他学者则认为羞耻始于两岁，埃里克森（1965）也自然地将羞耻联系到第二阶段与自主相关的议题，而非更早的年龄段。这种显而易见的差别可能因为他认为羞耻与无法完成任务、不能胜任、难以达成他人（甚至自己）的愿望和期待等感受，以及不成熟的自我形象等有关。这些令人羞耻的理由不同于早年自恋受损带来的绝望感，以及自我的各个方面都遭到羞辱的感受。它们还有更深一层的区别，仅仅是任务上的失败可能还有希望快速修复，可无处不在的价值感的缺失或永远无法把事情做好的感受却是很难修复的。

在日常生活中，“羞耻”和“内疚”可以互换，就像“嫉羡”和“嫉妒”一样，也可以相互取代。但在精神分析术语中，嫉羡和嫉妒的意思却千差万别（详见第三章“嫉羡”小节），羞耻和内疚也用于描述迥然不同的感受。但各类文献对这些差异具体如何却始终不能达成一致意见。弗洛伊德认为，体验内疚的能力是俄狄浦斯期冲突（无论是否顺利度过）的结果之一，接着埃里克森也表示，内疚是后期发展（他将其联系到第三个年龄阶段）的特色之一。埃里克森设想羞耻是参与肌肉 - 肛欲期任务而失败后的结果。他将内疚置于第三个年龄段，因为它更多是对个体行为的响应（埃里克森重点强调其“主动性”，这是第三个年龄段的一大优点），而羞耻则因个体无能为力而产生。

我认为上述任一概念都无须与特定的年龄阶段捆绑在一起。识别、强调和命名来访者的体验会更为实用，不必非得用某个术语表示，尽管感到内疚和羞耻都属于日常表达。定义和鉴别可以给予治疗师很大的帮助，他可能更愿意将内疚联系到我们担心伤害他人的焦虑感；而羞耻则是自体感到受了伤害。羞耻可能源自失控感，以及辜负了自身或他人的感受。这是一种失望感，有时会极其强烈，远甚于对自己的愤怒，后者在表达内疚时较为明显。羞耻感表达成语言后很容易让人联想起肛欲的意象：“我搞得一团糟……我留下一个烂摊子”。肛欲期也确实呈现了这种清晰的对比：孩子无意中便溺在裤子上而不是马桶里，又知道犯了错，便会感到羞耻——这与他在正确的地方排便而受到赞许后的愉悦感是截然相反的。但若这个孩子故意便溺在裤子里，则可能代表了愤怒的抗议，那么明知故犯将更容易使他内疚。肛欲期的许多术语都能够很好地表达更为明显的攻击感受，比如想要搞破坏或是搞得脏兮兮，随地大小便，这些都是典型的愤怒式抗议。

奥齐（Ozzie）的另类经历为展现羞耻和内疚的区别提供了一个有趣的示范。一个夜色朦胧的晚上，他与一位友人满怀回忆来到中学母校，想再看看曾经的教室。他俩翻过栅栏，徘徊在教学楼周围，直到被守门人抓住。奥齐对于擅闯校园被抓感到十分内疚，可他的朋友却径直走过去，与守门人聊了起来，并且直爽地说明了俩人身在此处的原因。那人听后消除了戒备，接受了他的解释。这边奥齐却羞耻于自己如此内疚，遇到这样的情形，没能像友人一样“骄傲”（他用的是这个词）。或许这只是个偶发事件，但奥齐小时候一直尿床，直到长成青少年才停止，他对此也十分羞于启齿。

来访者的语调和表情可以清晰地透露这些感受，表达羞耻时会显得更为沮丧和绝望。这时人往往低头不语，转移视线，俨然一副“丢脸”的神态。治疗师此时应注意措辞：相比于“你可能觉得我在生你的气”，用“我想你在担心我可能会对你感到失望”可能与此情此景更加契合。

相比于令人羞耻的事件，人们是否会更愿意承认令人内疚的事件，这是一个有趣的问题。羞耻似乎比内疚更为伤人，在下面这个案例中，佩图拉（Petula）就讲述了她眼中两者的不同之处。

佩图拉（Petula）告诉治疗师，她不会为说出善意的谎言而内疚。治疗师觉得她对此还是挺在意的，就询问她具体是指哪些谎言。她解释说，如果有人问她的现状，她不会透露自己的不幸和不满；她让别人以为她能搞定一切且能与人融洽地相处。虽然实际情况并非如此，但佩图拉感到，如果不能在别人眼中表现完美，她将感到非常羞耻。因此她宁愿忍受说谎带来的不安，也不愿体验那种羞耻。

显然，帮助来访者表达出自己的感受是很重要的，当治疗师无心问责且无意批评的时候，来访者可能更容易表达。有些人会用否认或投射来避免直面自己对羞耻和内疚的感受："那不是我……那是我喝下去的酒精在作怪"；"我身不由己"；"那是他们的错"；"是我的心魔在作祟"；"这应该怪我的父母"。当然，可能他人也确实负有责任，比如父母。治疗受过虐待的幸存者时就是如此，如果说有人应当感到羞耻，那无疑是行凶者；但经常有幸存者也会觉得羞耻，部分是因为行凶者怪罪到他们身上。有些精神分析治疗认为这种羞耻体验和幸存者的幻想有关，但这还不够。还应在其受虐待或受忽视的证据确凿时，适当地进行责任归因。同时，为了充分保持客观的立场，我们需要认清，摧残他人者往往自己也备受摧残，而且"父辈的罪过将报应在子孙的身上"，代代相传。或许羞耻与内疚之间最为显著的差异，是后者的存在尚可以说得过去，前者则永远不合时宜。适宜的内疚包括接受自己需要承担的全部或部分责任，尽管这部分责任可能正是来访者想要抹去的。

有条件的爱与完美主义

养儿育女的过程中难免涉及奖惩；父母若对孩子感到满意，会以言语、声调甚至小礼物的形式给予奖励。可孩子若令父母生气或失望，就得挨上一定程度的责罚，除了声调变化，有时还非打即骂。父母为爱的表达附加了越来越多的条件，而且随着孩子逐渐长大、活跃而独立，更是经常对其摆出不满的姿态。对于那些宽宏大量的父母，我怀疑他们是否能始终如一，在孩子婴儿期给予哺育，到孩子青春期给予无私的支持；同样，给予有条件的爱的父母期待孩子顺从也是为了从他们那儿得到情感的回报，就像在孩子几周大时以及此后的时间里他们给予孩子的那样。有条件的爱这一概念传递给年轻一代之后，将会通过内化在其成年后的生活中再现。他们可能会觉得："我只有……才能得到爱"或"除非……我不会得到爱"。

奎妮（Queenie）的经历印证了这种养育方式的影响。她的生活非常不顺——但不得不说，这多半是由于她那极度严苛的良知（根据奎妮的描述）将她每一点细小的失误都放大化。她公然宣称这个世界上从来都没有无条件的爱——你必须去争取。她感到必须毫无节制地迎合父母；从奎妮的描述来看，似乎她的母亲需要以孩子们的成功来标榜自己的称职。在一次会谈中，奎妮声称，"了解我的人一定不会真的爱我——除了上帝"。这种信仰对她而言非常重要，尤其因为她相信上帝是唯一能够完全接纳她的人。但这次会谈之后，她回到父母家，告诉他们自己正在接受治疗，这之前她一直对父母羞于启齿。出乎奎妮的意料，母亲表示并不介意，且仍然爱她。治疗师观察到，在随后的会谈中，虽然母亲的话仍有些许爱是有条件的意味（"即使你去接受治疗，我仍然爱你"），但奎妮已经找到了在家中表达无条件的爱的方式。原先她对父母之爱的感受如今已不再那么强烈；但心中存有这样一个极度内化的母亲形象，显然需要一再确认才能改变她对自己的负面印象。

"无条件的积极关注"是人本主义治疗尤为强调的一个概念，属于改变所必需的条件之一。它也是所有治疗关系中的一个主要元素，尽管人本主义疗法的另一个元素——真诚一致，指出有时在非常偶然的情况下，治疗师也需要表达自己的不满。我对这些基本条件不能苟同之处在于，无条件的积极关注或许是很必要的，但似乎并不充分。治疗关系的其他方面也应有所考虑。例如，若内化了的有条件的父母在来访者的意识和潜意识中已存在多年，且持续对其施加强有力的影响，那么像奎妮这样的来访者就很难识别或相信治疗师无条件的关注。治疗师可能需要帮助这样的来访者一而再地看清她对自己苛刻的要求，并且看到她的自尊本身就是有条件的。

有种内化的“有条件的关注”表现为强迫性仪式和完美主义特质。完美主义者只有将事情做得“滴水不漏”时，才能感到安全，不再焦虑并达到身心合一（尽管只是暂时的）；强迫型个体只有在做完特定仪式之后，才能从恐惧未知的状态中解脱。完美主义者得确保文章中不会出现任何错误。文字处理软件的出现可以说是福祸参半，因为有些人会没完没了地反复检查自己的作品，总是担心软件会排查出任何错误。完美主义者还会保持房间的绝对整洁，所有物品各就其位。至于仪式方面，为了让自己无可指责（有时是被上帝，更多是被自己），他们必须做出特定动作，或按序排列，或规定次数，或二者兼顾。只有这样，他们才能获得片刻的安宁，仿佛意识得以平静，超我也偃旗息鼓，或许连内化的父母都心满意足。强迫症状的表现可能是检查或反复清洁、以特定的顺序重复词句等强迫行为。

弗洛伊德（1907/2004）观察到，一些宗教活动有时会落入此类行为的巢臼，以达到安抚焦虑的目的。有些仪式可能会促使内心往积极的方向改变，成人礼就是最好的例子。但有些仪式却会否定人的经验，从而阻碍改变。Mitchell（1982）的一个案例研究显示，祈祷仪式是对死亡极大的否认。

瓦莱丽（Valerie）原本就读于一所著名的高中，却突然间病倒。虽然很难确诊，但医生感到挽救她生命的希望非常渺茫。无奈之下，他们只好给她吃副作用很大的药。医院的专职牧师在探望瓦莱丽时发现，她的父母一直寸步不离地陪在她身边。朋友们和家乡的报纸在当地社区掀起了帮扶的热潮，教会成员也在为她的康复而祈祷。他们坚信，只要大家持有足够的信心，她就一定能够挺过来。教堂的牧师虽然对这一波狂热的活动表示疑虑，却依然遵照社区的愿望而彻夜祷告。瓦莱丽的父亲可能是顺从妻子的要求而坚守在女儿的病榻边上。医生开出的药方似乎也是一种否决，父亲看到女儿如此受罪，心中不免暗自后悔，直到牧师终于能够单独面见瓦莱丽（她的父母都在房间里睡熟了），才知道她感觉自己正被父母和乡邻们供作人偶，而她对此难以说出口，其实她很想独自清静一会儿。即便在瓦莱丽去世后，母亲还是为她安排了一场盛大的葬礼，更像是庆祝女儿的转世再生，而非发自肺腑地表达悲痛，这悲痛虽挂在现场每个人的脸上，却近乎被所有人否认。

这个案例也生动地体现了不成熟的宗教信仰掌控整个社区的过程。相比之下，有些宗教仪式允许将死之人安然释怀（“离开这个世界，踏上你的旅程”），这一点值得赞赏。

从瓦莱丽的例子可以明显看出，父母和社群的焦虑关乎死亡的力量。弗洛伊德（1907/2004）也曾观察到这类私人仪式，其中焦虑究竟为何？它可能与信任和依恋主题相关的迫害焦虑如出一辙。当它伴随着强迫行为出现时，形式就比较特殊，仿佛特定行为可以对焦虑起到安抚作用。有时这种焦虑会导致内疚——个体若不满于仪式的完成度，通常都会感到内疚或类似的不适。有时个体会刻意与自己惧怕的诸如性或攻击等强烈的欲望保持距离，一如当初害怕这些体验会带来惩罚一般而避之不及。

宗教信仰领域的问题在治疗师这里并不常见，除了违反道德规范、未能按时完成仪式以及质疑信仰而产生的内疚感。有一类信仰与权威主题密切相关，比如信仰严苛的专制教义或政治体系，秉持僵化的道德观念，以及教条化地受制于信仰体系。宗教信仰经常伴随着一种期待，即只要严格地遵守教义和伦理规章，就能成为被选中的信徒。这种强烈的专制思想对于不信教或品行不端的人充满了严厉的批判。而批判有时会表现为一些残酷的念头和威胁，即认为那些人应永受惩戒。这就与无条件的爱相去甚远。信仰还有其他专门用于控制的标志，包括伴随着强迫思维的仪式化行为，机械性地重复祷告，诵读宗教经典时自行设定规矩，强迫式地奉献以减轻内疚，对神职人员和其他宗教领袖十分信服甚至言听计从，并且受残酷的超我驱使，进行受虐式的自我惩罚。（权威的方式在某些情况下可起到一定作用，但仍然抑制了更具包容性和创造性的信仰的发展，详情参见 Jacobs，2000。）

罗杰（Roger）是一位虔诚的天主教徒，他理智地选择成为教会中的自由派，却无法挣脱学校教育强行灌输的合法戒律。他所受的教育很可能强化了母亲在家中秉持的右翼独裁主义观念。尽管忏悔可以令他获得宽恕，并且听他忏悔的神父也向他一再保证，罗杰仍然对犯下哪怕细微的罪过而极度担心，其实那些罪过本不值一提，比如睡前喝了一小口酒。他对这些“过错”感到特别难过，因此无法在做弥撒时接受圣餐。同其他强迫性问题一样，这种思维模式在治疗中很难扭转。罗杰知道他的担心并无必要，但每次会谈还是会不由自主地罗列这些困扰。“自由联想”似乎能令他说出不敢表达的想法和感受，因为说出口之后他感到更加糟糕。

寻常的心理动力学方法很难转变强迫性仪式，除非来访者不仅准备好脱离仪式，以探索其他的体验、感受和观念，而且能够试着延迟或舍弃这些仪式。但要挣脱仪式的束缚谈何容易，毕竟它们曾经成功地帮助人们抵御了诸多迷思。强迫型个体如果感到不适，也可能去寻求帮助。但由于他们的仪式仍然比较管用，所以直接弃之不用或加以扭转都存在风险。这类来访者沉浸于自己的行为方式中，纵然再不方便，要放手也阻力重重。想要治疗或咨询彻底起效，个体必须将症状视作异常状态，希望有所转变。如果这些症状令人有所获益，可能就很难放弃，更不用说去探寻其背后的意义了。

治疗酒精和药物依赖、进食障碍等存在类似的重复、强迫和成瘾特性行为时，也存在同样的困难。（用心理动力学方法治疗成瘾，参见 Weegmann and Cohen，2001。）其症状不容忽视，因为它们会对来访者的躯体甚至生命安全造成威胁；即便这类行为并不严重，来访者也会极为重视，而且很难转移对它们的关注。这并不意味着动力学治疗师应当放弃探索这些问题，也不应停止关注来访者生活中其他事情的意义；但很可能只有改变来访者在内外关系方面的关键问题，才能使呈现出的困难更容易解决。

西尔维娅（Sylvie）总是严格控制每次进食的卡路里数，且老是忍不住担忧，所以她接受了一年的治疗，在此期间她与治疗师关系良好，也谈及了许多问题之外的生活事件。严格意义上说，她并不是厌食症，但若不加以干预，她对食物的关注很可能令她往这个方向愈陷愈深。治疗在某些方面效果良好，因为西尔维娅能够反思过去与现在的许多不同的问题，但她与进食相关的行为一直不见改善。令她感到困惑的是，只要一去度假，她就能将所有对食物的担忧完全抛诸脑后，可一到家又立马恢复原状，重新开始纠结该吃多少。在她的丈夫看来，旅行令她简直像变了一个人似的。

有次假期较以往更长，之后她重返治疗，感叹无须担忧食物真是如释重负。她热爱旅行，因为不必佩戴手表的感觉何其美妙（会谈中她也不戴）；在家的情形就大不相同，她总是得盯着时间，记着这样或那样的约定，包括治疗的时间。当她更为放松时，会谈时间总是过得飞快——食物不再是主导的话题。反而治疗师会追问西尔维娅先前谈到的童年生活的回忆，包括母亲如何对整洁状况吹毛求疵，以及每天定点开饭时孩子们必须做好准备。作为总结，西尔维娅生动地形容她那强迫症的妈妈，“她就和拨好的闹钟一样准时”。如此便能理解不用佩戴手表对于她是何等惬意了。这就好比她在假期里终于能够摆脱内化的母亲，而在家或工作时就得不停地纠结能否吃这吃那，可以摄取多少卡路里，有没有好好工作，以及是否令他人满意，等等。似乎母亲的声音总在脑海中与她吵个不停。这层关联当然不会令西尔维娅立马发生改变。精妙的解释并不是速效药！但它可驱散疑云，令治疗师逐渐理解她的强迫性忧虑有哪些原因，同时也能加深她的领悟。接着西尔维娅又讲述了许多童年时母亲强制的命令，此前她从未描述得如此清晰。“我肯定是变成了像妈妈一样的人”，她说。“我可不这么觉得”，治疗师回应道；“能看得出，有一部分健康的你在试图和内心的妈妈辩论，度假的时候，还彻底让她闭上了嘴；但我也能看得出来，不在度假时，你真的在为找回自我而战斗。”

精神动力学理论认为，仪式或成瘾行为多数属于对焦虑的防御，有时是在表达个体试图压抑的某些冲突，因而情况就更加复杂。弗洛伊德称之为“被压抑之物的回归”（the return of the repressed）（Masson，1985）。仪式是通过将强迫观念转向强迫仪式来逃避良知的第三个阶段（Masson，

1985)。进行仪式可以避开被压抑的愿望，但同时也将其付诸行动。可能这也是强迫意念很难移除的另一个原因；他们能起到诸多作用，详见如下案例。

特德（Ted）每次手淫之后都得彻底清洗自己的生殖器，因为他感到阴茎酸痛，担心损伤了它的功能。随后他还得手淫一次，检查其是否正常；而这又导致更多的清洁工作——如此往复，成了一个可怕的恶性循环，这完全控制住了特德的思想和行为。虽然他否认对手淫感到内疚，但能看得出，手淫和清洗生殖器之间存在相似之处——都能带来性快感，也都会导致他对这种处理方式感到恐惧和内疚。

这也是一个恐惧症的案例，根据动力学的解释，它也经常用于避开不被意识允许的性欲或攻击性感受。以精神动力学方法治疗这里介绍的病症（成瘾、强迫行为、恐惧症）时可能会发现，加入一些认知行为技术有助于改善症状。帮助来访者处理他们成瘾、强迫或恐惧的反应通常是探索深层问题的必经之路。对于改善单一症状的病症（至少是来访者否认其他困扰之后所承认的那部分症状），可能行为修正才是唯一合适的疗法，即使来访者不去内省其原因或其他私人问题，仍有可能做出一些改变。

翁贝托（Umberto）对自己的每一个决定都不放心，生怕出错。尽管大学里的心理咨询师已经成功地帮他改善了一个特定的症状，但要改变这种强迫模式还是非常困难的。作业中的计算题，翁贝托至少需要检查五遍。咨询师劝他先做到检查四遍，然后三遍，最后只检查两遍（尚在合理范畴内），如果两次结果一致，就不再检查。可能是碰巧，这一变化似乎影响到了翁贝托生活的其他方面，因为做出了这个小小的改变之后，他对其他决定也不再犹豫不决，尽管每当需要作出重大决定时，他还是想继续预约心理咨询。

此类仪式的矫正法还可帮助一些来访者揭示潜意识的感受和想法，其中可能包含内疚和羞耻。虽然治疗师会尽量避免下达指令，但为了阻止来访者去钻某种牛角尖，此举的价值在于可观察脑海中可能出现的其他内容。

独自一人的时候，维维恩（Vivienne）会在睡前进行一个仪式，即检查房间里所有的门窗，唯恐哪儿藏着个男人。这个症状好像特别棘手，即便是行为矫正也拿它无可奈何。维维恩和治疗师倒是很合得来，能够畅谈她的状况和人际关系。她向治疗师吐露，母亲外出的时候，父亲曾暗示要与她乱伦。但谈论这些，以及理解它与寻找房间里的男人之间的联系，都没有改变她的睡前仪式。治疗师对仪式依然如故并不是很担心，因为治疗更多是在处理维维恩在甩掉男友这件事上的为难体验，她称自己曾“被迫”与其他女人分享这个男人。这种关系与她在家和父亲以及和时常外出的母亲之间相处的情境不无关联。实际上，与男友分手之后，维维恩很快停止了检查门窗的行为。虽然如此，一旦维维恩在另一段关系中遇到相似的（俄狄浦斯期）情境，治疗师（因为当时治疗不得不终止）还是很难保证她的这一检查门窗的仪式不会卷土重来。

完美主义和忧虑心态都是强迫行为的一种温和的体现形式。其中完美主义更为常见，以精神动力学方法很容易切入，无须像强迫症或恐惧状态那样非得使用积极的干预手段。虽然检查可能也是完美主义在作祟，但强迫元素一般不会在某种特定的仪式中表现得那么明显。完美主义者同样需要令自己无可非议，虽然他们也担心别人批判的目光，但通常其自身的苛责要更为严厉。下面这个案例讲述了工作场所中常见的完美主义表现，同时也阐明了肛欲期特征，后者与这类问题似乎颇有关联。

华莱士（Wallace）是一位年轻的医生，因为近期和妻子闹分居的事情干扰到了他的学习，所以没能通过专业资格考试。很快，妻子离开他的原因就暴露出来了，原来他总是抱怨妻子持家不够整洁。

接着其他问题也浮出水面。华莱士在工作上变得（如他所言）“特别懒怠”。他失去了训练过程中秉持的“苦学”能力，并为此感到十分内疚。他对一位奉行完美主义的医生同事很是恼火，所以他在工作中谴责同事的完美主义，又在婚姻中谴责伴侣不够完美。从他介绍的家庭背景可以看出，他的父母都感到比不过自己的兄弟姐妹，只得将期待全部放在儿子身上，希望他能出人头地。华莱士的父亲一直害怕遭受“毁灭性的打击”——尤其担心他会生病，造成家道中落。这种忧虑肯定也传递给了儿子，可能也促使他渴望成为救死扶伤的人。他的父亲在质监部门工作，虽然他很讨厌自己的工作，但这份工作很可能部分表达了他对完美的渴求。这位父亲一天要去5次厕所，以排空肠道；而华莱士11岁时却因严重的便秘被送去医院。至今他都对灌肠带来的耻辱感耿耿于怀：他觉得那时更应当见的是儿童心理治疗师，而非内科医生。从某种程度上说，他是厌恶医生这个职业的，但他对攻击者产生了认同，加入了医生这一行（如果不能击败敌人，就加入他们！）。在培训过程中，华莱士意识到自己同父亲一样特别害怕生病，而且一旦患者不配合治疗，他就会觉得无比沮丧。他感到做医生简直如同“炼狱”，这个形容同他小时候去医院被“净化”的经历又是何其相似。他始终不断地在认同“尽善尽美”，努力以此与焦虑抗争，直到近期才开始做出反抗。

本章主要介绍父母的习惯和权威被儿童内化的方式。每个人内心塑造的严厉的父母形象显然遵循了童年期家庭和社会的规则。自控和自主是社会化过程中不可或缺的一环，但儿童被家长和其他权威人物控制的方式不仅影响了他们对自控的态度，而且也影响了其青少年和成年期与权威的关系及行使权力的方式。下一章将进一步介绍控制问题。

第六章

权威和自主：控制的问题

在治疗的早期阶段，有些来访者不但希望治疗师能搞清他们受到困扰的原因，最好还能指明具体的行动方案。与其说来访者被动，不如说他们将治疗师视作律师、医生或老师一样的权威；而那些权威者总是能有问必答。这种期待也反映了来访者的痛苦程度，他们迫切希望有人能救其于水火之中。但显然，多数心理疗法虽然旨在减轻病痛，却不会给出明确的建议。所以来访者会逐渐理解，专业性要求治疗师以另类方式把握知识、建议和指导。

虽说如此，有些来访者确实也比较被动。他们经常生活在别人的指挥下，以取悦他人为己任。他们总要征求别人的意见和许可，一直希望治疗师能告诉他们做法、答案，并给出示范，最好连具体说什么也一并告知。如果治疗师恰好也有着匹配的权威主义倾向，或许会回应这样的期待。

被动的来访者会害怕言行举止出错，担心失误后自己会难过以及他人会投来异样的眼光。他们宁愿让别人替自己承担，即便是生活中寻常的变数和一般的风险都会令他们胆战心惊。

尤瑞（Yuri）向计划生育门诊的咨询师询问了一系列有关避孕药疗效的问题。他想选择那种只要按规定服用就能百分百起效的药片，但这又引出了尤瑞一连串关于人工流产的疑问。治疗师起初并没有在意，毕竟这样的指导再正常不过；但她随后意识到事情并没有这么简单，于是她不再直接回答，转而询问尤瑞如此在意这些问题是否和新的恋情有关。尤瑞点点头，然后开始讲述生活中的两个不确定因素：首先他不确定是否和女友彼此合适；其次他无法肯定做出跳槽的决定是否得当。咨询师想到前面尤瑞选择药物时也要求百分百的确定。他承认如此，又说“但生活并不能如此，对吗”勾起了他别的担心，包括对进入两性关系的焦虑，继而因未能达成父亲对他的高度期待而忧心忡忡。

治疗师可能倾向于给出大量建议或解释来回应被动的来访者，从而占尽会谈的主动权和控制权。新手咨询师和实习治疗师很容易为来访者的幸福牵肠挂肚，仿佛自己该为他们负全责。就像成长中的儿童和热爱冒险的成人一样，来访者也应当被允许犯错，有些错误在所难免，大部分错误远不会构成灾难。有时无须直言对错，只要帮助来访者考虑到行动可能有哪些结果，就能令他们取消行动计划，免于受害。当然，治疗师也应警惕可能对来访者或他人造成潜在伤害的行为，一旦到了危急时刻，就应出手管控。这种情况下道德判断不可或缺，如果时间允许，最好在督导或顾问的协助下进行。但多数咨询师和治疗师一周只能与来访者见面一次，不可能在余下的六天里随时照看。就像蹒跚学步的小孩可以脱离父母行走，但只敢在安全范围内行动，否则便要折回来看看一切是否顺利一样，来访者也应当与咨询师之间保持一定距离。两次会谈之间的日子可提供一定空间，令来访者尝试新的举措，持续反思自我，容纳强烈的情感反应，以及试着体验各种不同的状态，以便在下次会谈时回顾他们内心和生活中所发生的一切。与早期精神分析时代不同，那时分析师会建议来访者不要在治疗中做出重大决定。但现在来访者不得不做出选择，其中多数是小的选择，但有时也属重大决定，治疗就涉及适当地运用治疗师的权威来协助来访者行使自主权。

父母对还在上学的泽娜（Zena）总是有求必应，但她仍感到父母对她缺乏信任。他们不允许她积攒和管理零用钱，而是让她有需要的话尽管开口。她觉得父母管得太宽，自己就好像“拴在他们的腰带上一样”。在她试着说服了父母在新学期开始时一次性给足零花钱之后，她感到独立了不少，但这笔钱并不比其他同学的多。她决心要用这笔预算安排好自己的生活。最终她还要求将治疗改为两周一次，后来干脆一个月一次。这个要求看起来挺合理，毕竟她也想在治疗中检验自己的独立性，只是若能循序渐进可能会更好些。对于所有来访者，特别是被动者或年轻人，治疗师需要意识到他们独立的需求，并权衡考虑任何可能鼓励他们继续治疗的优势。

虽然依赖型和被动型来访者有些相似，但此处应对二者进行区分。极度痛苦且思维受阻的来访者可能需要得到一再保证或被温柔以待，才会感到安全——这更加关乎信任和依恋主题以及治疗师的养育者形象。这种心理状态与被动、焦虑的来访者有所不同，后者不敢尝试自力更生，且将治疗师移情为权威或专制的家长。下面这个案例发生在许多年前，那个时代对待性取向问题尚不够开放，这位治疗师觉得左右为难，既想表现得放心可靠，又担心成为另一个权威形象。

艾伦（Alan）感到特别恐慌。最近他突然对自己的性取向产生了怀疑，担心自己是个同性恋。他希望治疗师能否定他的猜测。这种焦虑似乎是突如其来的，在此之前他从未怀疑过自己的异性恋身份。联想到近期发生的事情，原来上周艾伦因不满父亲对待母亲的方式而与他吵了一架，这些年来他积攒的怨气一下子得到了释放，父亲吃了一惊。这次对重要权威人物的挑战使艾伦对父子之间的关系产生了焦虑，进而开始对另一个男人言听计从。这多半与竞争主题有关，但艾伦也从父亲的疏远中体会到了被忽视的感受。他觉得母亲也遭受到同样的忽视，于是保护母亲成了他的另一个愿望。但首要考虑的仍是权威问题，因为治疗师基于艾伦平常的表现，可以确保他的性取向是异性恋。但治疗师想到，提供这样的保证等于是站到了权威和上级的位置，今后艾伦或许还会产生类似的焦虑，因为自己曾经需要他人来告知他本已知晓的事情，甚至需要别人来“安慰”他。为了不再左右为难，治疗师决定向艾伦和盘托出心中的顾虑：“我可以告诉你，你不是同性恋，这可能会让你安心，但我担心日后你会因为我指导你该如何做而焦虑，你确实希望能有这么一个人，那就是你的父亲，你希望他能和你亲近。我想这是你推断自己可能是同性恋的原因。”

在很多组织和机构中，权威的表现形式会加重人的被动性。例如，等级森严的制度下个体很容易成为机器上的一颗螺丝钉，只能奉命行事。另外，缺乏激励也会导致被动，比如职员被解雇或个体自信全无的情况。来访者的被动性可能会诱使治疗师承担起“管理者”的角色。如果这类来访者受过严格的管制，或者他们因行事严谨、生活有序而建立起的安全感被杂乱无章造成的焦虑所代替，那么治疗应当发挥容器的作用，而不可顺势取代来访者过去依赖的权威形象。即便治疗师有时必须出面管理，也应以鼓励和促进来访者的参与度为要。

被动者还会感到很难对他人行使合法权威，也无法在强势者面前替自己说话。

布赖恩（Brian）是一位实习教师，他发现自己根本管不住班上的学生，他们总是调皮捣蛋。他将这一切告诉学校咨询师的时候，以笑容掩饰着自己的焦虑，但他似乎也从中获得了某种乐趣，因为他自己根本不敢在老师或家长面前淘气。他觉得教书并不适合他，但他的父亲认为这是一份体面且安稳的工作，而他亦不愿令父亲失望。布赖恩因为信教，便把这一切都告诉了上帝，据他说，上帝的回答是“勇敢向前，换种活法”。实际上咨询师觉得这个建议挺明智的，但这显然是布赖恩在借上帝之口说出内心的想法，因为只有上帝才能凌驾于他的父亲之上！正当咨询师谈及权威人物造成的种种问题时，布赖恩问道：“您能把刚才那些话再说一遍吗？我想记下来！”也可能是咨询师刚才没说清楚，但更像是布赖恩希望将咨询师的权威记录在案，而不愿思考其中的内容。“呈堂证供”，咨询师想道。

在这个案例中，由于布赖恩部分认同了自身被压抑的激烈情绪，不仅渴望表达，而且是借孩子们来表达这些情绪，这令他更加难以管束好学生。下一个案例中，对施控的焦虑似乎与害怕伤害他人有关。

科林（Colin）的工作效率很高，管理下属也有其独特的魅力，加之他生性温和，为人典范，逐渐晋升为一家大型公司的经理。但令他头疼的是，下属偶尔也会利用他的安静与随和。每当这时，科林都无法给出责备或警告。他告诉治疗师，他很怕伤害别人。他认为自己不愿扮演“严父”与曾经极度焦虑的那段时期有关。他有位挚友，在一帮青少年推推搡搡踢足球时因心脏病发作而去世，就在同一时期，他的父亲也数次心脏病发作，病入膏育。现在他在行使权威和控制方面的问题似乎与后文我即将介绍的对抗与竞争主题相关。

人们对他人行使权威的方式常常受早年在家庭或学校被权威管控的方式所影响。有些人在家中或其他地方受过专制者的阻碍和镇压，长大后仍会保持被动；另一些人显然是认同了过去或现在的权威人物，也变得颐指气使，专制而刻板，容不得下属松懈半分。还有人虽也有攻击性，却采取了隐蔽和讨好的表现方式，即“被动攻击”。

被动攻击者

“被动攻击”型来访者是治疗中常见的一种类型——被动攻击不是指摇摆于被动和攻击之间，而是以一种被动的方式表达攻击。被动攻击者在生活中屡见不鲜。他们最常用两种表达，“是的……但是”；以及看似非常被动和顺从，实则处处激怒别人——还弱弱地摆出一副“无辜”的样子，似乎不懂别人为何要小题大做。这就像是被动者内心的愤怒被投射到了他人身上，让对方的怒火愈燃愈烈，却又无处“撒”气。此种现象用精神分析术语来说就是投射性认同：被动者将愤怒“塞给”对方，令其变得侵略好斗，自己却不动声色。

达里尔（Darryl）因无法按要求完成工作而被要求去找大学里的咨询机构。他的导师给咨询师打了个电话，称达里尔是个很讨人喜欢的学生，但他不仅工作毫无头绪，就连解释也苍白无力。导师还补充道，达里尔每次与他见面时都坚持站着，表现得十分顺从。可当咨询师见到达里尔的时候，他毫不犹豫就坐了下来，给人一种完全不同的印象：这是个自信的年轻人，他骄傲地吹嘘自己很少工作，而是活跃在大学的其他活动当中。他提到自己之所以拒绝在导师面前坐下，是为了表明立场。在之后的会谈中，咨询师（以明显质询的口吻）指出，达里尔其实非常反感导师要求他工作，他享受站着的感觉，带着优越感俯视着导师坐在椅子里扭动。他似乎想要改变人们认为工作努力才能赢得赞扬的看法。朋友们都钦佩他可以如此为所欲为。达里尔好像很欣赏咨询师直白的言论，觉得她一语中的。他坦言父母对他有很高的期待，但他感到自己永远不可能在事业上如同父亲那样受人尊重。他同意接受短期的心理咨询。短短几周后，他工作起来变得特别努力，以至导师开玩笑地问咨询师，“你对他说了什么是我没说过的？”

此时男导师和女咨询师之间可能出现了裂痕，导师在幽默之余流露出些许失落，毕竟咨询师做到了他未能做到的事。父-母-子三者之间的动力已在这两位帮助者身上得到了体现——这再次突出了不同主题之间交互影响的方式，合作和竞争的主题与权威和自主的主题产生了重叠。被动攻击型来访者会离间权威人物之间的关系，使其反目，令权威帮他们做损事儿，命其将他们的愤怒付诸行动，而他们自己却退居一旁，隔岸观虎斗。同理，儿童也会发现向其中一方家长告另一方家长的状是何等的管用。为更好地处理关怀机构与福利机构之间潜在的裂痕，尤其在来访者质疑另一方帮助者是否起作用的情况下，应当让扮演“好家长”的帮助者注意避免成为抵抗“坏家长”的帮凶。被动攻击型来访者对于感到愤怒但又无法对其直接表达的人，会利用另一方权威人物去打压他们。

被动攻击还会以“克制”的形式出现，不是感到羞耻或害怕直接发泄，而是通过转为不满来实现：日常生活中它可能表现为“生闷气”，而并不一定能被他人明显地观察到。来访者某次爽约、迟到或异常的沉默，可能都是在隐瞒之前会谈中因故对咨询师产生的愤怒。

> 埃玛（Emma）连着两次会谈都迟到了许久。第一次迟到后，她在会谈里告诉治疗师，有个男人曾在一次派对上向她暴露身体。她在谈论这件事的时候非常心烦意乱，而治疗师因为后面一个治疗恰好取消了，便给她延长时间多谈了一会儿。他希望（至少是有意识地希望）通过让她表达出自己的感受，能够帮助她减轻对这一事件的不悦感。后一次治疗埃玛再次迟到，这次她什么都不愿意说了。治疗师指出她可能不想谈论在上周看来如此令人难过的事件。这或许是一部分原因，但治疗师并没有意识到前一周令埃玛感到不满的真正缘由。经过很长一段时间艰难的接触之后，埃玛才终于吐露，她当时其实是恨治疗师在前一次治疗中给她延长了时间。对于那件往事当时她已不愿多说，而治疗师却像个偷窥者一样，鼓励她暴露更多原本想要深埋于心底的感受。第一次治疗她之所以迟到，是因为感到羞愧，并且希望迅速跳过那个话题。她虽然得到了足够长的治疗时间，却感到非常愤怒，所以又一次姗姗来迟。

再就是上文提到的“是的……但是”型来访者，可以从治疗师反移情中体验到的挫败感来识别，因为每当治疗师要进行干预（甚至每次提出建议）时，都会得到这样的回应，“是的……但是，从另一方面讲……”。这样的来访者着实破坏了治疗。虽然治疗师很想与被动攻击型来访者据理力争，但这会令他们持续地将争论视作攻击，并且很可能会坚持以同样的方式进行防御。此时首选下面这几种共情式回应：“你说得好像真的无路可走……那一定让人沮丧极了”；或“可能你觉得我的建议没什么用，所以更生我的气”。“是的……但是”型回应虽可能说明这位来访者无法用其他方式表达愤怒和沮丧（所以治疗师反而会感受到这些），但或许还存在其他原因。强迫者可能觉得无法承诺任何言行，以防做出错误的抉择（“我该，我不该”）；或担心作出承诺会导向任何他们所惧怕的情境。同样，此时运用共情式回应比试图强行为来访者找到解决方案要有效得多。

叛逆

叛逆型的人似乎总在与权威纠缠，与其他人的关系甚至会更加紧张和敌对，除非他们是在培训过程中因需要而来咨询的，否则治疗师不常遇到这类来访者。可能一些机构或组织的管理者，为了管制难缠的雇员、学生或违法人员，要求他们前来咨询；这种情况下的咨询，来访者因为勉为其难，所以至少在初期必然将其视作一种社会控制。

需要牢记的是，今日的叛逆者可能未来会被视作从前的革新者，一些任性的行为或许是早年潜意识压抑或家庭、社会的镇压所导致的必然结果。以文字或行动做出的重大声明可能也只是为了争取到一丁点自由。

富尔顿（Fulton）觉得要是在家中宣布自己是同性恋，他那些特别传统、狭隘且保守的亲人们肯定会异常震惊。他一边微笑一边明确地表示，看到父亲惊慌失措对于他而言也是一种极大的乐趣。他希望给人造成“既惊又恐”的效果，这一点从他的大学导师打给咨询师的电话中可见一斑：“我听说你有件关于富尔顿的大事儿要告诉我”。咨询师不愿搅入他们之间的游戏，尤其是富尔顿的同性恋取向并不十分明显。“如果事情真如我想的那样，他可以亲口告诉你”，她答道。后一次会谈的时候，当咨询师告诉富尔顿这通电话以及她的回复时，她很好奇为何他非要在导师面前将这件事搞得如此戏剧化。

我们期待能找到一些属于自然发展特征的叛逆，特别是有些儿童背负着父母的期待，渴望检验自身的力量，这种情况在青少年时期也是如此，这时候叛逆的思想和行为可再次测试父母权威的局限性以及他们自身的潜力。年长些的来访者，特别是年轻时没能叛逆一把的那些人，可能会期待自家的青少年不要墨守成规，或者是他们至今仍对可怕的失控感心有余悸，期待有人能为其设定些限制。意志斗争的存在说明个体有坚持独立的需求，它随处可见，从母亲坚持母乳喂养，到老人不肯向疾病妥协或依赖别人，以及不愿受人控制。叛逆是成长之路上的必经阶段。温尼科特用两篇文章很好地阐述了成熟过程中这个特殊的时期（1965a；1971），特别提到了父母在孩子青春躁动时期的体验："如果你尽全力去促进下一代的个性化成长，那你一定要做好准备迎接令人吃惊的结果。如果你的孩子要全身心地寻找自我，必定会深挖猛掘，最终寻到恐怕不仅有爱，还有攻击和毁灭等元素"（1971）。

这种叛逆性源自年轻人脱离父母的需求，父母对于他们而言不仅是爱的客体，也是权威人物。年轻人和父母经常因界限问题而纷争不断：青少年希望独立，父母则想保住威严。温尼科特这样写道："儿童只有从成人的尸体上踏过去，才能长大成人……在儿童面临成长的挑战时，成人也得迎战，而拿下这场战役未必轻松（1971）"。

一旦父母之间产生冲突（寓意着可能要相互残杀），或父母中至少一方因躯体或精神疾病而变弱，那么儿童挑战他们就更加困难，甚至不可能实现，因为担心一不小心会害他们没命。的确，如果青少年的叛逆期恰逢父母分居、离异或去世，自责便在所难免。

格蕾塔（Greta）十几岁的时候发现自己很难公开表达任何独立的愿望，不仅因为她的父亲非常强势，而且她的母亲曾遭受过严重的心脏病。若是公然叛逆，她害怕自己的行为或父亲的反应会毁了母亲。治疗师在有次格蕾塔批评他之后询问她的感受，她的回答自信得令治疗师有些意外："没事——我花钱了，你就得受着！"而另一些来访者会非常小心，唯恐自己表露出独立和自主会伤到治疗师或影响到原本和谐的治疗关系。

温尼科特强调父母存活的重要性："这将是个持久战，所以你得撑住"（1971）。父母能帮忙的地方"只有一处：他们最好顽强地活下去，活得安然无恙，活得面无惧色，绝不放弃任何原则"（1971，Winnicott）。至于这些原则是否真正"重要"或不合时宜，他并未质疑。在一种文化中神圣不可侵犯的准则（例如，婚姻大事遵从父母之命），可能完全无法被另一种文化接受。不依赖父母属于典型的西方观念，有些社会将其视作极端无礼的表现，仅次于亵渎神明。Laiqa Elahi 在一次私下的交流中这样写道：

> 西方提倡要逐步而"健康"地与父母分离、自力更生、独自管理生活，可能这种观念过于罕见，父母往往不会鼓励，如果一定要单门立户，那就需要以一种非正常的方式来实现……于是个体不得不在人身自由与回归家庭之间做出抉择。既然追求个人幸福需要付出如此昂贵的代价，难怪人们要放下质疑和挑战，不敢去冒和家人关系破裂的风险，最终选择顺从。

西方、白人和中产阶级的价值观经常提示心理治疗和咨询应当检验其他文化中个人发展和家庭动力的标准。事实也确实如此，有的家长对孩子苛刻且敌视，不允许其独立，另一些家长则过分溺爱孩子，屡次纵容他们越界的试探，这两种情况都将阻碍青少年走向成熟的步伐。温尼科特指出，既然成人不愿让位，那么年轻人也应当拥有不成熟的权利，这一观点更有助于破解应在何处坚持及何时让步的问题（1971）。当然，这些都可被治疗师用来对叛逆精神的创造性和破坏性进行工作（可见于跨文化的许多神话人物，代表了同一角色的两种面孔——湿婆，两面神，等等）。重要的是，我们需要考虑一下，是否治疗的目标就是基于无政府主义？可以任由他坚持自我或为所欲为？还是说，应当规劝人们遵从社会化的进程？的确，考虑到这一职业的权威性，很有必要像某些作者（例如 Laing，1966；Szasz，1970；Pilgrim，1997）那样问一问，治疗师的价值观对社会习俗是挑战还是遵从。尽管其挑战的多半是重性精神疾病的标签，也应当考虑治疗本身能多大程度上担当起对抑制人文精神的传统的挑战。

失控

鉴别创造性攻击与纯粹故意且残忍的破坏行为是很有必要的，前者用温尼科特的话说，属于个体（以及社会）发展的一段历程，后者则更多牵涉到憎恨与嫉羡，而非争取独立。一旦缺乏爱与信任，攻击就会变得“冷酷无情”（ruthless）——这是温尼科特偏爱的另一个术语。将温尼科特认为和“反社会型”人格有关的毁灭性感受及行为与瞬间爆发的泄愤式感受进行区分也很重要。后者有时也具备毁灭性特征，因为怒火被压抑太久，一经释放，可能会令双方都惊惧不已。严格控制愤怒和其他情感的表达，其结果将无异于火山爆发。当个体试着自我控制时，情感不能外露，如同憋住不去排便，一旦超过忍耐的极限，终将爆发。

当然比较讽刺的是，有时人们将感受藏着掖着，唯恐会引发祸害，这反而会让其喷涌而出，伤及他人和自己。惧怕愤怒的人往往将气闷在心里，但偶尔还是忍不住要释放出来。压抑并不是一种有效的防御：其效果很难持久。抑郁有时是因为愤怒的感受被隐瞒（可能出于故意，但更多是无意识的抑制），遂将矛头转向自身。易怒往往说明在生闷气。另一方面，如果来访者能够对着治疗师或当着治疗师的面发火，且看到这种爆发并没有损害彼此的关系，将成为一个重大的突破。但有时来访者的观点也不无道理，即生活中其他人不一定能做到治疗师这样包容。有些来访者在治疗中释放之后感到一身轻松，便想接着“一股脑儿宣泄出来”，这些付诸行动的感受反而更加适合治疗，但来访者也借此学会了如何恰如其分地表达感受。治疗还需揭示这类强烈感受的触发因素，以便于探寻其潜在的原因和影响。治疗师必须在允许和容纳来访者强烈感受的同时，试着帮助他们理解自己的感受为何如此强烈，并尝试了解这些感受的源头事件。治疗还可以预演各种表达强烈感受的方式，使之既能维护来访者的尊严，又能体现对他人的照顾和尊重。

精神科医生用尽了一切办法，还是对赫达（Hedda）束手无策，只得将她转介给了一位治疗师。她无时无刻不在付诸行动，让自己身陷囹圄，结果成功赢得了当地所有精神卫生服务机构的注意，所有人都被她气得咬牙切齿。时至今日，赫达已同治疗师一起经历了许多波折，但幸运的是，这位治疗师对她始终如一。迄今为止她们讨论得最多的还是信任的问题。虽然未来还有很长的路要走，但当赫达开始对治疗师爆发极度的愤怒时，这种迹象说明她可能在行为方式上有了突破性的进展。她抱怨治疗师改变了她，使她不再冲动行事。她还是会有搞破坏的愿望，但只停留在愿望的水平上。虽能度过爆发点，但她仍有受挫的感觉；由于周围人都觉得她的表现有进步，所以对她远不如从前那样关注。赫达直截了当地向治疗师表达了这些感受。那次治疗结束的时候，她说，“我想我那样讲恐怕伤了你的心”。治疗师给出了一个很棒的回应：“嗯，你说的时候确实把我震住了，但我一点事都没有，下周见。”治疗师用（已经发生的）震惊这一感受让赫达了解到，她确实对治疗师产生了一定影响：这说明，即便赫达经常把话憋在心里，但她的言论和感受一点儿也没有被忽视；同时治疗师表明自己并未受伤，赫达所说的话并没有破坏他们之间的关系。

支配与服从：施虐与受虐

施虐现象可以说明，为行为寻找单一的原因或动机是愚蠢的。由于施虐经常与性紧密相连，因此更应归在本书第三大主题当中，即性的问题。但梅兰妮·克莱因（1975）认为施虐与口欲期施虐和肛欲期施虐的幻想有关。施虐还包含了控制的问题：控制他人，因处于主导地位而得到愉悦感的提升；受虐则涉及受控，因受人支配而获得快乐。

这个领域的问题比较复杂，同其他现存的特殊问题一样都需要进行专门的研究。（有关各类性行为的研究，参见 Rosen，1979；Bancroft，1983；Lieblum and Rosen，1989；Hudson-Allez，2005）施虐与受虐也可能基本与性无关，因为根据 Rycroft（1972）的看法，很难确定施虐者快乐的原因是在享受他人的苦难，还是出于力量感或是对他人的控制。阿尔弗雷德·阿德勒（Alfred Adler，1922）认为，力量是其中最基本的驱力，而非弗洛伊德认为的性欲；而且神经症的决定因素是自卑情结而非俄狄浦斯情结。既往的争论此处不再赘述，只提最重要的一点，即施虐虽然可能和性快感有关，但也属于一种攻击，它包括从目前社会可接受的且合法的施虐 - 受虐性行为，至儿童和成人受到的虐待、折磨以及其他惨无人道的行为。

除了特殊设置的治疗（如法医心理治疗）之外，治疗师很少见到受施虐行为困扰的来访者：通常所见多半是受害者，或因成为施虐或受虐者的性伴侣而备感压力的来访者。一旦（来访者的，或来访者认为他人的）施虐幻想出现被付诸行动的迹象，尤其是对未成年人或不愿就范的伴侣，治疗师应当咨询保护儿童的社会服务团队，以免儿童受到虐待；或咨询法医精神病专家、心理学家，以防出现令其他成年人无法接受的行为。若有证据表明某人无论在儿时还是成年后有虐待动物的意图，以及严重沉迷于向不情愿的受害者施虐的幻想，都属于危险的信号，需要严肃对待。这并不是说治疗师要禁止来访者分享这些念头，因为某种意义上说，充分表达幻想和施虐的行为更有助于风险的评估。倾诉也可以预防付诸行动（Prins，1975，1995）。同理，遇到某人有自杀风险或焦虑情绪时，开诚布公地谈论这些感受并不会促使其付诸行动，甚至可能起到防止的作用。施虐的想法比施虐的行动更令来访者感到痛苦——虽然想法从未实施，却造成了复杂的内疚或羞愧——于是来访者犹如受到了残酷的超我的袭击。治疗师只要向来访者保证表达这些念头不等于将其付诸实施，一般都能缓解来访者的焦虑。但保证之后必须对这些想法做出更进一步的探索，找到它们与早年或现在的关系中那些无能为力的处境之间存在的潜在关联。

来访者有施虐想法可能说明他们希望报复曾经给他们造成痛苦的人：众所周知，复仇的原则是以牙还牙。报复是一种强大的驱力，它在消极的体验中生根发芽，一如受哺育的体验会带来共情与关怀。然而，就像温尼科特认为攻击性具有建设性的潜能一样，我曾在别处论证过（Jacobs，2009），报复也可以有所助益。没有必要为了弥补发生在自己身上的苦难，就一直通过给他人造成伤害来获得施虐的快感。

构成施虐的因素之一，可能是希望对曾经的压迫者以其人之道还治其人之身，并对强烈的自卑感或严重受伤和受罚导致的痛苦进行补偿。有些男性强迫性地以露阴、诋毁、强奸、家暴等方式攻击女性，可能出自对女性深深的恐惧。施虐的对象通常是势单力薄的人，所以比较好控制，但又具有威胁性。不幸成为此类攻击对象的女性需要在治疗中能有机会发泄自己的报复冲动，可想而知这种发泄也是一种施虐。

在文学作品中，受虐往往离不开施虐，但是决不能将被迫受制于虐待性攻击的人视作“潜意识里要自讨苦吃”。常可以见到被配偶实施家暴的女性也有一对施虐的父母，而且她们自己也觉得总是处于这样的虐待关系当中（Walker，1990）。不能简单地将这些模式归为受虐欲望的表达，然后草率地宣称是这类女性激发了虐待行为，可能她们是身不由己地靠向了施虐型父亲甚至施虐型母亲的翻版。弗洛伊德认为，女性可能会发现其伴侣的负面特征镜映了她们的母亲：“许多女性以父亲为模板寻觅夫婿……但与丈夫之间重复的却是……她们和母亲之间不良的关系”（1931/1991）。尽管当事人很想通过建立良好的关系来修复曾经受过的伤害，但实际上他们与新的伴侣之间仍然是在重蹈覆辙，这也体现了潜意识冲突的厉害之处。更深入地看，可能正是这些女性极度脆弱的特征吸引了需要占据支配地位的男性。

这些关系并不能称作受虐，因为毫无愉悦可言。受虐可见于因被支配而心满意足的情况；或是如同中世纪的苦修士一般，通过鞭笞自己和穿戴粗毛衬衣获得异常的快感。“殉道者”也自有其获益之处，比如幻想有人会为他担心。

受虐或许还包含了转向自身的愤怒，可见于施虐者良心发现后精神上的自责。可能一旦允许愤怒外泄，将无异于施虐，因此必须憋在心中。性快感若牵涉到受虐，或许表明对性有内疚，所以在享受的同时也不得不接受惩戒。受虐式思维可能也和儿童竭力想要理解痛苦的含义有关。如果父母曾经虐待过孩子，所施加的身体和言语上的惩罚明显多于情感关怀和鼓励，那么孩子难免对爱的理解产生偏差。父母甚至会告诉孩子：“我这么说全都是因为我爱你；我知道你很疼，但这是为了你好。”

“不打不成器”的理念曾经在英国盛行，被应用于家庭和学校以及打击犯罪方面。我记得有位人类学家曾谈到她在日本一座寺院里研究佛教的经历。在冥想的过程中，她感到背后受到了数次重重的掌击。起初她以为是自己没有做对而受到了惩罚，但后来了解到这“敲打”其实是一种鼓励和肯定。她只得告诉师父，作为一个西方人，这个动作对她起到了反作用，所幸后来他们没有再以这样的动作对待她。如果在那种情形下，敲打给师父带来了乐趣，那么不难想象孩子（年幼的孩子并不能分清个中区别）会试图将负面体验转化为正面的经历来理解。这就不难看出为何灌肠这种侵入人体的感受如此令人不悦，却一度催生了肛虐的行为；也不难理解为何英国公立学校中责打等惩罚措施会在上流社会的男性群体中引发幻想和施虐 - 受虐式性行为。令人深感痛心的是，对于有些孩子而言，受罚或受虐可能是他们同父母之间产生关系的唯一方式：那么扭曲的爱是否总好过无爱？孩子自己的愤怒又该何去何从？他们因为害怕受到大人的报复而无法公开表达。这些愤怒却终究要回归自身，仿佛自己活该承受别人的怒火。Imber（1995）引用了 Harry Stack Sullivan 关于“怨念转化”（malevolent transformation）的见解：

> 据他观察，有人在孩提时就懂得，想从忽视他们、拒绝他们的养育者那儿得到温柔和爱护是徒劳甚至危险的。这些孩子不愿再继续承受苦难，也不愿明知不可能得到还要一再争取，最后以失望告终，而是选择改变自己的行为，从追求温柔的怀抱变成愤怒的拒绝或调皮捣蛋。虽然没能盼来温柔以待，但变坏这一举动保护了他们不再因追求得不到的东西而受到拒绝和惩罚，进而免遭痛苦和焦虑。如果“怨念”也会招致惩罚，至少是受自己控制的。
>
> （1995）

孩童或成人心中的小孩其实是在将本末倒置。这种“通过间接折射”而学得的关系，其结果可能正是受虐的倾向。

这些主题已经反复说明早年经验在当下情境中有重要作用，施虐和受虐的特质自然也不例外，如 Kernberg（1988）所言，特定的受虐特质可能在一定程度上也有其用处。Imber（1995）举例说，勤奋工作作为一种自适应的受虐，是为将来能够获益，而用“下个月就到穿泳衣的夏天了”作为借口，是为克制自己对美食的欲望。但“自虐……也可能发展为一种病态的生活方式，杜绝了所有体验幸福或得到好处的可能。它甚至会压过在治疗中获得转变的愿望”（Imber，1995）。

本章再三说明，权威和自主的问题永远是治疗过程中不可或缺的内容。治疗关系的一部分属于工作伙伴关系，它不仅受到权威问题的影响，也受到工作和娱乐态度的影响，用发展的术语来说，这种态度在某种意义上属于工作的前体。下一章将考察治疗中的工作和娱乐态度，以及权威和自主在更为广泛的工作中的影响，还有成人生活中和治疗关系中的其他问题。

第七章

权威和自主：在成年期与治疗中的表现

工作与游戏

幼儿早期的生理发展，特别是肌肉协调性的发展，使他们有了新的表达方式，其自主性和独立性也随之增强，尽管有父母严密照看。幼儿的机动性和灵活性迅猛增长，语言能力也大幅提升，能够更加清晰地表达愿望和不满。此时儿童执行的许多新任务都可拓展其边界。有机会参与游戏对于儿童而言意义非凡，因为他们通过游戏可以学习为人处世的方法。儿童通过搭建和拆卸、摆弄玩偶以及微型人物和动物来构建并管理他们自己的小世界，借此缩影逐渐去认识现实的世界。游戏属于实践学习最早的形式之一，也为后期儿童接受教育以及成年后对不同领域（的环境和人物）进行持续探索奠定了基础。它还是儿童表达内心世界的一种方式。所以游戏在儿童治疗中被用于揭示孩子的关注点和冲突也就不足为奇。成年人也会做游戏，后文将会提及成年人的治疗与游戏之间的关联。

儿童如果被限制去自由探索，或因缺乏信任、父母担心以及受到威胁而压抑了自己的热情和好奇，将很难正常地进行游戏。入托或上学为探索和游戏提供了机会，尽管没有父母的参与和鼓励，内心坚定的孩子也能够充分利用这些机会，但那些非要有人在边上看着才能享受游戏的孩子可能会感到拘谨，缺乏学习的自主性，所以学习对他们来说成了一件过分严肃且孤立无助的事情。童年经历的任何压抑都可能发展为成年后刻板的态度，导致难以自由地表达富有创造力和表现力的感受，也不能尽情享受游戏的快乐。有些人一心扑在工作上，甚至运动也可能变成唯一的执念。如果他们对某事感兴趣，这件事就会占据他们全部的生活，没有其他的表达方式，也隔绝了其他所有关系。无论是将一切安顿、整理好，还是让每件事物完美无缺，都失去了其应有的乐趣。“他们太自以为是了”，我们可能会这样评价。工作狂便是其中的典型，他们永远都放松不下来；如同 Wycherley（1675/1965）写的剧本《乡下女人》（*The Country Wife*）中的 Jasper 先生，他对妻子说：“我有我的乐趣，就是工作；你去做你的事情，也就是玩乐”。如果夫妻关系中至少有一方沉浸于他们各自的事业或兴趣当中；或至少有一方无法在对方的陪伴下感到放松，却总要为家庭而忙碌，那么这种强迫型特质可能会干扰夫妻之间的亲密关系。

这在某些情况下与前面的主题有关——似乎工作或娱乐是为了填补空白，甚至是为了打发时间。其他情况则与后面竞争的主题更为相关。有些人拼命钻牛角尖的行为吻合了这个主题的一般特征，他们无法将就行事，不能容忍瑕疵和混乱，需要取悦内部和外部的权威形象。

艾达（Ida）起初来咨询是想摆脱父母的影响所造成的困扰，尽管事实逐渐表明她的工作也遭遇了重重危机。她对所有的事情都过于讲究，所以工作总是拖延；她感到很累，想辞职不干，搬回去继续同父母住。小时候，父母总是为她犯的错误打掩护。他们禁止她出门玩耍，不让她和其他小朋友打交道；也不允许她在花园里爬树，阻止她参与任何可能受伤的活动，或是（这似乎非常重要）不许她把衣服弄脏、扯破。经过治疗，艾达逐渐减轻了对工作的强迫。她找到捷径，赶上了工作进度。她惊讶于自己现在的精准度竟然丝毫不逊于曾经耗费很长时间才能完成的工作。她小小高兴了一下，感到好多了。但她现在有了空闲的时间，不工作时就会觉得低落和倦怠。因为晚上和周末不再将工作带回公寓加班，她有些内疚。治疗师开始探究她为何难以在业余时间拾起其他爱好以及会见别人等问题。她似乎还是害怕犯错、担心表现得很愚蠢或是受到伤害。她在玩乐和其他轻松的活动方面依然对自己高标准、严要求。别人运动（艾达特别喜欢打网球）都是为了出类拔萃，至少她是这么认为的。她花了很长时间才做好出丑的准备，也终于体会到玩耍的乐趣。而当她发现生活中有这么多激动人心的事物之后，便觉得工作很多时候也更加有趣了。

毋庸置疑，治疗是一件严肃的事情，它需要治疗双方都付出诸多努力，经年累月接受情感的耗损，并进行一些敏锐的思考。但治疗双方也都需要在工作中适当放松，这也是弗洛伊德引入躺椅的原因之一，以鼓励患者自由联想，而治疗师也相应地产生自由悬浮式注意。即便治疗中不乏难熬与痛苦的部分，治疗师和来访者双方都应具备把玩文字、创意和潜能的本领。想象力和直觉的重要性并不逊于理性和移情。当来访者在治疗中或与治疗师相处时不再那样焦虑，也会更加放松自如，治疗师也更能从容应对。曾经困扰过来访者或干扰过治疗设置的那些情况，其威胁性也会逐渐减轻。幽默的存在往往说明治疗关系是轻松愉悦的，并且来访者的舒适感也开始逐步提升：此时自由联想更为容易，自我反省也更加宽泛。这一时刻非常重要，来访者不再带着准备好的话题前来治疗。

治疗刚开始的时候，许多来访者都背负着沉重的问题，不得不寻求帮助。他们当时尚未做好享受治疗的准备；也有些来访者一直被愁云笼罩，固着在他们的症状当中。他们可能无法拿创意、意象和联想来打趣。自由联想在精神动力学疗法中占据极其重要的地位，除了脑海中最先冒出来那些念头之外，它为其他不同的想法和感受提供了表达的渠道。思想上难以徜徉在治疗之中的来访者可能是害怕暴露自己。精神动力学疗法一个很重要的方面是能够对防御性焦虑进行工作。

同样，有的治疗师会过度担心是否一切妥当，因此不能允许自己的直觉、想象力和思维任意游荡。而在把玩语言、意象和创意的同时，还得谨慎地运用直觉和猜想，才能联合无懈可击的证据，共同形成干预过程中的必要因素。能令来访者到下次治疗仍然津津乐道的，或在后期治疗的某个时刻进行重点回顾的，往往是那些即兴的言辞，而非深思熟虑且面面俱到的精神分析式解释。

治疗涉及工作联盟，它同时包含了思考与游戏。将治疗称为逢场作戏无疑是不够严肃的：但它确实有种鼓励来访者尝试不同表达方式及不同关联方式的意味。治疗是一个舞台，各种关系都可以粉墨登场，经受一下考验。

工作联盟是第一章提到的潜伏模式的一个例子。若要进入潜伏模式，情感就不能过于强烈，幻想也不能过于丰富。理想的会谈每次都应拨出一段时间用于对先前所表达和体验到的内容进行相对冷静和周到的思考。这时也可以对那些试探性的解释进行检验。如果来访者对治疗师的移情反应或双方的焦虑和幻想变得过于强烈，就不太容易相对理性地继续工作。高效的治疗不仅需要表达感受和幻想，还得进行反思，如此往复。工作和游戏在治疗中地位相当，在生活中也不例外。

当个体处于情绪高涨的状态时，学习就变得异常困难，所以治疗师可能需要等待，直到来访者强烈的情绪得以平复之后，其话语才可能被来访者听得进去并加以运用。在来访者心烦意乱或怒不可遏时拿出一套准备好的说辞，实在难以见效。当来访者情绪饱和之时，共情、温暖、接纳、精确的反应，有时甚至是柔性的管理，都会显得更为适当。来访者在特别难过的时候常希望能立即面见治疗师，一想到不得不等到下次会谈就非常失落，而后来他们已经平复了强烈的情绪，会说："如果那个时候你看到我，肯定要理解得更深些"。尽管定期治疗偶尔会令来访者沮丧，因为他们希望自己在会谈间隙的那些危难时刻恰好能被治疗师看到，但会谈本身为他们处理所经历的事情提供了机会。还有些来访者似乎将所有的感受都憋在心中，待见到治疗师时才如竹筒倒豆子般倾泻而出。不过如此倾诉也给出了可供分析的素材，以便来访者状态稳定时加以处理。只有当来访者忽高忽低的情绪相对平稳时，才是给予反馈的时机，解释才有其用武之地。

在有些情况下，情感因素过于强烈，治疗似乎对来访者毫无作用。琼（Jean）非常渴望寻求帮助，她对自己的行为很是烦恼，很希望从这一堆烦心事中解放出来，但她发现很难向治疗师开口。好在她能表明自己来之前非常紧张，一夜没睡好觉，而且因为生病已经缺课一段时间了。治疗师除了保持冷静、温柔地表达共情式接纳之外，好像无法使她更自在一些，也无法尝试去解释她又急又羞的感受，或解释她好像在担心自己说出困扰之后治疗师的反应。最终，治疗师无声的关注——既从容又冷静——反倒帮助琼打破了沉默。

治疗师与来访者之间的工作联盟暗含权威问题，因为联盟的结成取决于来访者不再担心受到治疗师的批评。达到这种心理状态之后，他们才能更加自由地表达感受，无须再谨言慎行。与此同时，来访者经过鼓励还能在治疗中获得主动权，提出自己的理解，在尊重治疗师的意见的同时也重视自身的权威性和专业性。治疗师也需要留心自己的反移情感受，尤其是有些反移情会诱使他们不由自主地扮演重权在握、知识渊博、权威且苛刻的父母形象。正如 Hartung（1979）所言，治疗师需要修通自身的种种问题，才能展示成年中期的生殖模式——参照埃里克森（1965）的第七个年龄段，其发展任务为繁殖和创造。创造力的形成与三大主题中的元素均有关联，包括从自身的权威和自主当中获得信任和信仰，以及从竞争焦虑中解脱。治疗师则像一位好的老师或家长一样，通过以身作则的方式帮助来访者转变压抑。

肯（Ken）每当面临不能很快领会的学习任务时，都会恐慌。他极需时间来思考，却根本无法放松地营造这样的空间。如果不把事情落实，他就会焦虑，害怕自己永远无法按时完成任务。这些工作上的问题也反映到了他的治疗当中，使治疗师在肯面前备感压力，比如他会暗示很期待治疗师何时能给出一个有用的建议。治疗师将这种紧迫感告诉了肯，但语调平静、适中，想借此表明若要治疗起效，他们双方都需要时间来释放紧张的压力。

治疗还有一处与此相关，即规定来访者可自由选择发展的方式。发展的模型和心理成熟度必然都是主观的，也是由文化来决定的。不同的治疗方法有其不同的构建良好的关系和成熟的思考行为的模版，然而与精神分析和精神病学有着清晰的精神病理学模型不同，有些治疗方法没有清晰的模版。这些模板常常具备一定的权威性，所以治疗师稍有不慎，很容易像父母、老师和神权那样，陷入某种标准的桎梏，将来访者套入他们的模板当中，或是把来访者指往特定的方向。

同指导儿童护理或发展心理学的书籍一样，在治疗中照本宣科的危险之处是它为个体发展制定了好与坏的标准。这或许并非作者本意，但希望通过考试的学生却将书中内容视作金科玉律。治疗师可以用特定的方式作出回应，鼓励其中积极的见解和态度，质疑或解释其他消极的内容；若是对来访者不够关注，只注重提升治疗的水平，将阻碍该来访者向期望的方向迈步。目前的环境下这种情况尤其突出，治疗师被要求提供能证明疗效的依据，并且需要迎合雇主或出资机构制定的目标，向他们展示自己的效率。治疗师不顾千篇一律的风险，热衷于塑造一批成功的父母或高效的职员，不让来访者有机会创造或再造自身的形象。其实来访者未必一定要遵循治疗师提供的解决方案。生活相对比较舒适的白人中产阶级咨询师或治疗师（这一群体的数量还相当庞大）尤其需要向那些不轻易墨守成规的同行学习。有些治疗师在描述治疗时经常感谢来访者令他们受教颇多：这种观点同样适用正在学习治疗的人。

温尼科特强调，母亲为婴儿提供可自由成长的环境是非常重要的。他还强调幼儿玩耍时应有人陪同："孩子们玩耍的时候必须有人负责陪在身边，但这个人不一定要参与游戏"（1971）。与此相似，治疗师也无须告知来访者他们游戏的内容或目标。有些父母总是试图帮助孩子去做有用的事，或者坚持让孩子按照特定规则做游戏，这不仅是多余的干涉，因为儿童很快就会在游戏中发展出比成人还要确切的规则体系；而且也存在一定风险，因为这可能会抑制儿童的主动性，阻碍其成长。

因此不同的工作和游戏态度能够抑制或促进自主性，埃里克森将这一优势分配到第七个年龄段，即创造力和繁殖力。这些品质放在任一年龄段都是值得追求的。权威和自主的问题在生命的很多时刻都会出现。

贯穿一生的自主和权威

本章及前两章介绍了权威和自主的主题在控制问题、刻板地对待他人（独裁主义）和自己、完美主义、表达愤怒或其他情绪的失控、强迫行为和态度、有条件的爱以及内化的权威形象（良心或超我）等方面的反映。在关系方面也是一石激起千层浪，先是内在核心自我的相对自信感使潜力得以发展，再到不仅生理上和情感上产生力量感和愉悦感，而且在与他人的互动，包括与权威人物的互动方面，都有向外的扩展。通过这一过程，儿童或成长中的成年人变得更加独立自主，同时也更具创造力和繁殖能力。

这一扩展过程自出生之后即已开始，有时受控于生理和躯体因素的引导。虽然现代医学主张自然分娩，但自然分娩的时机无论母亲还是婴儿都极难控制，而生命中也还有很多类似的由身体因素引起的变化的场景，无论在平常时期，还是在特别的身体变化期（如青春期和老年期）。除了美容产品、健身中心或是整形手术之外，要拦住时间的脚步几乎是痴人说梦，而那些控制狂们会发现他们正在与自己的身体进行一场旷日持久且注定失败的战役，继而引发一些前文讨论过的自恋问题。有一种观念认为，死亡也属于身心的活动，因为最终我们都失去了对死亡本身的控制权。这一事实可能会被医学的进步所掩盖，但我们不应受其蒙蔽，妄称我们能主宰自己。

但即便是我们以为不受控制的情况，比如婴儿身上，也存在着控制，婴儿拥有相当可观的力量能令母亲响应他们的招手和呼唤。特别是面对第一个出生的孩子时，父母会发现生活全在围绕着婴儿转。他们的日常事务和社交计划不得不被暂时的手忙脚乱所干扰。如果他们很难将自己从先前井然有序的生活节奏中调整过来，并自愿被一个全然无助的小生命所控制，那么将陷入重重困境。儿童在蹒跚学步的阶段会学着应对挫折并调节自己与其他家庭成员的关系。这一适应过程必须得到父母的配合，因为儿童在游戏和探索方面的需求要求父母以足够轻松的态度去面对散落一地的玩具、洗澡时弄得到处是水，以及孩子进步所要付出的其他代价。在儿童完成学业走进成人世界的过程中，耐心解答他们诸多的“为什么”，将是对其主动性和探索精神的鼓舞。在家庭和社区生活中，规则的解释及实施方式也可使个体相信父母、他人及世界（即埃里克森所说的第二年龄段的结果）基本上是公平公正的。孩子到了青春期，父母的控制受到诸多挑战，而父母处理这些挑战的方式将有助于孩子划定界限，知道什么可以，什么不可以，以及如何与他人相处，既了解限制，也知晓机遇。父母也应试着去鼓励孩子，而不要给他们施压，让他们做力所不能及或不情愿去做的事。

露西（Lucy）是家里的独生女，为了让父母满意，她得在学校里表现得非常努力。她觉得自己“不那么聪明”，但在课余时间她也会辛勤地帮父母打理家里的小店，这多少弥补了课业上的不足。结婚生子之后，她决定不让孩子们重蹈自己的覆辙：她的孩子确实成了她的骄傲，都成长为能很好地适应社会且健康、正常的少年。当他们离开家的时候，露西觉得非常失落。她本应感到高兴才对，因为她在自己小时候经历了那么多压力的情况下，仍然让孩子们得以自由成长。但她依然没有意识到，她为孩子们所做的这一切，完全是受着“要努力”的驱使，才能达成所愿。一旦孩子们要离开，她也就失去了努力付出的对象：从孩子们幼年至青少年这段时间，这成了能令她感到被人接受的唯一方式。

埃里克森模型里不同阶段之间的交互关系提示，第八个年龄段的一个优势——放弃（renunciation）——与儿童和青年人自主性的发展有所对应。亲子关系中也存在放弃，尽管这是一个旷日持久的过程，因为要放手让孩子去面对各种发展的机遇。放手意味着放弃控制的欲望，去适应儿童和青少年的愿望和需求，同时兼顾他们的处理能力。无论是父母还是其他权威人物，都得在放弃控制和舍弃责任之间寻找微妙的平衡。温尼科特告诫道，成年人过多地弃责任于不顾，会造成孩子假性成熟（1971）。同时，关于婴儿期他也承认，母亲“向婴儿呈现单纯化的世界，使婴儿通过母亲对世界产生初步的了解”是非常重要的（1975）。虽然温尼科特提醒人们，放手不管会对婴儿造成难以控制的冲击。但有依据表明，父母逐步放弃控制和保护的行为是在允许世界逐渐对儿童产生影响。母亲面对幼儿的独立需求，必须做好准备，让他们朝着自主迈出第一步（字面意义）。父母若能在允许孩子自由和实施必要的约束之间把握好尺度，将更有信心让青春期的子女在面对机遇时检验自身的界限。

儿童自主性的进一步发展发生在第一次入托或入学时。这时他们会遇到一批新的权威，也需要应对父母的新形象和新期待。一个孩子的潜能是无穷的，包括语言、文字和计算的能力，也包括物理、手工和技术等能力。对于部分儿童来说，傲人的成绩可为他们开疆辟野，但有时也会让他们与家庭或家庭的价值观分道扬镳，尤其当他们来自受教育水平偏低的家庭或闭塞的宗教或种族背景时。另一些儿童因为某些原因成绩不尽如人意，可能导致各种形式的低自尊。如果婴儿在早期成长的环境中品尝过失败的滋味，将造成其信心不足甚至信心全无的后果。在随后的童年生活中，相关的失败，尤其是教育上的失败，可能会导致儿童在特定领域的知识和技能上丧失信心。

我在第一章介绍潜伏期相关内容时曾建议，无论是儿童、青少年还是成人生活中的学习都不应受到权威和控制的干扰。心理上的困扰会降低学习的能力——比如扰乱现有的客体关系，产生愧疚、羞耻和尴尬的感觉，以及害怕被看穿、被惩罚或不被赞同（Jacobs，2004）。还有一点非常重要，即那些为人师者虽然在专业领域是权威，也颇具交流的技巧，但同父母一样，他们也应多给予学生信心：犯错误并不可怕，整理信息和活跃思想都很重要，开放式的思维和想象将带来事半功倍的效果。在发展自主性的过程中，权威问题和缺乏信心都可能导致学习者很难开展工作或无法完成工作并提交以供评估，因为接受评估唤起了他们记忆里对失败的恐惧。有些学生觉得他们必须字字属实、句句完美。这种类型的完美主义试图消除所有的批判。有些青少年和成年的学习者甚至不敢寻求导师的指导，害怕暴露自己的无知。这样畏葸不前的举动与他们孩童时期对认知的渴望真是大不相同，那时他们刚刚接触到更为广阔的世界，对什么都问个不停。

玛丽（Mary）来找高校心理咨询师，她是因为考试即将败北，不得不把治疗师当成最后一根救命稻草。她疏于学业已有一年之久。尽管最初她是像青少年一样以不学习来反抗家庭和学校，但由于她不敢寻求导师们的帮助来赶上进度，事情越发不可控制。她害怕导师会骂她懒惰，就像父亲曾经批评她的那样。咨询师向她指出，如果她希望重修一年，就必须去见导师——她是否仍然惧怕导师的批评，以致不敢讨教？她会不会也担心咨询师会说她懒而害怕来见她？玛丽决定去见导师，一周之后回来说，其实导师挺理解她的，但她还得把事情告诉父母。咨询师怀疑玛丽对父亲的批评有些过虑，而且父亲现在也不一定像她想象的那样严厉。会不会她想要扮成期待惩罚的顽童来促使父亲批评她，而不是像成年人那样拥有自己独立的思想？

在学习初期，如果非要刻板地按部就班地解决问题，尚且不难，但迟早（尤其随着学历的增长）这种强加给自己的期待会变得难以实现。个体如果秉持非黑即白的观念，或是非得确定才能下结论，往往思路比较狭窄，或根本不敢表达任何观念。谨小慎微也阻碍了智力和科学发现的核心——想象力的飞跃。学生们只见树木，不见森林。在学习后期，很有必要对疑惑采取宽容的态度，尤其是对事实的解释所产生的疑惑。对确定性的渴求有时会阻碍人们去追寻更多的信息和更深的思考，而后两者终将带来更为全面的解答。

学校恐惧症可能也是这类担忧的一种产物：儿童试图退出或躲避或

许是害怕自己表现不佳；或担心老师会用批评、惩罚来羞辱他们；或害怕自己不如同龄人优秀。有些孩子的老师（尤其老一辈的教师）可能确实严厉甚至暴脾气，但像案例中的玛丽这样的学生，即使老师或导师总是对他们的错误和迟钝宽容以待，也会令他们产生这样的忧虑。还有些儿童或高年级学生可能想迎合他们的老师和父母，所以仅仅是为了努力而努力，不再将学习当做通往成功之路的桥梁。

上述学生是为了取悦权威而学习，还有一些学生是为了反抗老师或制度的权威而拒绝学习。这种行为或许也是一种抗议，因为他们觉得当初父母不顾他们不想离开家而强行将他们送进学校，或觉得父母逼迫他们继续深造，阻止他们出去工作或变得更加独立。还有些学生会借着与权威抗争的机会来测试制度的边界，他们从前在家里很难实现这种测试，因为他们的家规不是过松就是过严。

娜奥米（Naomi）落下了许多功课，她感到首轮考试恐怕要失败，便找到了学校的咨询师。很快咨询师就了解到，娜奥米特别惧怕她的父亲，包括她选择这个专业也是父亲的要求。哥哥比她早入学，已经成了父母和老师眼中不折不扣的混世魔王和捣蛋鬼。她声称所有事情都要独立完成，所以不愿寻求老师的帮助。起初咨询师不能确定娜奥米是否故意在用消极怠工的方式被动地反抗父亲。尽管时机并不恰当，但她显然是要通过自己独立做事来达到某种程度的独立。随后发生的事情证实了咨询师的猜测，因为几次会谈之后，娜奥米开始不断地要求咨询师回答她的问题，以及打电话给她的父亲，等等，后来似乎又急着提前结束会谈。这或许表明娜奥米需要在咨询师这样的父母形象面前感受到独立性，或者她原本期待咨询师能像父亲那样总能看透她的内心，但咨询师却没能给她明确的答案。

老师们（包括那些教授或心理咨询与治疗的督导师）需要管理好自身的权威问题，以便在保持坚定的同时又不失灵活。有些老师和机构通过心理上的训教和惩戒来巩固他们的权威地位，而不是劝导和鼓励。即使家庭环境能够很好地促进儿童成长，暴脾气或吹毛求疵的老师不可避免地会成为家长的替代，给儿童的心理植入强烈的负面感受，使他们超我增强，常常对与教育和学习相关的一切活动都产生抵触。若是父母和老师都冷酷无情，儿童想要获得自信和自尊就更困难了。当然，也有很多学校或成人继续教育的老师给出了不同的示范，他们像是接纳和关怀的父母，一改部分学生心目中严厉的老师形象。有正面的实例可以表明，这样的老师能够鼓舞成年学习者重返正规教育。

在人们看来，成年人再训练或学习新技能就是重回学校，那么新的机遇也会蒙上先前不愉快或不成功的体验的阴影，所以再培训很难被看好，因为它要么勾起了父母或老师太多的期待，要么根本无法引起父母的兴趣。与学习速度更快的同龄人或兄弟姐妹一比较，自卑感可能也会产生影响。因此任何事只要与教育沾边，都会招来抗拒，或被心不在焉地对待，即便新的机遇能带来积极和有益的结果也是如此。在对成年学习者进行治疗的过程中，治疗师应当考虑既往的学习经历对其态度的影响。

奥马尔（Omar）的父亲是个技术不太熟练的机械师，他非常自豪于奥马尔的两个哥哥在学业上的成就。但奥马尔的这两个哥哥动手能力都不强，只有奥马尔不错，所以他成了那个与父亲志同道合的儿子，俩人可以一同修车或做别的手工活儿。没有任何证据显示奥马尔不够聪明，但父亲总是告诉他，“你是像我的，你走不了他们那样远，但是你会在我干的这一行表现得非常出色”。当时对父亲的认同令他满足于现状，因为和别的孩子一样，他也很想与父亲保持亲密的关系；但这为奥马尔以后的生活蒙上了阴影，他后来发觉自己智力不低，就通过继续教育学院读了大学，但考试令他惧怕不已，因为他总觉得他踏入了哥哥们在行的领域。

不是只有成年人才能当独裁者。在区分青春期的不同类型时，Marcia介绍了一种“被阻碍的青少年”（foreclosed adolescent）（1975）。他们一副独裁主义的腔调，很少以批判的眼光看待自己，在人群中或面对众人时很容易迷失自己的身份。对于这样的年轻人，其身份是由父母或同龄人所决定的。他做事是因为别人这么说或这么做，他们常常秉持黑白分明的态度。宗教信仰也可能影响到青少年对他们所期待的信仰和价值观的现实性的质疑。

保罗（Paul）曾经乐此不疲地寻求“生命的意义”，但他去找治疗师时正陷入了两难的抉择，既想加入教条的基督团体，又渴望成为有趣的“男生团体的一员”。父母对他保护有加，不允许他晚归，也不许他骑车，以防受伤。寻求治疗或许是他处理对团体过度认同的一个机会，无论这个团体的性质属于宗教型还是享乐型：但保罗却希望治疗师能告诉他该如何做，而且似乎无法利用提供给他的空间来自主处理事情。

保罗甚至不允许自己表现出不成熟，因为他认为这些都是些“小屁孩”干的事。温尼科特认为青春期的不成熟是健康的：“青涩是青少年身上宝贵的一部分。它驱动着创造力、新鲜感以及新生活的创意中许多激动人心的特征”（1971）。

年轻人可能窘于寻求成年人的帮助，而且超出需求的一分都不愿多取。他们常常将“我想自己解决这个问题”挂在嘴边，这是表达独立自主的良好愿望。无论年轻还是年长的来访者，只要不受重性疾病的困扰，那么承认独立的愿望都是恰当的，尽管对于老年来访者而言，独自生活的愿望可能掩盖了他们担心对治疗师产生更为亲密的依恋，年轻的来访者更容易忽视这一点。年轻人大体上更会随机应变，经常寻求超短期的治疗，一时就能见效，然后表示“需要的时候再回来”—— 为自己留下后路，实际上很少再有返回者。

实现个体自主性的一个重要方面是寻求经济上的独立，这也是工作的动机之一。工作场所本身也聚集了许多与本主题相关的问题，部分已在上文有所提及，但这些问题也会发生在失业、裁员以及提前退休的人身上。被裁员后又找不到新工作的人显然很有理由认为世界是不公平的。那些失业者因为无事可做［“做事”（doing）与“存在”（being）同等重要）］，会觉得自己无能，也可能因无法提供经济来源而感受到家人的责备；或者就整个社会而言，也倾向于怪罪到失业者身上，而非谴责就业体系。由于失业者感到自卑和“没有面子”，所以很难出门见人，尤其是见那些有工作的人。既缺乏生产创造的机会，也无法对成就感到自豪，难怪失业者甚至一些退休人员会产生自卑感；而那些以其他方式表达自己需要在工作之外进行创造或生产的人，以及选择替代方式获得报酬的人，都是适应能力更强的人。一个人为了守住自尊对工作倾注的心血越多（尤其是工作狂以及强迫型成功人士），被裁员或退休之后就越是难过。

另一方面，即便没有工作或工作量较少，只要经济无虞，有些人也能学到更多技能，寻找新的兴趣点，能尽情地玩乐，在时间的利用上也无须被动。若家庭或学校要求他们必须表现上佳，或总要他们牺牲“玩乐”时间用于工作，那么很有必要重新评估一下他们的生活（尽管这可能并非易事）。因为他们要取悦父母、老师、主管和领导，所以无暇满足自己的需求。但立足当下回顾过去便会发现和原先的全职工作相比，还是现在更自由些，全职工作实在令人疲于奔命；也会看到有些雇员是如可陷入因循守旧的模式的，或如埃里克森所说，成为：“一个［人类］科技和剥削者的恭顺的奴隶”（1965）。

露丝（Ruth）甚至还没开始工作就已经产生了畏惧心理。她一年多都没递出过一封求职信，实际上这种情况从她大学毕业就开始了。她因为被动而变得抑郁：（露丝的母亲明显希望）治疗师能动员一下露丝，暗示她找点事做很有好处。但这不会见效，因为露丝认为她令母亲失望了，所以母亲的暗示只会让她更加愤怒。相反，治疗师接纳了露丝不愿找工作的想法，这似乎源于她的一个感受，即工作意味着成为体制内的一员，也就成了一个无名小卒。父亲在培养她时墨守成规的态度抑制了她个性化的表达，也压抑了她暗自担心无法与男性一较高下，同时令她更加沉闷。她声称很享受不用工作、无忧无虑的感觉，但似乎是拒绝利用自己的资质去积累年资或谋取一个管理职位，那样既可以对他人运用权威，受到的约束也比现在更少些。除了明显的反权威倾向，治疗师与露丝之间的关系特征还包括她经常试图让治疗师给她答案，对此治疗师的反移情是想催促她赶紧行动起来。

职场还存在一个深层的问题，即掌管和控制。这一观点由 Rayner（1986）提出，他认为有些职业需要管控因工作性质而产生的焦虑，特别是那些需要处理基本情绪的工作。比如，“清洁工得忍住臭味，蜘蛛人要克服眩晕，老师得维持课堂纪律”（Rayner，1986）。治疗师和咨询师得克制住自己对工作的焦虑（Jacobs，2001）——尤其是涉及自身需求的部分，若得不到适当的引导，这种焦虑会发泄在来访者身上。治疗师最难掌控的两点也都与控制问题相关，其一是爱莫能助（总想“做点什么”），其二是拒绝成为来访者想象或期待的能够翻云覆雨的权威形象。

休（Sue）那时正在接受咨询师培训，她非常在意自己能否表现良好并被顺利安排工作。此外，和许多新手一样，她经常把工作带回去做，担心来访者在两次会谈之间的安危，试图在工作之余预先帮他们想好所有的可能性。但她的父母并不支持，对她很失望，因为她没能利用自己的智慧和资格证谋取一个更有前途的职业，而是选择去读一门离"成功"如此之远的课程，至少在她父母眼中是如此。他们对她寄予了厚望，而她自身的抱负却妨碍了她对来访者自由地倾听和陪伴。

还有一点需要考虑，即各种权威和自主问题以不同形式造成了亲密关系的困难。夫妻同住一个屋檐下，便要学着与彼此的准则、价值观和"规矩"共同生活。通常它们并没有明文规定，也不会明说，尤其是在关系建立的早期阶段。逾越另一方的准则与规矩，或是不遵守伴侣原生家庭所秉持的行为模式，将招致怨恨或公然指责，甚至双方对簿公堂。在批评-服从式的伴侣关系中，生活方式和作出决定的方式都不允许公开质疑或分享。其中一位变成了（或让人感到成为了）专制的父母，另一位自一开始就努力去取悦和迎合，直到双方恩断义绝或分道扬镳、反目成仇。一旦俩人都想向对方证明自己的自主性与主导权，那么涉及金钱、家庭、子女的管教以及子孙后代等话题都会火药味儿十足。在权威问题干扰到关系时，冲突和分歧便成了早年父母与孩子之间自由和自主之争的出口。即便是微不足道的小事也可能被一方拿来向另一方展示权威。

关系的另一个方面是希望取悦对方：其中一方或许总感觉在另一方眼中自己做得不到位，这有时是因为他们对自己期待过高，不一定是伴侣的问题。他们竭力要成为足够优秀的经济支柱、家庭主妇、爱人甚至父母，为那个像孩子一样的伴侣负责。例如，性既是为了满足需求，也成了一种表演，比如让伴侣得到性高潮这一结果便凌驾于彼此的欢愉之上。

“行动”（doing）的重要性再一次超越了“存在”（being）。

考虑该主题在衰老过程中的呈现方式也很有意义。如前文所述，除了聪明才智之外，放弃或放手也是埃里克森所认为的成年期“优势”之一。衰老和退休很可能涉及体力和精力方面的丧失与受限，意味着不再有明确的工作角色，无须朝九晚五每周上班，收入也会有所下降。但最终考察的更多是态度，而非这些显而易见的表面因素。老年人（Lowe，1972）有种特殊的心理类型，它令人联想到因循守旧的肛欲期特征：这类人惧怕衰老、退休和虚弱，且出于防御而强迫性地保持活跃或故作积极，他们倔强而自负，控制欲过强。

垂头丧气的态度没法应对衰老带来的优势和新机遇，只有那些接受衰老之局限性以及享受退休后新的自由生活的人，才能从中获益，当然前提是他们有足够的财力和体力作为支撑。这些人可能是个体自主性发展得最好的那一类。对于已然身居高位或在家族中德高望重的老人来说，看着自己曾经训练过、指导过的年轻人成长为接班人，也是一件令人欣慰的事。老人如果因其经验、智慧和判断力而受到尊重，会乐于退居幕后，化身“顾问”，知道他们的人生经验和工作经验对于后代很有价值。

合理分配时间有助于重拾过去和现在的兴趣爱好，也可使精神保持活跃的状态——比如说，坚持脑力活动似乎可令记忆更好地运转。忍耐往往是老年人特有的品质，较之中年的父母，年长者往往更少感受到来自年轻人的威胁。意识到老之将至，也让人更愿意趁早享受与他人之间的关系，放下曾经的刻板与执着。

控制与放手最后一次出现是在人生命垂危之际，有时候似乎是将死之人自己选择了死亡的时机。这正是前文我所表达的观点，即死亡是一个心身的过程。人若在临死之前仍有愿望未能达成，可能会拖着衰弱的躯体强撑到完成临终愿望的那一刻；但也可能在其他人认为还有希望的时候自己放弃努力，迅速衰亡。当存在未竟之事的时候，或是有未报之仇或尚未实现的愿望时，以及需要唤起或改写某些回忆的时候，死亡就愈发困难。

特雷莎（Teresa）患有晚期癌症，她从医生那儿得知自己最多只有几个月的生命了。尽管卧病在床，特雷莎还是会在家中向她知道的其他癌症患者伸出援手，给他们寄去安慰信。她从丈夫那里得到了极大的支持。她只有一个遗憾，就是长子始终不肯回来探望她。虽说他住得确实挺远，但她明白，他不来看她的真正原因是不愿看到她这个样子。即便家人再三请求，他依然没有现身。过了医生预言的死期之后一年，特雷莎仍然活着，只是活力已大不如从前。最后她的儿子终于露面了，和她待了几个小时，然后一周不到她便去世了，就好像她是在等待那个时刻，能够和儿子道个别，然后才能放手让自己离去。

成长中的儿童、青少年和成人通过解决信任问题、产生安全型依恋而形成对核心自我的自信，又通过解决与权威和自主相关的问题而获得对能力的自信，便能更好地应对后面有关竞争与合作主题的一系列问题。它们涉及不同类型的关系，包括从亲密的伴侣关系到范围更广的社交网络。尽管这些关系包含了信任和权威的方方面面，但下一个主题还有与驱力相关的更为重要的因素需要处理。

治疗关系中的权威与自主

治疗和咨询的中间阶段往往最为漫长，在此期间，需要针对那些一而再、再而三地以各种伪装形式出现在多种情景中的特定主题进行反反复复的讨论。这同时也是试探的时机——测试有多少内容可以倾诉，何种感受能被接受，并尝试表达不同的观点，敢于去想难以想象之事，有时还会试探治疗师的权威或最初制定的边界的可信度。来访者若有足够的安全感，会询问与他们自身和治疗师有关的问题，“我能多大程度上……”：

- 对自己、对治疗师、对治疗以外的人诚实以待？
- 信任和依赖治疗师？
- 表达所有的负面感受（注意，有些来访者甚至将爱感受为负面的）？
- 利用治疗师，将原本针对他人的部分感受和客体关系（通过移情和投射）投放在她/他的身上？
- 向所觉察到的治疗师的弱点发起挑战，也许是试探边界（比如在治疗初期制定的合约安排）的方式？

与此同时，治疗师也面临着同样的问题，即他们能多大程度上坦诚地对待来访者，以及将来访者放在他们身上的部分投射和移情倒推回去。

治疗双方都可以检验他们能多大程度上进入并停留在内心世界的“混沌”之中。对于来访者而言，这或许意味着要面对往日恐惧的感受，甚至是内在的空虚；对于治疗师而言，可能会拓展其学识、思维和体验。此举意在评估来访者的接受度，以及他们被允许表达多少，这也考验了治疗师在这方面的专业性和支持性。落入混沌可能涉及退行（以及信任和依恋）的问题，但治疗师要切记，除非经验丰富，否则不要故意鼓励退行。例如，像温尼科特这样富有经验且技术高超的治疗师，在同一时期，也仅允许一位患者进入深度退行期。简言之，“他谈及患者有时不得不‘排队等候’，才能进入这种状态（完全的退行），须得前一位修通之后，不再那样需要他了，才轮得到下一位”（1990）。

来访者很有必要去测试治疗关系属于何种关系，以及治疗师是否能够接受乃至抵挡住来访者表达暴风骤雨般的消极和积极感受。至于边界方面，来访者可能也要检验治疗师准备做出多大程度的忍让，并测试其底线。我再次想到温尼科特，他认为父母应当担起责任，这样他们正处于青春期的孩子便可亲自以稚嫩的方式去检验关系的方方面面。虽然来访者会通过触碰边界的方式来试探治疗师，但对治疗师的干预的拒绝却并不一定都是防御。有时这表明来访者的力量已经强到足以能指出治疗师的错误了。

这样的测试几乎不可避免会令来访者时常对治疗师感到失望。因为即便治疗师实在没有过错，他也总归会在理解上出问题，或是做出错误的解释。其他一些情况也容易被来访者体验为是治疗师的错误。比如中断，或治疗师迟到、生病。面对那些希望治疗师能成为他们的父母、爱人、朋友、魔法师甚至成为他们无比渴望的权威形象的来访者，治疗师必须让他们失望。即便来访者没有触及边界，治疗关系也会受到其他形式的考验。治疗师体验到的这些挫败感和温尼科特的醒悟（disillusion）概念可能是一脉相通的，即母亲在婴儿可承受范围内尽可能地逐渐让其失望，从而允许越来越多的外部现实对婴儿产生触动。治疗性失败可能并不在计划之内，而是偶发事件或某次失误的后果。但修通治疗师的失败体验和来访者的负面感受，以及修通任何对治疗师和治疗过程的幻灭感，对治疗都非常重要，如同婴儿心理上“断奶”的过程一样。科胡特也强调，处理移情性失败很有必要，虽然移情是对自恋型来访者最主要的干预，但移情失败或未能满足来访者的自恋需求也可称作第二重要的干预（Kohut，1971，1977；Siegel，1996）。

如果治疗双方经受住了这些考验，没有造成治疗关系的破裂，将使来访者领悟到关系的“持久性”（permanence）：即无论发生什么，说过什么，最初制定和协商好的边界都会确保其安全。这一过程可能需要重复多次，直至达到这一效果。过程中可能会进展不顺，但只要双方恪守承诺，（最终）会一一克服。来访者知道治疗师一直都在；治疗师知道即使来访者出于报复而缺席一周，他仍会在下周出现。当然，失望与失败仍会发生，但此时它们已能被克服，而不会对治疗关系造成毁灭性的打击。事实证明，醒悟是具有创造性的。

即使持久感非常强烈，也有信心可以维持这种关系，却仍会有另一种错觉，即治疗或咨询有朝一日终须结束，那时现在的关系也走到了尽头。眼下即便存在无常感（impermanence），也暂时不会引发这样的顾虑；就目前而言，它也无须多虑。结果是依恋不断加深，治疗双方都很重视彼此身上可靠、坚固、稳定的品质，这些品质在很多情况下是度过持续动荡局面的基础。如果处在这一阶段可能就不适合考虑结束治疗，但可以期待来访者能够自信地认为“即使会谈不得不终止，我照样可以活下去”。

修通的过程意味着以不同的形式重温同一个问题。它包括模式的识别，有些模式固着得相当厉害，需要给它松松绑，以使改变和新的发展能取而代之。这一切都在治疗关系的背景下发生，那些模式在此可以被重复，也会像其他关系那样，出现被“卡住”的情况。防御需要去修通，而不是被攻击。新的材料、先前没透露的情况、甚至是以前没能意识到的事情，都可能产生突破性的进展。

如果进展顺利，治疗和咨询也可以模拟其他治疗关系的情况。治疗关系对于来访者而言无疑是非常独特的，可能他们以往从未接触过这样的关系，但治疗师也能够感知到治疗关系的独特性。来访者呈现的个人史，以及每位来访者与治疗师之间建立的独特关系，都决定了他的独一无二；尽管有时相似的模式和体验会不可避免地唤起治疗师对既往来访者的回忆。

权威与自主：治疗师的目标与治疗的目标

专栏7.1　治疗师有关权威和自主的目标

发展工作联盟，使来访者能够受到鼓励，和治疗师一同担当起思考和反省自己的责任。

鼓励治疗取得成效，同时也允许治疗师和来访者在其中“把玩”观念、文字和自由联想。

培养工作伙伴关系，治疗师以专业知识为来访者提供援助，而非展示权威。

不要以权威形象示人——例如，避免制定规则或提供建议（除非来访者严重失常，适合这样的管理手段）。

防止来访者想要把治疗师变得更加权威。

注意来访者有时似乎要将权力转让给治疗师。

留意来访者因害怕治疗师的批评而难以表达一些想法和感受。

培养来访者的自发性，同时也培养自己的自发性。

秉持界限，但不要以严厉或墨守成规的方式进行治疗。

能够发展出自己的治疗风格，不要固守传统或训练的内容。

将来访者希望或害怕将治疗师视作权威人物的感受与他们对父母权威的感受、或在童年和后期对类似父母的权威形象的感受相连。

找准来访者对审视或批判的恐惧，它似乎是将批判投射到了他人身上，其实源自来访者的内心世界。

当来访者的措辞变得单调无聊或只用疏远且理性的方式说话时，帮助他们处理对表达感受的防御——记住来访者很怕自己产生这种感受，很可能对这些感受存有羞耻或内疚。

区分适当和不当的内疚，使来访者能够表达适当的内疚，但也要寻找不当的内疚可能的原因。

当来访者感到羞耻的时候，明确表达接纳的态度，除非他们确实做错了事；探寻羞耻感的来源（比如童年时父母过于严苛，文化决定因素）。

帮助来访者在适当的时间离开治疗，以实实在在地体现出他们新发现或新确定的独立性。

专栏7.2 更成熟的发展的标志及与权威和自主相关的潜在治疗目标

对个体能力的自尊感和胜任感：个体能够做到或完成的事情，而非信任和独立主题中更为基础的自尊感。

条理性、正义感和公平感——即感到“世界”基本上是公平的。

具备自我控制的能力，但不会过度控制。

具备个体自主性，但不会骄傲自大。

有信心可以促成事情发生。

适应新环境；能在无序的环境中出创造出新的秩序。

勤奋且有创造力。

有能力以恰当的方式放下情感。

有信心采取主动，包括衡量一切风险。

在需要时表现出独立性。

辨明对错，听取信息乃至建议，但独立做出决断。

在必要时敢于使用鼓励对话的方式挑战权威。

承担个人责任。

平衡工作、游戏和放松。

享受体育锻炼和肢体语言。

既向权威人士学习，也能质疑他们的权威。

具有内部秩序感，但也有适应和改变的能力。

可以忍受暂时的失调和不确定性。

对全身的悦纳——尤其是那些通常被视作“下流”或“肮脏”的部分。

能犯错误且从中获取经验教训。

协调感——可以做事而不畏犯错。能够公正地行使权力。

共享权力和共同制定决策（比如在工作关系当中或亲密伴侣、亲子关系之间，等等）。

能够在孩子长大成人后让渡权威（但仍会提供指导和分享经验）。

能够在逐渐年迈之时让出权职，鼓励和扶持接班人。

第三部分

合作和竞争

第八章

合作和竞争：性别、性和两性关系

合作和竞争问题的呈现

专栏8.1　与合作和竞争有关的问题

三者之间或三角关系中的问题：

- 将性/感情/关怀分给不止一个人；
- 父母一方将孩子视作对抗另一方的盟友，或将孩子当做伴侣的替身；
- 孩子夹在父母中间；
- “三角恋”：一个人，两个伴侣；
- 在三人中感到被冷落。

性交困难，以及两性关系困难。

无性关系。

性压抑。

性挑逗行为。

唐璜式挑逗：但在这里也可视作信任和依恋的问题。

性别焦虑：特别是对“男子气”或“女人味”——个人品质和性别期待的焦虑。

被父母嫌弃是个男孩或女孩，因为不符合他们原本期待的性别。

对女性或男性存在破坏性或攻击性的嫉妒。

诋毁异性。

为性取向或性偏好担忧。

真正的或（更多是）象征形式的阉割焦虑。

对性感到羞耻或内疚。

来访者童年时在爱与性方面遭到父母的拒绝或疏远，所以导致成年后缺乏作为男性或女性的自信。

因内疚或害怕被拒绝而压抑性欲。

竞争，通常是与同性竞争而产生自卑感。

因受过多俄狄浦斯情结的羁绊而将性体验或预想为具有胁迫性的。

将童年（或成年后）的乱伦关系或经历以性或情感的方式付诸行动。

过度依恋父母，成年后仍然无法从心理上离开父母。

很难认同同性父母——内化了他们的消极品质，而非积极品质。

如果父母分居或离异，会认为自己破坏了父母之间的关系而感到内疚。

同胞竞争或嫉妒：同胞的出生；同胞获得的成就；父母与同胞的关系。

再婚家庭关系中的竞争。

夫妻之间在角色、薪酬、能力等方面的竞争。

对同胞丧生或对可怕、可恨的父母感到内疚。

对孩子的出生感到嫉妒或排斥（尤其是父亲会有这种体验）。

过于争强好胜：将不存在竞争的情景也视作竞争。

无法参加竞技性的游戏或运动（可能是因为担心展露或使用身体，但也可能是介意输赢）。

不愿“抛头露面”，或出风头。

在工作场合中、团队合作中以及对照同事来评价自己时，毫无意义地争强好胜。

遇到任何关系都产生嫉妒。

因害怕竞争而无所作为或不够主动，既可能表现为怕输，也可能是怕赢。

压抑好奇心、主动性和冒险精神，可能表现为性压抑，也可能体现在其他领域。

露阴癖或窥阴癖，且因为这种行为而暗自对能力和性欲持怀疑态度。

只有当异性是“安全”且高不可攀的时候，才愿与之交往——那样就不会导致性唤起，“安全地”与触不可及、保持距离的对象结婚，或“替他们说话”。

将异性普遍视作个人威胁。

感到自身的性别不够好。

需要在两性关系中寻觅一位“自卑”或顺从的性伴侣，他们不会威胁女性，比如恋童癖（为儿童所吸引），也不会攻击女性，因为这都代表着对影响力的威胁。

由于感到能力不够和竞争性，或是嫉妒晚辈的机遇而诋毁他们。

对自己的同性幻想和欲望感到担忧，或是担心害怕靠近男同性恋和女同性恋（以及总体上对同性恋的憎恶）。

与压抑或竞争有关的学习困难。

因对老师产生性欲或爱欲而导致学习困难。

难以接受医学上近距离的躯体检查——这可能也提示之前曾遭受过性虐待。

专栏8.2 治疗关系中的合作和竞争问题

对性难以启齿，但并不是像权威和自主主题中那样认为性肮脏、恶心，而是由于它过于刺激或令人兴奋。

用刺激性的亲昵语气引起治疗师的兴奋和兴趣：挑逗行为，或以性诋毁治疗师（可能是男性来访者针对女性治疗师）。

治疗师的性冲动反移情——虽然应当清查其源头——这可能是治疗师自己的问题。

含蓄或直白地表示希望能和治疗师成为朋友、伴侣或情人。

企图“联合”治疗师去对抗另一位帮助者，或对抗来访者的伴侣。

嫉妒、好奇或对比治疗师的其他来访者，或治疗师生活中的其他人。

希望成为那个特别的来访者：同侪之首（同辈中的佼佼者），但并非信任和依恋主题中的那种独一无二的意思。

治疗师的性别可能极为重要：

- 害怕、难以与异性共事，可能源自被虐待的经历，或曾被异性拒绝；
- 来访者感到只有同性治疗师才能理解性别那些事儿；
- （对同性治疗师产生）同性恋焦虑。

相互关系

相互关系的基础是信任和依恋（第二章至第四章）。权力与意志在关系中如何运用取决于个体对权威和自主（第五章至第七章）的态度。这些问题深刻影响到关系在家庭、亲密关系、友谊以及工作或其他社交场合、社会群体当中的表达。但合作和竞争主题在此介绍了另一类涉及关系成败的因素。如果说第一个主题描述的是不同类型的依恋，第二个主题介绍了不同类型的独立性，那么第三个主题本质上涉及相互关系和相互依赖，以及亲密关系的恰当形式。当然，这些主题显然是人为的划分，而且每个主题都会在其他主题当中有所反映。所以第一个主题中的亲密性显然与合作主题中的亲密关系相关联；第二个主题里的权力关系也体现在与竞争有关的主题当中。

相比于双人关系（二元），第三个主题更多是受到了精神分析文献中三角关系（三元）的启发。在有依恋和权威问题的母婴或亲子关系中，二元是典型的特征。第一个主题中的关系可以部分视作共生关系；第二个主题中的关系一定程度上与分离相关；而第三个主题则更多是互补性——有关求同存异，或是有关分与合这两个关系的极端形式，时而其中一方主导，时而又是另一方主导，有时二者间有些变化，有时也一成不变。尽管精神分析的概念更常描述的是精神病理学而非健康的情况，但将这三个主题放在一起代表我们可以从整体上把握关系，即将他人视作一个完整的个体来交往。这样一来，他人就不再只是关怀的提供者或规则的制定者；他人也会有自己的需求，也可以是我们给予的对象、收获的来源，我们与之分享内心世界，在爱中互动，结交朋友，以及进行合作。关系问题或许是最常见的问题，与之相伴的还有内化的权威形象问题，以及紧随自主性的进一步发展而来的诸多困难。但现代精神分析研究已逐渐集中在生命的第一年及相关问题。即便是热衷于研究一岁以内婴儿的学者也不得不承认，俄狄浦斯问题作为本主题的核心仍然是不容忽视的一部分，哪怕更深层的困扰已经显露出来了。Guntrip（1968）在文中写道，他最初几年的分析主要是涉及俄狄浦斯期。即便考虑到短期治疗或一周一次治疗的局限性，我也并不完全赞同与前两个主题相关的问题在治疗的议程中可有可无的观点，不过Guntrip支持我们所说的第三个主题将占主导地位。

精神分析理论尤其强调性焦虑是本主题的核心。从发展角度来说，这一章反映了成年来访者可能会再次体验到疑问、焦虑和愉悦的感受，这些体验最初可能发生在他们的童年期，发生在他们遇到性征差异的时候，以及在他们探索出生、性和家庭关系的时候。俄狄浦斯情结、阉割焦虑、阴茎嫉妒，以及男女性别差异都属于精神分析的中心思想，为此也引来诸多非议和误解。这些术语有一部分可能已经过时且不合时宜了，但如果将它们理解为是对重要问题的呈现，也可与来访者表现出的问题有所关联。

性别与性取向

有关性别的问题对于男女两性都是至关重要的。在纠正社会的性别不平等方面，我们还有很长的路要走。即便取得了一定进展，政治、工作以及家庭和家族当中遗留的重男轻女思想仍然是个挑战。虽说身为男性或女性是个再清晰不过的选择，但不可避免地引发了各种形式的问题。纠结性别的并非只有那些以某种方式跨性别的人群。

性别差异是非常迷人和吸引人的，但偶尔也会令人反感。除了肤色上的差异，人们一见面可能最先识别的都是对方的性别。尽管性别识别几乎已成了下意识的反应，但若不能确定对方的性别，我们还是有意识地想知道自己看到的或与之对话的究竟是男是女。“是男孩还是女孩”可能是孕期或分娩之后最常听到的一个问题了。在某些文化中，新生儿的性别会带来决定性的经济影响（女孩可能被视作巨大的经济负担，男孩则是未来的劳动力），但这种态度并不像我们所想象的那样仅仅局限于亚洲或非洲社会。

厄休拉（Ursula）是两个女儿中的一个，姐妹俩都不受爸爸的待见，因为他想要的是儿子。在他看来，和妻子分开之后，女儿们大可自生自灭，他根本不会关心她们的成长。可当厄休拉生了两个男孩之后，父亲却对她和她的家庭表现出了更多的兴趣，就好像她给了他前妻没能生出来的儿子一样。虽然这既让厄休拉感到惊讶，也不失为一种赏识，但从她描述自己的方式来看，父亲显然认为只有两个儿子才是她唯一值得肯定的一面，她自己也是这么想的。后来她总能体会到失败的感觉，这部分可能要归咎于母亲那“完美”的榜样作用，厄休拉感到自己不可能胜过妈妈，但也离不开更深层的源自童年的感受，即她和姐姐永远都不能让父亲满意。用精神分析的话来说，的确有人可能会觉得（对她父亲来说）她天生就是有瑕疵的，成不了她父亲的儿子。

有种精神动力学的观点认为后弗洛伊德式精神分析理论很有价值，因为它扩展了人类的本性，超越了弗洛伊德以驱力为基础的模型。弗洛伊德的追随者们抓住了关系这个核心概念，所以在客体关系理论中，建立关系的渴望压过了释放本能欲望的需求。不过，无论文明的表象对性能量作出了何种抑制和引导，性驱力和生殖驱力仍是强而有力的。（这也是弗洛伊德的观点，即文化修养多半是一种升华了的性欲表达。）男孩与女孩的生理差异对儿童而言意义非凡，在他们成年后也一直保持着重要影响，即使他们的关系（童年期和成年后）还体现在其他许多方面。对性的相似性或差异性的原初反应往往有助于将对方视作一个完整的人，即认为对方不仅仅是一个性伴侣，而是同性或异性，且持续影响着彼此所有的相互关系。对有些人来说，与同性建立关系唤醒了竞争意识，或引发了恐惧同性恋/向往同性恋的感受；与异性建立关系则唤起了他们的魅力、焦虑或权力斗争。这种反应也说明治疗师的性别是一个非常重要的因素，会影响到来访者在治疗中的联结。

性别差异和性征体现（或隐藏）在男女两性的穿着方式上。人们希望自己看起来有吸引力，这不应被误解为引诱，尽管人们展现自我的方式也体现了其身体意象和心理状态。当衣着邋遢的来访者着装开始变得鲜亮或整洁时，往往是到了走出抑郁的关键时刻。

然而，身为男女绝不仅仅是生理上的差异。“男性”（male）和“女性”（female）描述了我们自出生以来的主要生殖特征和其他次要的生理特征，但我们经常用“男子气”（masculine）和“女人味”（feminine）来描述一般意义上的心理特征和性别角色。对个体性取向更进一步的区别是：男性或女性，可能是异性恋、双性恋或同性恋，也可能从个性特征上被通俗地认为有“男子气”或“女人味”。因此，一位男性来访者与异性伴侣之间的性生活出现困难，也许与他担心被人认为“娘娘腔”有关。

弗农（Vernon）患有继发性阳痿（即他与女性伴侣性交时偶尔会出现阳痿）。学校里一群热衷运动、特别“爷们儿”的朋友会嘲笑他，认为他喜欢诗歌和戏剧是“娘娘腔”的表现。有那么一段时间，弗农曾试图向这些所谓的朋友们靠拢，加入他们的运动俱乐部，同他们一起接受长期训练。但事实上他对性的焦虑却越来越与对性伴侣的无法言说的愤怒有关，当他在治疗中表达出这些并修通了关系中对伴侣的感受之后，便恢复了性方面的自信。他不再想成为一个厉害的橄榄球手，这和他的风格根本不搭。他的男性气质同时植根于性方面的自信以及确信热爱艺术与“娘娘腔”丝毫没有关系。

对性关系日益多样化的认知强烈支持弗洛伊德对性的思考，他的思想比多数追随者还要开放。比如他认为同性恋虽然可能是正常性取向的倒错，但并不是心理上的异常。弗洛伊德认为，双性恋是俄狄浦斯期之前两性共同的发育途径，在那之后发育过程才有了男孩和女孩这两个分支，根据最终性对象的差异而产生不同的结果。弗洛伊德清晰地将同性恋归为性倒错，而非性变态。后者常用于形容幼稚性欲的“多形性变态”（polymorphous perversions）——即到目前为止都是不成熟的性欲。在他看来，类似口交和肛交这样的性爱倾向都是整体生殖性行为的一部分。露阴癖和窥阴癖等变态行为也属于整体性行为的一部分。只有当它们成为成年人性满足的唯一手段时，可能才属于我们通常所说的“性变态”。弗洛伊德认为同性恋与正常人唯一的不同点就是性倒错，除此之外的其他方面不应归为心理上的损害，甚至以“特别高的智商和伦理文化为特征”（1905/2006）。换句话说，个体的性取向无论是同性恋、双性恋还是异性恋，并不能体现他 / 她是否心理健康：无论同性恋还是异性恋来访者，都会展现出各种状况。同性恋关系有时可能会出现一定问题，但这并不能说明所有的同性恋关系都有问题；大量的异性恋关系也同样充满了问题。

识别男女同性恋之间的重要差异和不同之处也很重要。Simon（1996）观察到，比较自由的异性恋式思维会认为同性夫妇可以像异性夫妇那样生活。这是有可能的，但“同性夫妇对他们行为的描述一旦与治疗师理想中的不符，很可能会引起治疗师的不愉快、不耐烦和不赞成，于是又会产生对同性恋和双性恋“有心理问题”的成见”（Simon，1996）。Simon 进而强调，结合同性恋夫妇在其同性恋群体中的体验去看问题是非常重要的。当然，同样的道理也适用于对不同肤色人种或文化的理解。

过去精神病学、行为主义疗法和精神分析都曾将同性恋列为心理损伤，但同性恋群体已正式拒绝将自己的困扰归为此类。精神分析研究在确认同性恋为正当的性取向方面仍然很薄弱。Ratigan（1996）从精神动力学角度出发，援引了一些积极的疗法，包括 Lewes（1988）对男同性恋的帮助，O’Connor 和 Ryan（1993）对女同性恋关系的处理，以及精神分析疗法。Davies 和 Neal（1996）收编了一系列文章，从各种理论观点出发挑战了所有治疗师对同性恋问题的看法，还衍生出两个版本，深化了这个主题（Davies 和 Neal，2000；Neal 和 Davies，2000；Shelley，1998）。

随着人们对同性恋群体接受度的增加，现在已经很少见到来访者表现出对自身性取向的担忧。但当年纪较大的来访者勇敢地面对他们以往压抑的性取向时，还是会存在可能导致家庭关系被打乱的问题。我们有必要牢记弗洛伊德的观点，即双性恋属于正常发育的一部分，而同性依恋也确实是母女、父子关系发展中的一个很正常的部分，因此有些来访者可能表现出双性依恋。我们还应记住，性欲的同性恋式表达可能是童年期和青春早期的一个相当正常的特征，但绝不能据此就确定一个人的最终性取向的选择。青春期的爱、理想化和性欲等感受特别容易首先指向同性的同龄人（陈年的杂志和书籍中可见到描写学校生活中"心动"的感觉）。这些感受有时会被付诸行动。治疗师永远不应当借此假定来访者的性选择，而应该保持开放的态度，相信来访者会以自己的方式、在合适的时间选择对象。治疗将针对那些阻碍自主选择的情况展开：羞愧、内疚、同龄人、社会和宗教的压力，等等。人们应当可以自由地发展性行为，只要他们尊重亲密对象的选择。

亚历克斯（Alex）（现已是个年轻人）回忆自己就读于男子学校时曾和其他十多岁的男孩子们玩过一些幻想游戏，关于某个男孩要和另一个男孩结婚之类。与其他同龄人一样，他们也会比较各自生殖器的大小和阴毛的长短。所有这些在当时都不会被视作反常或被指为同性恋。

那时的男子学校或女子学校比现在多，同性关系不仅充当了年轻人成长过程中的一面镜子，而且代表了一种熟悉且相对安全的探索性的方式。男女同校减轻了不少（但不是全部）与异性相关的焦虑。同龄人、高年级学生以及教职员工都会对他们产生同性或异性的吸引。若被年龄稍长的同性青少年或成年人所吸引，会对那些年轻人渴望成为的男性或女性形象表示崇拜，这些人通常展现了年轻人或缺乏自信的人希望拥有的身体或个性特征。性认同和其他方面的认同一样在青少年期是可塑的，尤其是在极少或没有性经验的青少年身上。

> 巴里（Barry）是个没有性经验的大学生，他发现自己在交朋友的时候，总会盯着那些穿着得体、相貌英俊且有“男子气概”的年轻男性看。越是如此，他就越担心自己是同性恋，尽管一想到与男人发生性关系，他就立马没了兴趣。咨询师找了个合适的时机询问他手淫的时候有何种幻想，发现想到与女性发生关系才能让他兴奋起来。接着巴里审视了他心目中的自我形象。他表示自己会在两种想法之间摇摆，有时认为自己在家里或学校里是“带头大哥”，有时又觉得自己在家里是个“小萝卜头”，现在身处大学里更是经常出现这种感觉。他把自己和崇拜的男性之间做了个比较，感觉自己像个“菜鸟”——一种消极且带有肛欲期特征的意象，在动物世界中充其量是个雌性，所以一遇到崇拜的对象他便畏惧不前。他有一种感觉，希望自己能融入他们，或他们能够融入他，根据他们的特征而定。这种感觉可能引发了他对同性恋的焦虑。还有另一个因素，即巴里也希望能被某个他崇拜的对象拥抱。这或许令他可以吸收到他们的力量，也说明他希望能以这种方式与男性建立联结，而当初他却没能与父亲建立这样的关系。考虑到在有些文化当中，男性之间的拥抱意味着威胁，所以难怪巴里会搞不清自己不同的感受所代表的含义。

尽管人们普遍认为男同性恋忸怩作态，女同性恋像个假小子，但这种男子气和女人味之间的假性区别用在个体的性取向和性立场上并不合适。治疗师需要格外留意这些成见。本书中的几个主题描述了许多其他因素，特别有助于人们反映其性取向，表现出他们在关系中的性征。信任和依恋的问题、权力和权威的问题、自主和独立、父母的态度、社会压力、个人体验和私下里的幻想——所有这些都可以是我们每个人解决性欲的渠道。有时，过分专注于性，本身就会掩盖一些令人无所适从的重要问题。

> 克莱夫（Clive）寻遍各种同性恋俱乐部，想觅得一位永久的伴侣。当他前来咨询的时候，显得沮丧且失望，因为在过去的一年内，他一个接一个地约会，却都是一夜情后就放弃。经过治疗，克莱夫开始意识到自己在这些关系中是多么地顺从。他逐渐认识到，自己无论面对女性还是男性都会产生这种顺从，也很难采取主动。问题的关键在于他和别人的关系，而非性取向。

弗洛伊德两次援引了拿破仑的一句名言："身体由命"（Anatomy is destiny）。这句话有时会被用来反驳他，因为他认为男性在心理上要更为成熟。他的文章有时会自相矛盾。一方面，他认为不应当从心理上对男女做出任何区分。比如，将男性与活跃、好斗和独立画等号，认为女性是被动、敏感、相信直觉的，这些在心理学上都没有现实依据，只属于社会成见。同别处一样，弗洛伊德在这里也谈到了性别的社会建构："因为所有的人类个体都有双性倾向和交叉遗传，所以会同时具备男女两性特征，而纯粹的男性气质和女性气质在理论体系中只是个不确定的命题"（1925b/1991）。他还写道："我们必须注意不要低估社会习俗的影响，它会迫使女性陷入被动的情境"（1933/1964）。

另外，弗洛伊德还认为，男孩和女孩的心理发展虽然在最初两个阶段（口欲期和肛欲期）是相同的，但在性器期分道扬镳，因为男孩与女孩将各自以不同的形式继续他们的俄狄浦斯情结。弗洛伊德认为，这确实会导致成年男女之间的心理差异，而且他发现女性在道德判断上并不像男性那么苛刻。这是一个相当准确的观察，而且从某种程度上看，Gilligan 在她对科尔伯格道德发展研究的批评和拓展中也证实了这一点（1982）。弗洛伊德认为，女性没有像男性那样拥有强大的超我是因为她们从来不曾真正地脱离俄狄浦斯期。这一推论有待商榷，但他的观点并没有错，与性别有关的心理差异可能确实存在。但我们也必须考虑到，其中的一些差异可能是由于社会将某些特定的角色赋予男性或女性，或许是期望女性能以有别于男性的方式作出回应。

弗洛伊德对男女性征的理解以及他很多有关女性心理发展的文章自然受到了不少抨击，部分是来自女权主义者。女权主义思想也并不是一边倒，至于弗洛伊德的观点究竟是对是错，仍有不少争议。流行的女权主义思想已经从原先对男女平等的强调转为相信男女可能有不同的存在和关联方式。以偏概全式的总结对治疗师起不到帮助作用，比如 Lowe 认为男孩爱打打闹闹而女孩比较包容（1972），但从精神分析角度出发的女权主义者认为母亲与儿子和女儿之间的联结方式存在显著差异。他们指出女性心理可能有些与众不同，例如，“基本的女性自我意识是与世界相连，而基本的男性自我意识则是分离”（Chodorow，1978）。

涉及此类题材时，男女学者之间存在一些重要的差异。包括弗洛伊德在内的许多男性学者似乎都将男性的发展当做一种常态，女性发展稍有差异便被视作偏离常态，这一点一直为女权主义心理学家所诟病。这些批评者更强调社会对性别角色的贡献，而且认为差异既非与生俱来，也非一成不变。虽然治疗师应当参与这一辩论，但面对来访者的时候也应思考，关于这位来访者，其文化和教育多大程度上影响了他们看待自己的方式，他们又是如何看待男女之间、男人之间或女人之间的关系的？父母的态度对来访者理解自身的性别角色产生了何种影响？媒体如何促成他们的性认同或性别认同？他们的伴侣是如何支持、质疑或动摇他们的？

因此，治疗可能也需要帮助男性或女性来访者拓展其他形式的关系：例如，让陷入顺从或纠结关系中的女性能够逐渐自立；还可以帮助惧怕亲密感或同性恋的男性培养出既能和女性、也能和男性交往的能力。

荣格（1953）表达了与弗洛伊德相似的观点，即人们在生理和心理上都存在一种双性恋，但他用的是不同的术语。男性需要承认并寻找更好的方法表达他们的“阿尼玛”（女性意象），女性则是她们的“阿尼姆斯”（男性意象）。或许就是因为用阿尼姆斯和阿尼玛来指代男性和女性特质这一做法招致荣格广受批评，尽管他的本意远非如此。所有这些构建完整情感和人际关系的品质，既适合男性，也适合女性，至于每个人是否愿意运用或发展这些品质，则取决于他们各自的成长环境。不考虑性别的话，男性和女性都具备以下能力：恰当地主动和被动、理性和感性、自信和敏感，无论遇到同性还是异性，都既可以亲近，也可以保持距离。这些能力并非对立，而是互补。事实上，互补性可与合作和竞争一同列为第三主题的一部分。

在考虑人与人之间平等的关系时，认识和尊重差异是非常重要的。精神分析的理念经常把差异等同于偏离常态，但对常态的定义仍有待商榷，因为它多数应当以文化和时代为基础。精神分析和心理学往往将关注点过多地放在常态的偏离上，而不去限定他们提出的常态是否能适应文化，因此备受争议。例如，Chodorow 观察到，精神分析在探究同性恋发展的潜在因素时，却从未对异性恋如何发展及为何如此给出令人满意的解释：

> 人们对异性恋习以为常，从不去描述它的起源和变迁：相比于我们对各种同性恋和所谓的性变态的丰富而特殊化的描述，精神分析从未以发展的角度描述“正常的”异性恋（当然，异性恋也存在多种形式）。
>
> （Chodorow，1994）

不少精神分析理论会涉及性征、性取向和两性关系的问题，这容易受到或已经受到了争议。我们经常发现弗洛伊德的观察非常敏锐，但对观察的解释往往不够充分；有时它们会被（至少会被那些不太熟悉它们的人）断章取义或望文生义。弗洛伊德会自谦理解得不够深，而且认为自己的观点的任何价值都需要去证实（1925b/1991），但有时他的话语也很坚定，比如他在同一篇文章中曾举例，他认为一个女孩意识到自己没有阴茎时的感觉是："她在一瞬间做出了自己的判断和决定。她见到了它，知道自己没有它，并希望能拥有它"（1925b/1991）。

运用精神动力学理论的难点之一，是它的术语有时采用字面意义，有时又采用象征意义，有时又令人困惑地两者兼具。因此，当弗洛伊德描写男性（或男孩）的阉割焦虑或女性（或女孩）的阴茎嫉妒时，他引证的这些观点部分源自患者的象征性交流，但有时他将这些象征性交流翻译成看起来非常狭义的概念，如果我们不把它们还原成本来的象征性含义就无法理解。弗洛伊德还将患者所报告的事件以及他们的幻想和梦境作为他的素材来源。这也容易造成混淆（尤其是关于童年期受虐待的报告）——可以看到，当代对于这些重要情况时有争论。

生殖器差异的问题就是个好例子。儿童显然会对自己、父母以及兄弟姐妹和同龄人的身体产生兴趣。孩子们会提出一些疑问，诸如婴儿是从哪里来的，怎样出生的；如果他们冒出一些奇怪的念头，比如认为婴儿就像胃里的食物一样，或认为肠道是婴儿出生的渠道，这种想法其实不足为奇，因为父母会谈到肚子里的小婴儿，而排便又是清除体内东西最主要的方式。儿童对性别差异既感兴趣，又困惑不解，我们可以想象一个小男孩（没有大男孩那样懂事）发现妈妈、姐姐或女孩朋友们没有他那样的小鸡鸡，会作何反应；或者一个小女孩见到爸爸、兄弟或小男孩的生殖器又会是什么反应。事实上，我们甚至不需要去想象，因为孩子会告诉我们，尤其在他们还未对自己的身体产生羞愧或兴趣的时候。以下是一位实习治疗师在儿童发展观察报告中的评论。他所观察的是一个小女孩，当时不到3岁。

她看着厕所中的爸爸，希望自己也能有个小鸡鸡。带她去见医生的时候，她问医生有没有小鸡鸡，听说他有，便十分安心。她表示自己也想站着尿尿，像爸爸一样。

一个年龄相仿的小男生来找她。“他有个小鸡鸡”，她告诉妈妈，并说她也想要一个。只有当妈妈告诉她长大后她会有乳房，而那个小男孩不会有时，她才高兴了起来。

一周之后，小女孩想要看看这位男性观察者的大脚趾。“她掀起毛衣让我看她的腹部，努力想说服我给她看看大脚趾”。那天后来还有个插曲，这个小女孩鼓励她的一位男生朋友“用他的枪射击别人”。

前两段十分浅显——没有象征意味：她那时就是想要一个阴茎，甚至可以说弗洛伊德对这一阶段的观点是正确的：“她见到了它，希望拥有它”。但第三段是什么？它真的是在说大脚趾和枪吗？还是一种象征性的交流？无论大脚趾事件还是枪之插曲，或是两者都有，是否可以说这个小女孩的行为与她对阴茎的迷恋有关？有些读者可能赞成建立这种联结。另一些人则只愿意接受显而易见的证据，对象征性的沟通不是很感兴趣，即使象征性交流是精神动力学治疗中非常重要的元素，但象征的运用需要慎之又慎，最重要的是，它得让来访者觉得有意义。

如果我们希望从小女孩的兴趣中得出推断，就需要更深入地思考，虽然从这位实习生的观察中也能找到其他证据支持弗洛伊德的观点。比如我们应当考虑，这个孩子会不会一直追问“为什么”？“他为什么有小鸡鸡呢？为什么我没有？”精神分析式观察显示，这些问题确实会被问到，而精神分析理论对此可以做出一些回答。（对于女孩来说）一种解释是，她曾经拥有一个阴茎，但已被夺走；（对男孩的）一种可能的幻想是，如果她失去了她的阴茎，那么他也可能丢掉他的。或者这种解释或幻想很可能不单来自孩子本身，还源自父母的威胁：比如，当一位母亲注意到儿子握着自己的阴茎，就说："再这样我就让医生把它割了"，我们可以想象她对孩子产生了何种影响。无论这位母亲传递的是否为象征性的信息，她只要说了，便有可能产生震慑的效果。这并非孤例，我想起有次在成人教育班上一群年轻的母亲曾讨论过这个案例，她们当地也有一种类似的表达，有些母亲会开玩笑似的对儿女说："你要是淘气，我就割了你的小尾巴"。这是母亲曾对她们说过的话，现在她们又不假思索地说给孩子听，而没有想到可能引发其焦虑。当然，我们并不知道她们的孩子如何理解这些话，也不知道不同的孩子是否有反应上的差异，但很可能孩子们唯一知道的"尾巴"只有男孩的阴茎。

生殖器差异的象征意义不应被低估，但就目前而言仍需要进行更多字面意义的解释。尽管不是每个孩子都会出现上述想法，但很可能其他孩子也对生殖器的差异有着花样解释，说不定同样稀奇古怪。我们在成人身上也能同时发现字面意义和象征意义的表达。有些来访者就展现出明显的阴茎嫉妒。下面两个案例分别从男性和女性的角度呈现了这一点。男孩和男人字面意义上的阴茎嫉妒（围绕阴茎的大小和长度）比女性更为明显；不但某些象征会与阴茎相关，就连阴茎本身也具有象征性意义，接下来我会解释。

温斯顿（Winston）特别崇拜父亲，认为他是生意场上的"大人物"。所有人都仰视父亲，只有母亲经常诋毁他，说他不能坚守应该获得的权利。温斯顿希望能像父亲一样攀登至专业的顶峰，但他遇到可以达成这个目标的机会时，却从未坚持到底。他唯一一次对父亲不满，是因为父亲给了他一个塑料的钱夹，而不是自己那种大皮夹。温斯顿气得用它砸穿了一扇窗户。它就好像象征着他的自卑感，他觉得妻子也上不了台面，是他卑微身份的代表。他不断地对她挑三拣四，（像母亲对父亲那样）诋毁她。他对男治疗师恭恭敬敬，却经常与其他权威人物搞不好关系，他气他们以权势压人。他常常怒斥他们，把情况搞得更糟，这种方式令治疗师想到了孩子对成人挥拳相向的样子——凶猛却又无济于事。

温斯顿有时会梦到自己在社会上认识的男同性恋面前变成了女人，治疗期间，这些同性恋在他所活动的圈子里也是很被看不起的。治疗师借助这个意象来说明温斯顿的自卑感（就像社会中的女性一样），而且他与其他男性交往的时候会觉得虚弱无力。他在梦里"阉割"了自己，变成了女人，顺从于其他男人。有一天，温斯顿勇敢地对抗了一位把他从脚踏车上赶下来的大卡车司机，他为此激动不已，尽管从内心来说他觉得他其实是想逃避。

这个案例中使用的意象（卡车 / 脚踏车，男人 / 女人，皮革 / 塑料钱夹）似乎象征性地与"阴茎嫉妒"或"阴茎自卑"有关。治疗师对此没有明说，但当治疗师将温斯顿的注意力引到他对父亲钱包的嫉妒上时，这个想法似乎得到了证实。温斯顿由此自发产生了一个联想，他记得曾看到过父亲的阴茎，觉得比自己的大多了。

伊冯娜（Yvonne）前来寻求治疗是因为她无法与丈夫享受鱼水之欢。她的言谈之中处处透露想成为一个男人，但她并没有明说。她说自己喜欢"穿裤子"，而且不允许丈夫在性方面采取主动。她看到海报上的女郎会特别兴奋，并且只有女上男下的姿势才肯让丈夫插入。她喜欢看他手淫，或是用震动器（她的阴茎）把自己推上高潮。阅读男性杂志上关于男人勃起的文字会唤起她的兴奋。不仅如此，她还喜欢步枪射击，有次她在射击场上把一位教练逼到角落里，说他长了个“迷人的阳具”，尽管她在唤起他之后，却并不愿与之发生性关系。虽然伊冯娜从不承认她嫉妒阴茎，但她经常表示嫉妒事业成功的弟弟，她觉得弟弟才是父母的最爱。她还羡慕男性所有的特权；但有趣的是，她反对女权主义观点，仿佛她是最激进的沙文主义者。

我们不要忘记眼下的文化当中已经浸染了弗洛伊德式的思想与传说。“他已不再是一个人，而是一种思潮”，Auden（1976）这样描述弗洛伊德。有些来访者使用的弗式意象和术语是从周围环境中习得的，或者他们认为治疗师希望听到这些。即便如此，象征手法仍然是反映来访者更广的关系背景的一种方式。

通过解读特定意象的象征含义，我们可以认识到弗洛伊德的观点可谓太过狭隘。比如，虽然他详细阐述了女性阴茎嫉妒和男性阉割焦虑的性心理发展意义，却只字不提相对应的子宫或乳房对女性和男性的影响。Karen Horney 观察到，有些年轻的男孩表达了想长出乳房或怀孕生子的愿望（Rubins，1978）。后来的精神分析文献（例如，法国精神分析师 Lacan）表明，乳房或阴茎是部分客体的象征，代表的是渴望占有异性的特征，从而重新发掘早年的完整性和一致性感受。虽然来访者的言语和含义最为重要，但精神分析对象征性语言的解释可以提供多种思路，有时在和来访者分享的过程中能起到一定指导作用。

当前精神分析领域还出现另一种说法——“阳具”（phallus）。它最初意指阴茎是一个器官，但常表示阴茎是一种权力的象征。所以可以用“阳具式女性”或“阳具式母亲”指女性或母亲在孩子身上作威作福，而孩子希望拥有这种权力，并感到嫉妒。在克莱因的理论中，乳房与阴茎的等同也用到了这些部分客体作为各自的象征，而且还象征强势的母亲，既能给予，也能摧毁。男人害怕女人的阴道，担心她会用它切了他的阴茎（阴道皱襞——呈齿状！），可能会演变成一种“外溢效应”（如 Segal 所言），原因是担心被母亲所伤害，或害怕因咬乳头而伤到母亲所产生的投射。

旧时阳具代表的是勃起的阴茎和统治权力，所以如果阴茎嫉妒不仅具有个体的象征性含义（婴儿和阳具式母亲），而且意味着女性，尤其是社会和家庭中的女性，要与那些通过父权组织和社会及社会体系的管理来统治女性的男性谋求平等的地位，而这社会甚至将女性称为第二性的时候，我们就应当考虑这一术语的恰当性。在与单个来访者进行工作时，治疗师需要知晓社会上女性受到的压迫或压抑，以及来访者担负的现实性经济和政治问题。弗洛伊德无疑是意识到了这些压力，即便他针对女性提出的一些假设受到当时政治和文化环境的限制，但仍然有力地冲破了那个时代的习俗，宣称婚姻损害了女性的精神健康。他尤其批评了那些允许男性可以有不同性道德的双重标准（1908b/2002）。

从社会和更广阔的文化角度来看，外部世界会以自己的方式影响着心理。治疗性谈话有时过于狭隘地集中在核心家庭和内部过程方面。有些学者，比如温尼科特，认为接触更广泛的世界标志着个体最终的成熟，这时的成人能够“认同环境，并参与环境的建立、维护和改变”（1965a）。同样，荣格似乎也认为那些通过分析而获得个体化的人将在世界舞台上产生决定性的影响。

俄狄浦斯神话与俄狄浦斯情结

索福克勒斯（Sophocles）的剧本《俄狄浦斯》中，个人与政治均有所体现。这出戏一开始就为俄狄浦斯在底比斯犯下的罪行做了铺垫，但俄狄浦斯神话在精神分析治疗中如此重要却另有原因。弗洛伊德为精神分析理论奠定了四块基石：潜意识心理过程，压抑和阻抗，幼儿性欲和俄狄浦斯情结。这四个概念在当代精神分析疗法中都非常重要，但来访者和治疗师交谈时需要将它们译成日常语言。

弗洛伊德从索福克勒斯所写的悲剧中获得启发并提出俄狄浦斯情结，认为它与自己的体验相关：

> 我突然产生了一个关于普遍价值观的想法。我发现在我身上也出现过爱上母亲和嫉妒父亲的情况，现在我认为这是所有人童年期的普遍现象……若真如此，我们便可理解俄狄浦斯王那惊人的权力，尽管所有反对的声音都认为是理智在反抗注定的命运……这个希腊神话抓住了每个人都承认的一种冲动，因为人们能感觉到它存在于自己身上。所有听众的幻想中都曾有位俄狄浦斯在蠢蠢欲动，每个人都害怕在这儿实现的梦想会移植到现实，那时被压抑的部分将倾巢而出，将他们的幼儿状态和现实状态割裂开来。
>
> （Masson，1985）

本章和下一章将留出讨论空间，便于评判精神动力学治疗中俄狄浦斯神话和俄狄浦斯情结的意义，这也可以拓展我们对恋母关系的理解。

俄狄浦斯情结从字面上看常被误以为是儿子要弑父娶母，或女儿要弑母嫁父，为此还杜撰出艾丽克拉情结（Electra complex）这样一个错误的术语，其实它并不属于精神分析的范畴。弗洛伊德所描写的实际上是一个幻想——一个梦。在索福克勒斯的戏剧里，这个幻想在现实中得以实现。幻想变成现实会格外令人震惊，就像俄狄浦斯，自始至终都要挣扎着接受自己的暴行，即在不知情的情况下杀死父亲，迎娶母亲。弗洛伊德并不是说孩子会有意识地希望杀掉父母的一方，并与另一方发生性关系，而是说孩子会具备这样的幻想，这种幻想在他看来人人皆有。这出戏暗示了这一幻想，当伊俄卡斯忒（Jocasta）试图让俄狄浦斯平静下来的时候，她说道：

> 娶了母亲并不可怕；
>
> 男人多半梦想如此。
>
> 若要忍受生活，
>
> 这种事需得忘记才好。
>
> （Sophocles 译作，1947）

弗洛伊德提出的其实是俄狄浦斯故事的弱化版。他自身的案例中并未出现比爱慕母亲和嫉妒父亲更严重的情节。我们知道他曾因目睹母亲裸体而惊骇不已——在他看来，即使看到父母发生性行为也非常吓人，因为这会唤起那些我们通常要小心隐藏的潜意识欲望。

俄狄浦斯弑父娶母，后因意识到自己的所作所为而弄瞎了自己的双眼，但原版的故事远比这丰富。底比斯城邦的统治者拉伊俄斯（Laius）和伊俄卡斯忒（Jocasta）夫妇正期待着他们长子的诞生，但根据特尔斐（Delphi）的圣人预言，这个孩子长大后会谋杀他的父亲，迎娶他的母亲。抱着对乱伦和弑父的恐惧（他们希望能阻止这一悲剧），拉伊俄斯命令一个仆人将婴儿带到半山腰丢弃，好被野兽吃掉。Bettelheim 注意到了这种抛弃的意义："俄狄浦斯后来之所以那么做，是因为他的父母在婴儿期就完全拒绝了他"（1983）。但命运终究不可改变，那位仆人心软了，将婴儿交给了邻邦的一位牧羊人，牧羊人把孩子带到科林斯（Corinth），那儿的统治者波吕波斯（Polybus）和墨洛珀（Merope）膝下无子。他们收养了这个孩子，俄狄浦斯长大后一直以为波吕波斯和墨洛珀是他的亲生父母。

偶然的宫廷传言驱使俄狄浦斯找到特尔斐的圣人询问自己的身世，并得知自己命中注定要弑父娶母。由于他一直认为波吕波斯和墨洛珀是亲生父母，所以俄狄浦斯发誓决不再回科林斯，他也想避免犯下这样的滔天罪行，却没意识到其实科林斯才是最安全的地方。旅途中他与一位贵族产生了争执并杀了对方，却不知道这是拉伊俄斯，更不知道这就是他的父亲。后来他经过底比斯，这个城市正遭受瘟疫和饥荒的折磨，他帮助底比斯脱离了斯芬克斯（sphinx）的魔爪，因为他解开了斯芬克斯的谜题：什么东西初期有四条腿，中期变成两条腿，最后又成了三条腿？答案是“人”。作为犒赏，俄狄浦斯与寡妇伊俄卡斯忒结为连理，登上底比斯的统治宝座。

几年后，另一场瘟疫席卷了这座城邦，神谕指示这是因为拉伊俄斯的死亡未得雪耻。俄狄浦斯决定揪出凶手，所以开始传召目击者，以便找到答案。索福克勒斯的剧本有点类似弗洛伊德式精神分析（也可以说是分析类似这出戏剧），即俄狄浦斯四处寻找真相，却无视送上门来的事实。当他得知波吕波斯无疾而终之后松了一口气，但从信使那儿得知波吕波斯并非他的生父又令他迅速地陷入痛苦。伊俄卡斯忒最先发现了端倪，她意识到自己与之结婚生子的对象正是被遗忘许久的亲生儿子。悔恨交加之下，她自缢身亡，当俄狄浦斯发现她的尸体之后，当即取下她的两根胸针，戳瞎了自己的双眼。Bettelheim 观察到，他这么做不仅因为犯下的罪行，也是在悔恨认知的失败（没能看透）：“俄狄浦斯将隐喻性的失明付诸行动——因为他对自己缺乏认识，所以看不透神谕的意思——即剥夺了自己的视力”（1983）。

神话可以从多个角度加以阐释。Bettelheim 从俄狄浦斯的故事中看出了许多抗拒和无知。该神话也牵涉到命运，或如人们所言，涉及决定论和自由意志的问题。我曾在别处讨论过命运问题（Jacobs，2009）。命运显然是没有眷顾到俄狄浦斯。如果我们去理解弗洛伊德对这个神话的解释，可能最明显之处是他认为所有孩子对首位爱的客体都存在依恋的欲望，这种欲望最初体现在母婴关系当中。随着孩子的成长，母亲和孩子之间也不得不分离，这一过程十分复杂，孩子和父母双方都需要找到爱与亲密感之间恰当的平衡，而不能过于亲密，逾越了性和乱伦的界限。我在下一章将说到，当父母一方或双方拒绝孩子的爱与性欲之时，或是在情感、性方面过度刺激孩子的时候，俄狄浦斯式命运可能会重演。这个阶段如果处理得当，儿童会知道自己的爱以及天真的性行为都能被接纳。通过与父母双方建立积极的关系，儿童对两者都产生认同，并与他们形成足够好的、但非过度亲密的关系。这时儿童会逐渐断开与父母之间的羁绊，所以在之后的成年生活中，他/她可以形成自身独立于家庭之外的亲密关系，其基础正是对父母以及父母之间关系的认同。这种认同不可避免地存在正反两方面的特征。

早期精神分析文献认为俄狄浦斯情结出现在4—5岁。定于该时间段是因为在口欲期和肛欲期儿童的关系本质上是二元的——两人之间，母子之间，父子之间，等等。信任和依恋的主题集中在亲子一对一这种二元关系的母性方面（不论性别和养育者）。权威的主题传统上更多偏向父性，尽管母亲也和父亲一样属于权威人物。比如Samuels（1993）就写过“父亲不论男女”。虽然父亲习惯上被视作专制的人物，但往往是母亲承担了大部分责任，还经常打着父亲的旗号施加威胁。这仍属于逐个进行的关系。这两个阶段（在非常传统的理论看来）给人的感觉是孩子只能单独与母亲或父亲联系，而不是将两人合在一起联系。

到达第三阶段的时候，一对一关系和逐个进行的关系得到拓展，儿童开始意识到父母也有他们自己的关系。手足之间的联系更加充分。在家或在外做游戏时，孩子们之间开始有了适当的互动，而不再只是两两独自玩耍，也不会将对方作为游戏的一部分来操控。三人关系、三元关系现在更为重要，并且随着对三人关系的重视，关于谁和谁好、谁被孤立这样的冲突也会出现。正所谓两人为伴，三人为众。

这是典型的弗洛伊德式解释。其立场是儿童具有杀死同性父母、独占异性父母的幻想。这种想法存在于梦境和噩梦之中，也出现在无忌童言之中，就像一位6岁的男孩曾说，“妈妈，要是爸爸出了什么事，我会娶你的”；另一位8岁的女孩也曾对妈妈说，“我再也找不到像爸爸这样好的结婚对象了”。若孩子喊出“我希望你去死”这样的话，必是怒不可遏的，但这种带着恨意的针锋相对一般没等睡着就能缓和许多。儿童有一段时间必定会嫉妒父母的关系，他们爬到他们的床上，却并不是像从前那样要分享父母的亲密，而是要独占父母一方，甚至只为分开两人。他们逐渐了解到自己对亲密感的渴望会受到父母的限制；他们开始学着了解父母之间的亲密关系；同时，受一些社会因素的影响，比如开始上学，并由此离家，儿童会更进一步地与父母分离。

后来弗洛伊德的思想（受克莱因理论的启发，后者将俄狄浦斯情结从4—5岁前移到周岁以内）比原先拓宽了许多。三人关系可以同时从字面意义和象征意义上加以理解。比如，父亲在婴儿最初几个月的存在和参与就像是个第三方，对抗了婴儿对母亲强烈的渴望：“父亲好似介入婴儿和乳房之间，将她们分离，并打破了婴儿要与内部和外部母亲/乳房融为一体的幻想”（Segal，1992）。母亲在断奶期间相当于也介入孩子和她的乳房之间，成为了第三者。三人或仨客体之间这种情形会在生命中不断出现，比如父母会介入孩子和粪便之间，将粪便从孩子身边夺走；弗洛伊德的自我、本我、超我人格结构模型也有此暗示（超我介入了自我和本我之间）。青春期的子女和父母往往并不是很了解如何管理亲密感，它曾经是十分自然的表达，比如一个拥抱或是一个吻，但如今总有一方能从中琢磨出性的意味。三角关系是成年期的一个共同特征，不过，正如下一章所示，三角关系远远超越了通常所理解的“三角恋”。精神动力学理论在提到“俄狄浦斯”一词时，除三角恋之外还有其他多种含义，即第三个因素介入了某两者之间。

俄狄浦斯情结的另一个方面与性别和性取向有关。传统弗洛伊德思想在幼儿性欲发展方面认为，男孩和女孩在俄狄浦斯期以前的心理发展上是志同道合的，但之后他们会以不同的方式度过俄狄浦斯情结。无论男孩还是女孩，自生命之初便与母亲血肉相连，出生之后也从情感上依附于母亲。儿童早年关系最为亲密的人可能要数母亲，而他们最想要表达爱意的对象很可能也是母亲。男孩一旦成长到性活跃期，就得将童年时指向母亲的爱转变为对其他女性的亲密感。后来能够吸引这位男青年的女性会与他的母亲有一些心理上的相似之处。父亲扮演的角色也非常重要，因为他在俄狄浦斯期代表着母亲和孩子亲密关系之间的一道障碍。他也是男孩想要模仿的对象。弗洛伊德认为，男孩也希望和父亲保持亲近，这时母亲也成了父子之间的阻碍。在这种三角关系的情境中，男孩希望推开母亲，靠近父亲，为了达到这个目的，他会认同母亲的一部分，但他也认同父亲，只是（弗洛伊德认为）害怕父亲惩罚他对母亲的欲望，所以这显然比众所周知的单纯的“弑父娶母”模式要复杂得多。

俄狄浦斯式解决途径对于男孩而言并非易事，即便它刚一开始看似不难，因为（至少在异性关系当中）男孩成年后爱的客体与母亲性别相同。但人们普遍认为这条路对于女孩而言更为艰难，其原因不言自明。女孩对母亲这样一位初始爱的客体本属于同性依恋，却（同样也是在异性关系当中）需要将爱转向异性。这意味着与母亲的分离，父亲属于暂时的爱的客体，但要发展异性恋关系的女孩不得不从父亲转向其他男性。这样的双重转变似乎比单一的客体转变更有风险。弗洛伊德认为这导致对俄狄浦斯情结的不同解析：父亲对儿子的意义在于将儿子带出俄狄浦斯情结；但对于女孩来说，父亲是将她们带入俄狄浦斯情结，而她们从未彻底地走出来。

然而，这些性别发展和认同上的差异很可能发生于普遍认为的俄狄浦斯期之前。同弗洛伊德指出的一样，许多女权主义心理治疗师（Belotti，1975）都曾表示，母亲们养育女儿时确实没有养育儿子那样慷慨。但她们也观察到，母亲对襁褓中的女儿会比儿子更加认同（Chodorow，1989）。这可能意味着女孩更不容易与母亲分离，仍想从母亲那里得到更多。男性往往不能意识到女性其实比他们更渴望母爱，问题是，男性常常以为女性要发生性关系只是单纯地想要爽，可实际上她们并不一定如此。在下面这个案例中，这位年轻的女性仍然依恋着母亲的替身，尚未准备好将性整合到伴侣关系当中。

佐薇（Zoë）不知道如何应对男伴的性需求。他关心她、为她做事、送她礼物、对她温柔以待，俩人的关系都没什么问题。可一旦他想要和她睡在一起，她不仅会焦虑和拒绝，还会去找闺蜜上床。当男伴表露出母性的一面时，佐薇是开心的；但只要他希望做个“男人”时，她就会被逼退至同性恋客体那里，去寻找一个单纯的母亲形象。

正因为看到女孩与同性别的母亲之间如此难舍难分，我们才更能理解，在青春期的某些场合，母女之间的关系会比母子关系或父女关系更显波折。由于异性恋的年轻女性不得不做出这样重大的改变，即将爱的客体从女性转移到男性以及随后恋爱对象的变化，所以她需要更多的魄力来促使独立的渴望战胜依恋的渴望。即便如此，很多母女之间的关系仍是非常亲密的。Chodorow 根据近乎普遍的临床观察而坚信，“女性一心想着母亲这位内部形象和客体，这种内心的专注有助于塑造她的恋爱关系以及她内心和人际生活的许多其他方面”（1994）。

我们越是深入地审视文献中描述的俄狄浦斯情境，就越是无法断言何种性别会更加顺利地度过这一时期。过去人们认为，成功地处理俄狄浦斯情结将引出异性恋的性取向，同性恋则代表了负性的俄狄浦斯情结，即“本应”对异性父母的爱没能正常体现出来，比如一个男孩对母亲过分认同，或是挣扎于恋母情结时却不得不屈从于父亲，再或是一个女孩无法摆脱对母亲的原始的同性性欲。这种精神动力学的思维方式现在看起来说服力较弱，部分是由于同性恋群体公开对这一假设表示了质疑，还有部分是因为如今我们对发展的变化有了更深的认识。Chodorow（1994）引用了 Kenneth Lewes 的研究，后者解构了经典的理论，尤其是有关男孩的部分。她观察到，即便是异性恋的发展也并不是那样顺当（有人可能会说“直”！），因为男孩对父亲的认同只有当父亲也属于爱的客体时才会发生：

> Lewes 指出，俄狄浦斯情结中常规异性恋的起源比弗洛伊德及其追随者所以为的要复杂得多。他描述了12种不同的俄狄浦斯式男孩：基于该男孩的依恋类型属于情感依赖型 [不像他自己] 还是自恋型 [像他自己]，他是否将父亲或母亲视作客体，他的母亲是阳具崇拜型还是阉割型，他是否认同父亲或（阳具崇拜或阉割）母亲，以及他自身的性立场是被动还是主动。其中有6种是异性恋，但只有一种是……“正常的”。
>
> （Chodorow，1994）

这篇文章阐述了我们作为治疗师在对俄狄浦斯问题进行工作时应当认识到的这些差别。多数人面临的普遍任务是让父母拥有他们的私密关系，同时建立自己亲密的性伴侣关系，尽管我们也应承认有些人会选择保持单身。每个人都以自己的方式度过了俄狄浦斯情结，所以 Chodorow 在她那本薄书的总结部分这样呼吁道：

> 我们必须单独研究个体的性取向、性结构和情欲幻想，并探索从解剖学，从文化评价和建构，从内心对冲突的解决方式，从家庭经历以及性别认同等方面引出的实践。所有这些内容都将代入个案，呈现某些女性或男性的恋爱方式。
>
> （Chodorow，1994）

当孩子通过父母和其他人的行为，发现性和性表达的界限比以往更为明显，更不自然，更扑朔迷离，便会出现许多问题，比如当一个儿童或年轻人感到父母一方的关注比另一方父母的感受更重要的时候；当父母的关系特别糟糕，孩子想让他们分开，却又被自己这个想法吓到的时候；当孩子对性的感觉直接或间接地被父母表达出来或受到父母影响的时候；当父母一方死亡或分离的时候；当孩子感到他 / 她的爱或性受到拒绝的时候。在这些情况下，俄狄浦斯神话中的元素会一再出现，影响着今后成年生活中的亲密关系。正如 Chodorow 所言："童年早期的关系和幻想将对男女之爱产生虽非决定但极其重要的影响，这才是我们认为更具代表性的精神分析"（1994）。下一章将展示俄狄浦斯情结和俄狄浦斯三角所呈现的不同形式。

第九章

合作与竞争：俄狄浦斯式结构

Francis Grier 在介绍著作《俄狄浦斯与这对夫妇》（*Oedipus and the Couple*，2005）时写道：

> 俄狄浦斯神话里出现了数对夫妇。首先是拉伊俄斯和伊俄卡斯忒夫妇——底比斯的国王和王后。这对夫妇很快就展现出无法处理三人关系的样子。当第一个孩子出生时，他们便觉得受到了致命的威胁，他俩之间的平衡也被彻底破坏。
>
> （Grier，2005）

Grier 提出这对夫妇无法应对三人关系的一个潜在原因，那个声称他们的儿子长大后将弑父娶母的预言可能投射了他们自身对孩子的感受——这些强烈的情感既有对竞争对手的仇视，即拉伊俄斯对孩子出生可能产生的反应，也有母亲对孩子的强烈欲望，即伊俄卡斯忒的情感投射，但 Grier 观察到他们无法接纳这些感受，“不能允许更加困难和复杂的关系以情感上更加成熟的方式来应对其需求”（2005）。

自打孩子出生起，父母之间的两人关系就变成了三人关系。这是对俄狄浦斯神话最明显的解读，事实上这正是弗洛伊德将俄狄浦斯情结作为发展阶段任务背后的原理，父亲、母亲和孩子三者都牵涉其中。在他看来，这一过程发生在孩子全面卷入三人关系之时，那时孩子意识到父母在三人关系中具有优先权，而且他们还是一对夫妻关系。如果孩子在成长过程中不能接受这样的三人关系，如果父母一方或双方在孩子出生后不能接受这样的三人关系，都会对后来的关系产生负面影响。

因此，俄狄浦斯情结关注的是第三方的影响，以及第三方的闯入对伴侣关系造成的好或坏的改变，这伴侣可以是母亲和婴儿，父 / 母和孩子，或是有着亲密关系的两个成年人。如果我们用三角关系来形容，俄狄浦斯隐喻对多种三角情境都颇有价值。它一点都不消极，因为人们有一种确定的感觉，即在修通这些情境（或用精神分析术语来说，解决俄狄浦斯情结问题）的时候，无论在家庭内部还是外部，有益健康的关系也会随之发展。

三角情境

俄狄浦斯神话点明了抛弃威胁到夫妻婚姻关系的孩子会有什么后果。尽管孩子的出生往往是夫妻关系更新和深化的一个契机，因为他们同时得到了新的父母角色，但这也可能成为夫妻关系急转直下的触发点（图9.1）。

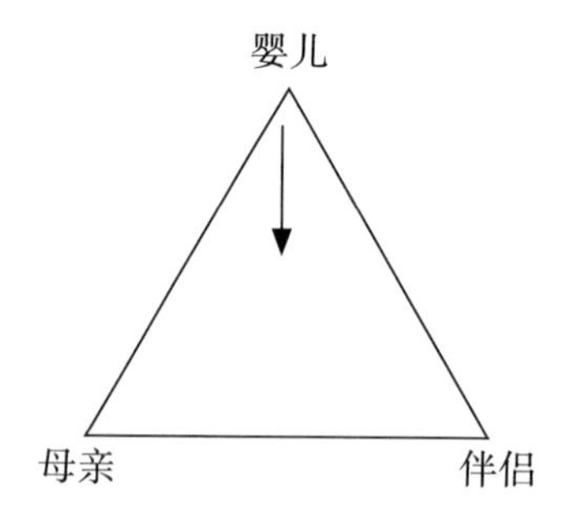

图9.1　母亲—婴儿—伴侣的三角关系

Grier（2005）提出，当一对夫妻彼此被困在婚姻当中时，常常会觉得生命正在流逝，所以需要有个孩子。但他们又希望继续享受各自的生活，不必有孩子妨碍他们做自己想做的事。孩子成了阻碍，威胁到他们的自主性，可能还会抢走他们的爱，就好像爱是有限的，一旦分享就会减少似的。

随着孩子不断长大，被排斥的恐惧也逐渐增长，比如夫妻一方若担心另一方偏爱孩子而排斥他 / 她，或是觉得另一方有变化（“你和从前不一样了”），可能反而会对孩子更加宠爱，制造出一种通过孩子满足自身需求的关系。Morgan（2005）举例道，一位丈夫忽然对新近的一笔生意格外上心，他的妻子则一心一意照顾孩子。俩人分别借助工作和孩子力图回避原本痛苦的夫妻关系。

我们有时在治疗中会发现，亲眼见到父母分手的孩子无论与父母关系如何都会感到自己应为此事负责。John Le Carre 在他的小说《锅匠，裁缝，士兵，间谍》（*Tinker, Tailor, Soldier, Spy*）当中描述了这种现象，又在后期采访中透露他描写的是自己的经历：“最重要的是，他对父母婚姻的破裂感到自责”（1974）。这位经常出差的父亲回到妻子和儿子身边时经常会和妻子发生争吵，而这位儿子已经与母亲建立了非常亲密的关系——他在父亲外出期间几乎取代了父亲的情感位置（图9.2）。儿子似乎很讨厌父亲归来，父亲也怨恨儿子比他更吸引妈妈的关注。但儿子的恐惧可能也包括潜意识里希望父亲干脆一走了之。不仅儿子会有此种感受。父亲如果在外服役，偶尔休假回家，女儿也会询问妈妈，“那个男人什么时候走啊”。

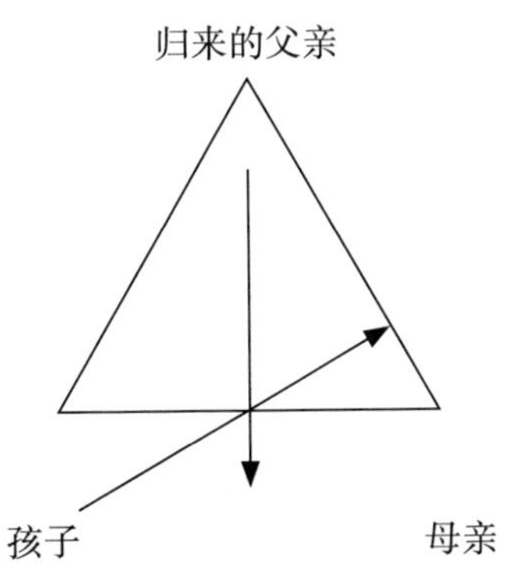

图9.2　孩子–归来的父亲–母亲的三角关系

正如 Grier（2005）指出，第三方未必是具体的人物。最好要考虑到存在第三方元素，其可能是某个人，也可能是其他的介入因素。比如，伴侣的一方或双方多年来总归要发生一些变化。其中一方可能培养出某种在夫妻关系初始阶段并不突出的兴趣爱好，某一方也可能在心理上有了变化，发展或消退了某种特定的性格特征。在这些情况下，新的兴趣爱好或性格变成了第三方（图9.3），而伴侣双方不得不在关系中适应彼此。

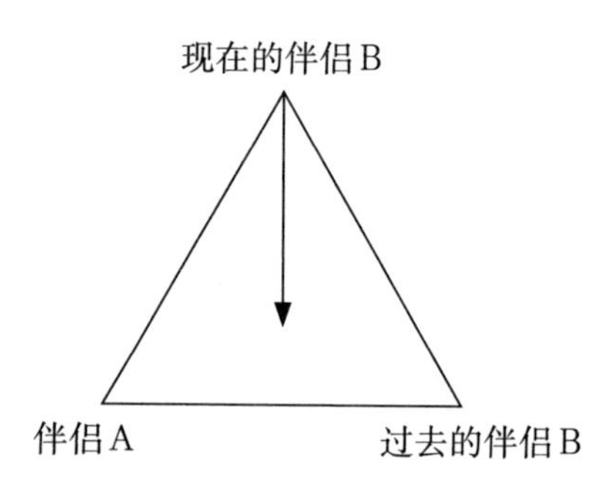

图9.3　伴侣A–现在的伴侣B–过去的伴侣B的三角关系

最显而易见的第三方是插足于夫妻关系当中的“第三者”。这位第三者可能反映了原先的关系自开始以来没能呈现的某些方面在婚姻之外得偿所愿，或是反映了婚姻中逐渐消失的某些方面，所以要在婚外找补回来。

马丁（Martin）已经结婚22年了，他的妻子怎么看都是个称职的好妈妈，也是个有追求、有抱负的伴侣——这种动力使得她一直（说得好听些是）鼓励、（说得不好听是）逼迫丈夫在事业中拼尽全力，以保障他本人、妻子和家人能有个理想的家。但妻子的恭敬、野心和挑剔实在太像他的父亲，他们的性关系也从不尽如人意，有时她充沛的精力使他萎靡不振。马丁有许多情妇，她们都很享受与他做爱，也让他在其中得到了满足。在这种俄狄浦斯情境之中，他无法同时作为家庭的经济支柱展现自己的能力，又在关系中作为爱人展示自己的活力。这里所唤起的三角关系可能部分要归咎于他妻子的控制和期待，但从某种意义上说，也是因为他无法在妻子面前抬起头来（图9.4）。

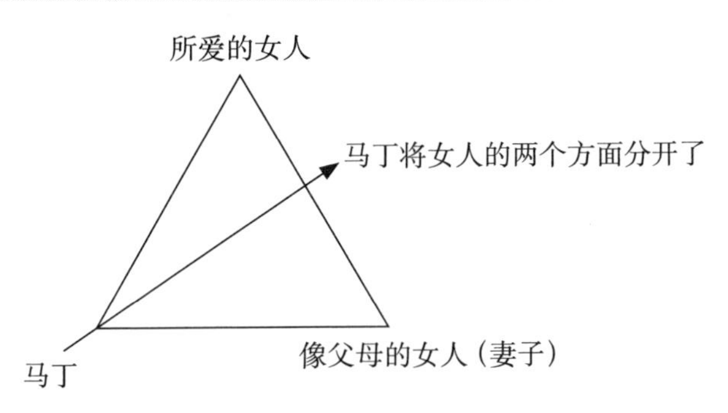

图9.4　马丁的三角关系

上述每个三角都各有不同，但它们都有三个元素，而且三角当中的一位或多位会觉得受到其他两位的冷落。同样的动力也出现在上述四种三角关系当中。解决俄狄浦斯情结并不意味着一定要清除三角关系中的侵入性元素。解决的意思更多是说能同时接受分离与联结，或如 Morgan 所称，“被容纳和被排斥的体验”（2005）。换句话说，伴侣一方不应感到被婴儿排斥，而是双方都需要认识到三角之中不同的关系：母亲和婴儿，伴侣和婴儿，母亲和伴侣。其中的每一个都能有效地行使自己的权利，不会有人受到他人的威胁，任何人也都不需要去抑制别人。容纳中可能有排斥，排斥中也可能有包容。在马丁的案例中，如果他的性欲能重新被纳入他们的关系之中，或许他与妻子的关系也能够修复。这里的俄狄浦斯式解决办法指的是将分离的部分联结成一个关系。分离与联结是个不错的简称，可用于形容良好的成熟关系的模型。

马丁的案例阐述了一个次级俄狄浦斯情境，即一方伴侣因为反映了另一方伴侣的父亲或母亲的某些方面而不知不觉地被选中，或被另一方当作父母来对待。马丁的父亲侵入了马丁与妻子的关系，因为他把父亲的形象存放在心里，然后投射到妻子身上，所以他倾向于以对待父亲的方式对待她。Lanman（2005）举了个例子，一位意大利女士能够很自然地表达自己的情感，但她母亲总是活在父亲的阴影之下。当这位自由奔放且风情万种的女士初次见到她的丈夫时，一眼就陷入了爱河，因为对方特别结实强壮，与她的母亲截然不同。这或许是她选定他的原因之一。但在一起之后，她似乎对丈夫唯唯诺诺起来，就像当年母亲对父亲的态度一样。她的丈夫也有自己的过去，小时候父母出国工作，便把他寄养在亲戚家里，母亲因这场分离而积郁成疾，所以很可能他恰恰是被妻子的自由奔放所吸引，但他后来发现自己会试图削弱这种热情，正如他的母亲与他分离后所做的那样。

从这个案例我们可以看到，有些关系需要应对个体过去内化的人物的潜在入侵。这些人物实际上并没有出现，但在潜意识水平上影响着伴侣双方与彼此的关系。他们可能在自己身处的关系中上演过去与父母的关系（图9.5）。

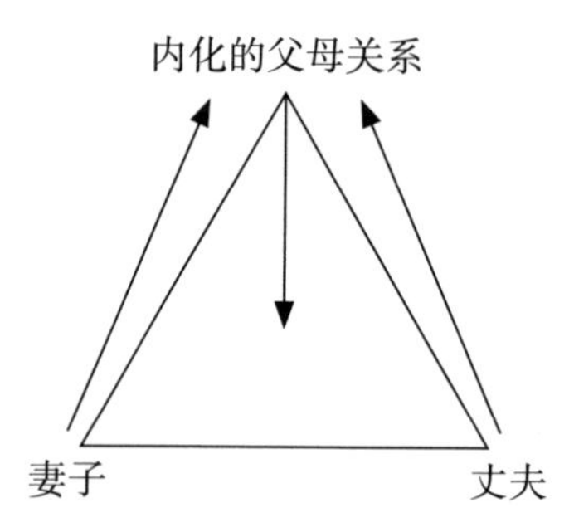

图9.5 妻子–内化父母–丈夫的三角关系

影响伴侣的并不总是过去的人物。侵入性元素也可能是现在与父母之间的关系，或是某个至今仍令伴侣担心过于强势的人。Morgan写道："夫妻心理治疗师经常看到夫妻一方或双方仍然纠缠在与父母的关系之中"（2005）。其后果便是对伴侣缺乏情感投入，他们与父母之间的纽带尚未断裂，我们有时会称之为"还绑在妈妈的围裙上"。这导致他们无法将情感能量全部付诸新的关系。这种联结的原因之一如 Morgan 的观察所示，即儿童会被父母某一方拉来当做援军或知己（2005）。这阻碍了儿童俄狄浦斯情结的发展，这一至关重要的发展同时包括了与父母双方的分离与联结。

Grier（2005）提供了一个案例，一对夫妇吵了一架，原因是丈夫想把母亲留下一起庆祝他的生日，结果妻子暴跳如雷。虽然他俩都明白，自从二胎诞生后他们就没再发生过性关系，邀请母亲其实与他们眼下这个问题并不相关，但却令人感到这位妻子的嫉妒是有理由的。她的丈夫从来就没能与那位抑郁的母亲适当地分离，也不愿失去与母亲之间特别亲近的关系。他不时地悄悄打电话给母亲，仿佛知道自己和妻子以及母亲之间不应当是这种关系。就许多夫妻治疗而言，审视妻子的过去对此情此景的作用也很重要。她的父亲似乎更喜欢她而不是她的母亲。可能她也因此一直诋毁丈夫不如理想化了的父亲那般优秀。或许她也害怕被丈夫和婆婆之间的关系排斥在外，就像她的母亲曾经感到被她和父亲之间的关系所排斥一样（图9.6）。

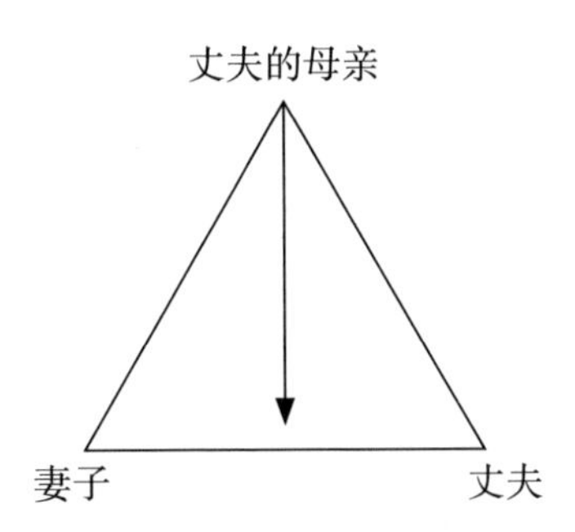

图9.6　妻子–丈夫的母亲–丈夫的三角关系

还有一种三角可以帮助理解夫妻关系，即在亲密关系当中，可能有很多心理特征会混在一起。在生物学层面，物种通过混合基因库进行繁殖，从遗传学角度来说这是更为健康的方式。乱伦式性关系是危险的，因为近亲繁殖会导致后代体弱多病或先天畸形。Rosenthall 观察到，“夫妻中一方的风格必须与另一方互补，尽管现实情况往往更为复杂，夫妻双方会在不同情境下变换位置”（2005）。

我们可能想要讨论的是，究竟人以群分还是互补者彼此吸引。Skynner 和 Cleese 在《家人：以及如何从中解脱》（*Families: and How to Survive Them*, 1983）当中介绍了一个活动，要求一个大群体中素不相识的参与者们在房间里挑选一位伙伴，这个人既不能令他们想起原生家庭的成员，也不能填补原生家庭的空缺。选好之后，这一对再在相同的基础上挑选另一对，然后四个人在一起交流各自的原生家庭成员。这个活动我曾进行过多次，它确实不同寻常，就像 Skynner 和 Cleese 所观察的那样，每个四人组成员的原生家庭都有许多特别的相似之处，而这些相似之处其他组并不常有。在某种程度上这似乎与家族史相关，仿佛说明确实是人以群分。

但也有案例可以证明，有些夫妻走到一起是因为原生家庭有着相同的特征，这可能会造成一些麻烦。他们的性格差异不够，吸引他们的人似乎对他们有着自恋性的镜映。虽然一开始可能会觉得惬意、舒适，但这明显会带来一些问题，因为他们各自心理上的发展总有分歧之处，或者他们除了共享优点之外，有时也具备某些缺点。寻觅背景相同、很不“另类”的另一半时，如果双方有着相同的性格弱点，那么可能会产生共谋，也可能会陷入困境。一旦遇到危机时刻，双方对彼此恰好有着相同的要求，但没有一方能在必要时提供足够坚强的支持和理解，而各有优势的伴侣在这时就有更多可以利用的资源。

Grier（2005）提供了一个共享缺点的案例。表面上看起来夫妻双方来自完全不同的家庭，但俩人在原生家庭中都无法表达不受重视的感受，也都真实地感到自己的养育环境中存在明显的心理剥夺。他俩都把对各自父母的不满带入婚姻当中。他们的怨恨以愧疚和被动攻击的形式表现了出来。很容易就能看出，这些因素在他俩试图修通对彼此的负面感受时会对其关系造成毁灭性的影响。我们可以想象出他们的关系中时常存在忍气吞声的情况，无法真正倾吐心声并修通彼此遇到的任何困难，尤其是无法关注另一方的需求。所以这里我们有了另一种三角。它去掉了对关系的丰富性极具价值的分离因素，因此变得十分扁平，更多体现了一元关系而非二元关系（图9.7）。

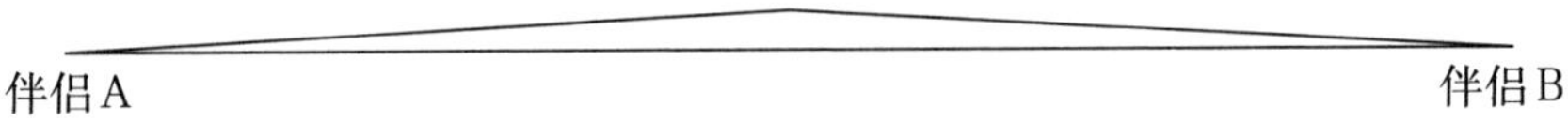

伴侣A　　　　伴侣B

图9.7　一元关系

在前几幅图中，第三方元素会引发各种问题，因为它被视作一种威胁，侵入夫妻之间，分散一方对另一方的注意力，激起嫉妒和其他负性感受。但在这个扁平的三角当中，夫妻背景如此相似，以致第三方已无法引入更多的变化。没有性格差异，也无相似之处，无论是对个人还是对夫妻而言，这种关系都已失去了丰富性、互补性和成长的潜力。

这同样适用于夫妻对彼此抱有期待的情况。如果夫妻一方希望另一方只展现出某些迎合他/她喜好或满足他/她需求的特定品质，却不愿对方呈现那些他/她不太喜欢、甚至会阻碍其需求的特质，那么这段关系可能会出现相当大的问题。就好比夫妻一方享受着配偶的关注，却怨恨配偶将注意力放在孩子身上，也可能不满于配偶只留意自己的需求而非他/她的需求；或是恨对方心不在焉，没心情给到他/她所需要的关注。

上文已讨论过的一些结构与经典的弗洛伊德式俄狄浦斯情境有所不同，后者牵涉到的是三人关系。这儿虽然只有两人，却存在三种元素。这可能更多沿袭的是克莱因对俄狄浦斯情结的解释。我指的并非有争议的那个部分，即婴儿是否知晓父亲的阴茎，或乳房和阴茎这类半部分客体（part object）是否为俄狄浦斯情结的前身。在我看来，有些理论建构在咨询室内其实作用甚少，与大多数来访者的体验和理解并不贴近。克莱因理论中有一条较为实用，即坏妈妈或者坏乳房作为第三方元素，拆散了母婴这对伴侣之间亲密、舒适的关系。此时我们又回到了信任与依恋主题当中讨论的各种可能性，但角度有所不同。在母婴关系中，母亲既能满足婴儿的需求，也会使其需求受挫，这取决于母亲是能够做到迅速回应还是不能及时回应婴儿的哭声。克莱因（1975）指出，婴儿将这种体验分裂成好乳房和坏乳房，或是好妈妈和坏妈妈。这是描述两种迥异体验的一种方式。婴儿逐渐了解到，无论能否得到，它都是同一个乳房，对其关怀备至或让其苦苦等待的也是同一个妈妈。婴儿适时地开始认识到这是一个完整的人。健康的发展源自对两种体验、两种乳房和两种母亲的整合，这也是对矛盾和现实最初的理解，而容忍矛盾对于健康的关系而言又是那么至关重要。

换句话说，如果我现在以三角结构将其呈现出来，婴儿早期对妈妈的体验包含了两个元素，即好的元素与坏的元素（图9.8）。

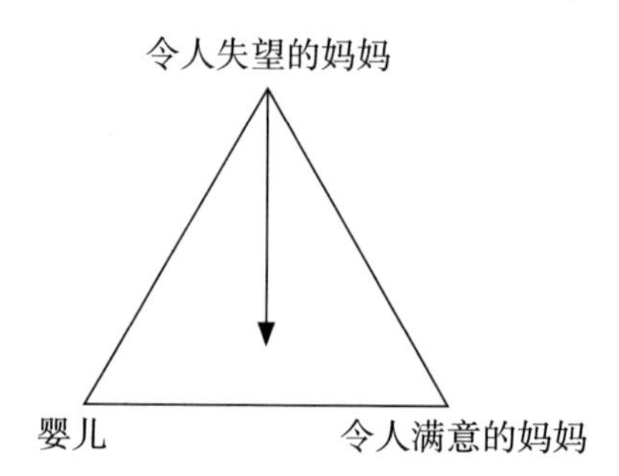

图9.8　婴儿–好妈妈–坏妈妈的三角关系

Rosenthall 列举了她的一位患者的案例，Z 先生的母亲在他还是婴儿时就成天闷闷不乐，“仿佛抑郁本身就已经构成了第三个客体”（2005）。在 Z 先生的案例中，三角关系如图9.9所示。

婴儿早期将乳房分裂成好的乳房和坏的乳房是一种天然的防御，目的在于为了战胜绝望而留住美好的母性意象。如 Britton 所言：“只有将母亲的不可理解性的一面分离出来，让婴儿感受到妈妈其实对母子之间良好的联结也存在攻击性，美好的母性客体才能得以恢复。”（1989）。但这

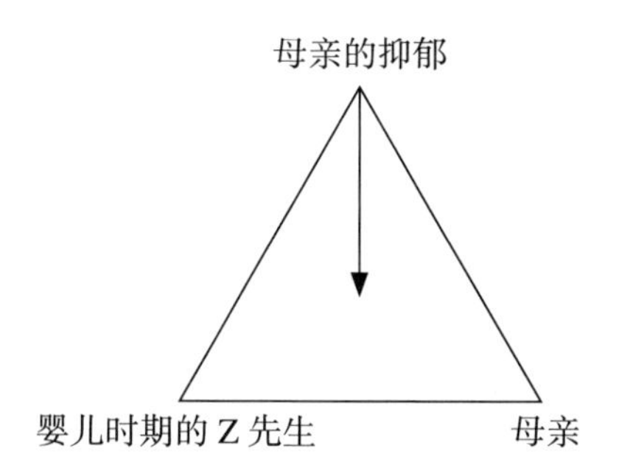

图9.9 Z先生的三角关系

种防御对成熟的关系并无益处。比如，通过将坏的部分从关系中分离出来，这些坏的部分就变成了夫妻以外的其他人的责任，或者两人会一致否认这些坏的部分，他们要做的，就是维持某种错觉。Britton 提到了一种俄狄浦斯错觉，即只有好的品质才能存在。如 Resenthall 所言，成熟的发展指的是："我们每个人都摸索着走出襁褓中婴儿的状态，专注于我们是母亲唯一爱的人这一错觉，克服父亲和兄弟姐妹所造成的障碍，无论这些障碍是否真实存在，都得去认识和接受"（2005）。顺便说一句，我们也应当认识并接受母亲的其他方面。

如果夫妻一方存在这种错觉，另一方就比较为难，因为她 / 他只能表现出性格的其中一面，而不能表现出另一面（第三方元素）。如果夫妻双方都被卷入这种错觉，便只能局限于相互镜映，而忽视了所有重要的有助于完整性和多样性的第三方元素。Britton 报告了一个患者对这种关系的描述："我们沿着一条直线移动，然后在一个点上相交"（1989）。这个由背景相似的夫妻所构成的扁平三角（图9.7）变得非常扭曲，以致压缩成了仅有一元维度的一条线（图9.10）。

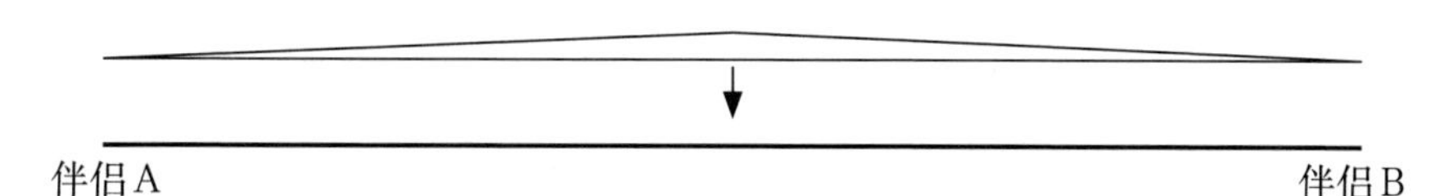

图9.10 相似背景夫妻的三角关系

Morgan 曾将其称为“投射性僵局”，并提供了一个案例。

雷切尔（Rachel）和汤姆（Tom）什么事都一起做：共同学习，兴趣相投，形影不离。汤姆会帮雷切尔挑选衣服，并在聚会上替她发言。她从未想过自己也可以持不同意见。有很长一段时间她是满足于此的，尽管她从没和汤姆有过满意的性关系。汤姆表示和雷切尔发生性关系是很糟糕的事情，因为他是如此了解她的想法、感受和需求，以至像是在和自己做爱；他从来就没有真正搞清楚她在做什么。（Morgan，1995）

我们知道“俄狄浦斯式解决方法”的三角关系非常重要，但它扭曲后也极具破坏性。我们在生活中以社会人的形式存在，参与多人关系，而不仅仅是两人关系；也参与多维伴侣关系，而非单维关系。如果三角关系变得扁平，伴侣之间便失去了第三方元素，不再拥有成熟、成长、矛盾和所有持续与不同的人打交道所带来的好处。如果三角被强力拉扯变形，就会产生嫉妒，而想要不带剥夺感和内疚感地接受分离或相聚更是难上加难。这并不是说俄狄浦斯式三角关系就一定是僵化的。它总是会以关系所应有的方式移动，这样使得无论何种类型的三个元素都会在任何时候参与其中，并且从分离和关联中获得好处。

三角关系很少由单一的三角构成。三角之中某角也可以是另一个三角的其中一角。系统理论强调这些相互串联的关系，指出当关系的一部分发生变化时，其他关系也会相应地受到影响。它像是一种翻绳游戏，处处联结成网。赫比的情况就体现了这一点。

赫比（Herbie）是个温文尔雅的男士，娶了一位被他称作暴君的妻子。他被她使唤得团团转，总觉得自己无法做主。但只要赫比情愿，这段关系倒是可以维持。几年后，他的母亲去世了。父母的去世有时会彻底动摇后代关系的平衡性。赫比的母亲是个相当胆怯和冷漠的人，可能也是他曾密切认同的一个对象。随后赫比“发现自己被卷入了”（听起来他好像是完全被动的一方）和另一个女人的暧昧关系当中，这个女人本身也陷在她丈夫的火坑里。她的遭遇唤起了赫比对她丈夫的愤怒。他认同了这个女人的感受，那与他自己在婚姻关系中的感受相同，可能也契合了他母亲的感受。他俩开始了婚外情，几个月后被女人的丈夫发现，那个女人的丈夫禁止妻子去见赫比。她拒绝服从丈夫的命令，还试图将赫比从他的妻子身边夺过来，可当赫比真的想要与妻子分开的时候，她又吃惊不已。后来在赫比离开妻子之后，她也疏远了他。

赫比开始感到内疚，但也对情人非常生气。他回忆起童年时也曾有过这种感觉，那时母亲冷若冰霜，父亲则让他的生活形同地狱。父亲会对母亲向赫比示爱表示强烈的嫉妒，但赫比本人却从未感到母亲敢于向儿子表达任何感受。现在他会对情人的丈夫生气，是因为这位丈夫很像他的父亲，而他生情人的气是因为她没有足够的勇气去听从自己的感受。他还愤怒于妻子那种蛮横的态度。

我们从赫比的婚姻中看到了一种反向的俄狄浦斯式解决办法，即他认同了自己的母亲，而娶了一位更像是他父亲的妻子。在婚外情中他试图将这一情形扭转过来，所以选择了一位更像自己母亲的女人，但不出意料这条路是走不通的，情人放大了他母亲的负面特征，反而使问题更加糟糕。绝望之下，赫比同两个女人都断了关系，选择了另一位离异的女性，却在几个月后发现她会定期跑回去看望前夫。历史正以各种不同的形式反复重演。

治疗和督导中的三角关系

在治疗实践中还可以看到另外两种三角。第一种是治疗师角色中出现的第三人（图9.11）。针对夫妻进行工作的治疗师显然都会被卷入这种俄狄浦斯情境。这也是治疗个体来访者的特点之一，即存在一个重要他人，这个人并没有出现在治疗室内，但在来访者的生活中有着举足轻重的地位。

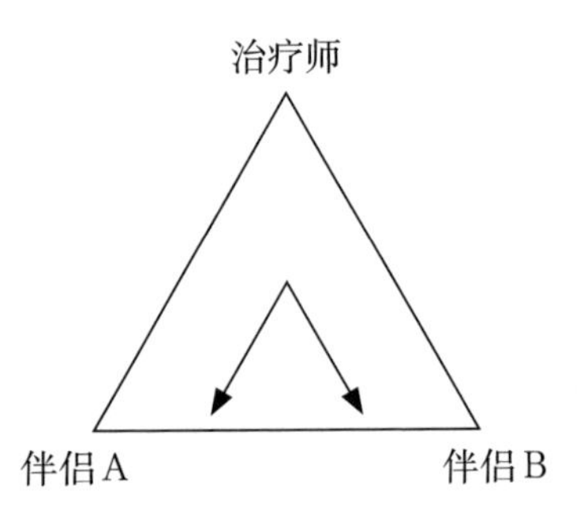

图9.11 伴侣A–治疗师–伴侣B的三角关系

这种情况有不少案例，比如有时候治疗师会发现自己与伴侣中的其中一方站到了一起，共同对抗另一方。Lanman观察到，她在治疗某对夫妻时，很容易去关注丈夫的感受，妻子也怂恿她这么做，因为丈夫看起来情况更加严重。但事情逐渐明了，这位妻子是在将自己的痛苦投射到丈夫身上。实际上她感到被人忽视却又觉得理所当然，仿佛她自身无欲无求，尽管她一手促成了这种注意力的偏差（2005）。这是治疗师再熟悉不过的俄狄浦斯情境，即伴侣其中一方得到了大部分的关注。

但Ruszczynski（2005）提到了另一种情境，即身为治疗师却感到自己是个外人（图9.12）。有对夫妇明显待他如圣人，觉得他每句话都是金玉良言；俩人似乎都愿意选他作为搭档。但在他的反移情中，有时他觉得自己会被其中一方勾引，然后两人便会一同排斥他，比如合谋离开会谈，在咨询室外咯咯笑并兴奋地耳语。这些都让治疗师感到自己被排斥在他们的关系之外。此处的第三方元素是这对夫妇对变化的阻抗，它横亘在治疗师和治疗任务之间（2005）。

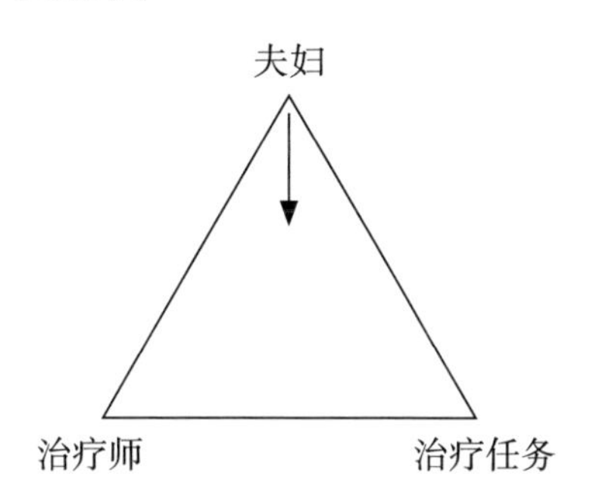

图9.12　治疗师–夫妇–治疗任务的三角关系

督导中还会出现另一种三角情境（图9.13）。有些关于督导的论述将其比作类似温尼科特提出的核心家庭。咨询师容纳了来访者，督导师又容纳了咨询师，就像温尼科特所言，母亲容纳婴儿，父亲又容纳了母亲。这是对俄狄浦斯式关系的一种积极的表达。但仅从这个视角来看待督导，仍显狭隘。Lanman 在督导时将自己视作一个局外人，她发现自己经常能够注意到被避而不谈的话题或情感，或在案例报告中没有被注意到的那位

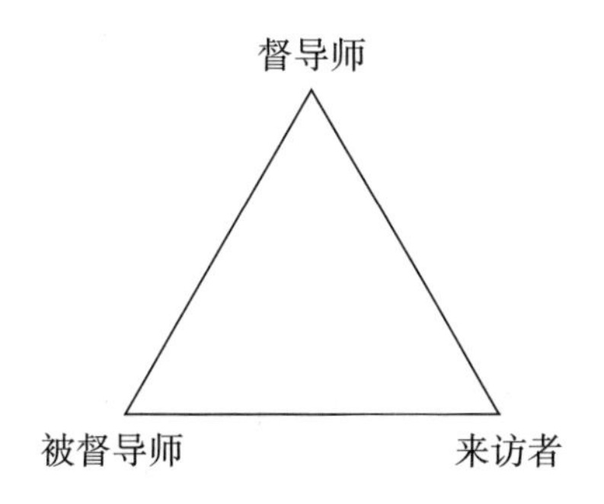

图9.13　督导中的三角关系

(来访者的)伴侣。督导师代表了被排除在外的一面。她写道，“总有一个时候，不是督导师就是被督导者会更多地关注某人或某事。”(2005)。她强调，在这种动力之下存在潜在的发生进展的可能。被督导者在这个三角关系中是一个平等的角色：督导师并不一定说得全对。Lanman 指出，“所有事情在任何时候都必须是平等的理想化的‘绝对平等式’三角关系”是很危险的(2005)。除了督导情境，这在其他俄狄浦斯情境中也同样适用。督导中的竞争如果处理得当，可以为舒适的共谋状态增添许多丰富的内容，就像三维空间总是要比二维空间丰富得多。

许多学者都强调俄狄浦斯神话还有一个重要的特征。俄狄浦斯之旅起始于不闻、不见，即便真相几乎就呈现在他眼前。他经历了一段探索之旅，途中不断遇到阻抗，但他放弃了探明真相，退而选择了较为舒适的解决办法。Bettelheim (1983) 观察到，俄狄浦斯在逃出科林斯的时候根本没注意德尔斐神谕中的铭文：“认识你自己”。他未能觉察内心深处的感受，因此预言成真。所以俄狄浦斯将隐喻性的失明付诸行动，自戳双目作为惩罚。Bettelheim 进一步强调，精神分析的指导原则是了解自己，认识到引起我们某种行为的潜在压力，有时这些行为会损己或害人。弗洛伊德的俄狄浦斯情结概念告诫我们，应当尽可能地去觉察自己的潜意识。

对觉察的强调在称之为“嗜口欲驱力”(epistomophilic drive) 的概念中得以体现。这是对觉知或理解的渴望，是对知识的渴求，它和我们与自己及他人关系中的爱与恨并存。正如 Britton 所言：“人类冲动于爱、恨和觉知，他们渴望被爱，惧怕被恨，希望被理解”(1989)。

但伴随着渴望觉知之心的是对未知之事的恐惧。显然在俄狄浦斯勇敢的探索中，他发现了袭击底比斯的罪魁祸首。这一发现使他过于震惊，以致难以领悟，所以他扭曲了觉知的内容，直到最终真相浮出水面。那一时刻他无法面对自己那令人震惊的罪过：不仅是弑父娶母的行为，还包括自己的无知。如前所述，弗洛伊德写道，每一位看过俄狄浦斯戏剧的观众都会恐惧不已，使他们战栗的可能是意识到俄狄浦斯故事至少某种程度上也存在于他们自己身上。我们宁愿不要觉知！

想为第三元素找到一个位置，或认识到第三元素的附属物有多么强大，都绝非易事。来访者不会愿意看到它——即使看到，也不愿承认；治疗师甚至会对看到的事物感到恐惧，并因此淡化他们的言语，模糊他们的视力。治疗师未必能轻易地识别俄狄浦斯情境，除非他们经过斗争已对自身的俄狄浦斯问题达成妥协。有些来访者或夫妻不仅担心与俄狄浦斯情结沾边，还害怕承担它所强调的改变的意义，他们也不会乐于接受俄狄浦斯情境。他们前来寻求帮助是为了得到理解，但他们可能会畏惧知觉。认识或认识过程本身可能就是个第三元素，这是夫妻不愿承认存在于他们关系中的一个元素。Thorner 写道："渴望觉知与抵抗觉知总是如影随形。逐渐认识的过程不可避免地会令个体接触令人不适的客体"（1981）。这里还存在另一个三角关系，即逐渐认识的过程不仅存在于治疗师和来访者之间，也有助于强化治疗任务（图9.14）。

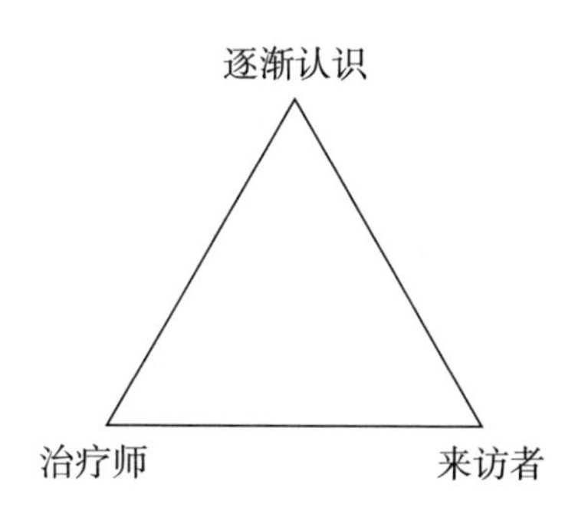

图9.14　"逐渐认识"的三角关系

逐渐认识的过程是夫妻关系中必不可少的一部分。它不仅包括从性方面了解彼此，也包括对对方和双方关系的认识。这是图9.15所展示的另一种三角关系。

治疗师希望在治疗结束后这种对关系进行相互了解的过程仍能长期

持续下去。

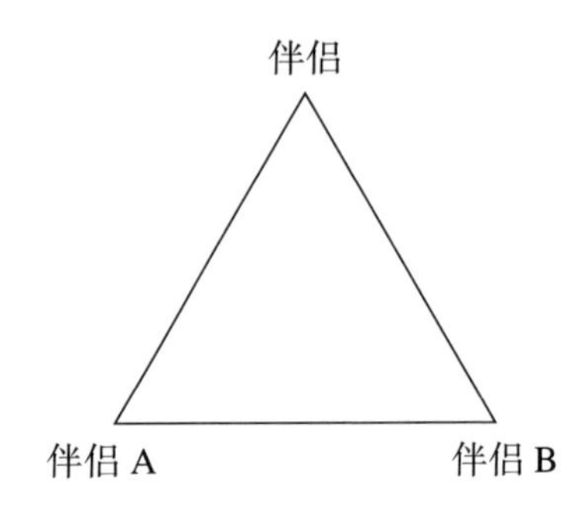

图9.15 伴侣逐渐认识到他们的关系

父母与孩子：俄狄浦斯关系

许多成年生活中的俄狄浦斯问题都回到了父-母-子情境当中，所以这些关系中有些问题值得进一步讨论。

讽刺的是，历史上的精神分析一直渴望认祖归宗到弗洛伊德的开创性工作上，但它发展出的两种重要的性行为理念却是在反对弗洛伊德。同性恋便是其中之一，尽管如前一章所述，针对男、女同性恋和变性者的态度已经逐渐转变，他们的性取向也被动力学治疗师所接纳，这已与弗洛伊德对性的描述相差无几（1905/2006）。另一类争论聚焦在性虐待方面。多年来，精神分析学派一直认为童年遭受性虐的记忆是屏蔽性记忆，它基于儿童与父 / 母发生性关系的幻想性欲望，加上照顾婴儿的过程中难免会有唤起情欲的情况，比如洗澡、往生殖器上扑粉，等等。许多学者仍然批评弗洛伊德对儿童虐待的否认，以及他撤回早期有关婴儿性引诱的理论这一行为（Masson，1984）。我和其他人都认为这种批判有些言过其实（Jacobs，2003）。上述论点在此不做赘述，因为这属于另一个复杂的领域，并且在理论理解和治疗实践中也很容易出错。

弗洛伊德的不少患者出现过四肢或五官局部的麻木、瘫痪，或某种程度上因心理而非器官出了问题而造成躯体症状，在目睹了这些癔症转换性症状之后，他最早提出的解释是这些患者因早年遭受父母性引诱而导致创伤。但他随即认识到这种解释过于笼统，无法涵盖所有的神经症表现。因此他做出了进一步的拓展，增加了儿童对性引诱的幻想。这属于补充解释，而非替代解释。有许多证据表明，弗洛伊德在余生中仍然坚信有些父母确实会实施性引诱，并将其作为一个重要因素在许多案例中加以引用。对引诱的幻想则作为另一个因素存在于其他案例中。

现在我们知道，弗洛伊德最早关于存在实质性虐待的解释是非常接近事实的。得到证实的虐待儿童的案例数量相当可观。就好像原本社会要压制住事实，但终究难以忍受这样的事情，只得放开舆论。许多幸存者不仅可以讨论自己遭受过的虐待，其叙述的内容也得以被人们相信。有一个哗众取宠的团体曾表示反对，称复原的记忆都是虚假的回忆。这个团体的部分成员是只为一己私利的施虐者，纵然已经败诉，却仍然坚称那些被虐待者是被无耻的治疗师洗了脑。

另外，有些治疗师在意识到这些问题后便觉得草木皆兵。一旦听到可能与童年期虐待相关的线索——比如进食障碍，他们就迫不及待地暗示来访者。他们好像和初出茅庐的弗洛伊德一样解释得过于单薄。还有些治疗师认为，来访者之所以有数年空白的童年回忆，毫无疑问是由于压抑了受虐待的经历。除了这些模棱两可的诊断之外，许多个案可以准确无误地记起早年遭受的性虐待，甚至更多关于童年期在躯体上和情感上的虐待，来访者无须任何提示就能够唤起这些回忆。有时这类回忆需要在后期外部信息的辅助下得以确定。伴随着确凿的受虐证据，有些患者会有清晰的记忆，对此，治疗师可以列举出很多成年患者的案例，社会和家庭工作者也能从工作对象中找出很多儿童的案例。这类资料的出现对于护理专业人员来说早已不是新鲜事，即便有时它们要等到治疗后期才会出现，因为那时才能足够安全地回忆或叙述这样可怕的经历。

要理解这个问题的严重性绝非易事，这与弗洛伊德早期研究遇到的困境如出一辙。当来访者谈及虐待，或是相信自己可能遭受过虐待，仅仅用幻想来解释显然是不够的。它理应被认真对待。性早熟的来访者也不应当因表现出癔症性行为而被赶出治疗。那些性边界被侵犯过的孩子可能也不清楚如何从行为上管理自己的情欲性边界。

多琳（Doreen）在一次工作面试后前来寻求治疗，当时那位面试官试图找她约会，她拒绝了他，所以他也不肯聘请她。初始访谈给了多琳表达感受的机会，也止住了她愤怒的泪水。后一次会谈多琳表示感到好多了，然后开始讲述她与其他男性的关系。她注意到男士们总是对她很感兴趣——无论在酒吧还是别的地方。她觉得肯定是自己给了他们某些讯号，她用一种可以被称为是挑逗的姿态坐在治疗室的椅子上，身着短裙，两腿分得很开。这位男性治疗师也很难不去注意到那些显而易见的性暗示。她谈到孩提时父亲对她的性骚扰，即父亲坐在她身后，一边看电视，一边抚摸她的胸部。多琳选择坐到屋子的另一头，拒绝与父亲坐在一起，这样便成功地控制住了局面。但她深深地后悔自己不得不失去与父亲之间的亲密感，这是青春期之前那些年她很享受的一种关系。治疗师指出，她可能很想吸引面试官和其他男性的注意，又在他们不恰当地约她出来时感到很不高兴；落实到面试这件事上，这意味着她丢掉了想要的工作。他将这个部分联系到父亲在关系中不恰当的亲近行为，然后让父亲失望意味着她也失去了所有。父亲在性方面的边界不清可能一直令她下意识地对男性付诸行动。但治疗师此时不会向她做如此直接的解释，因为此时多琳并没有意识到她的行为也是一个因素。

受过虐待的来访者有一个常见的两难困境，要么是一面渴望亲密关系，一面又要避开性行为，要么是与人交往时带有性的意味，却又无法忍受亲密关系。早年受创的经历很容易会导致后期在关系上误入歧途。

埃丽卡（Erica）没法与男人过于亲近，她更喜欢随意与别人发生性关系。有次她的继父明确提出想在她母亲外出的时候与她上床，她当即拒绝。就在她表示抗议时，继父说，“你又不是我的亲生女儿”。这让他的性恐吓对她造成了更深的伤害。埃丽卡常希望她这个“小三”能被人抓个正着。

还有些例子（尽管比较少见）是关于男性被女性近亲引诱并产生了相似的困扰。有些女性对男孩女孩都有虐待。母子间的性禁忌关系很可能比父女间的禁忌更甚，或许这也是此种情况比较少见的原因之一。男性逾越边界的情况更为常见，无论是父亲、继父、祖父、兄弟还是异父/异母兄弟。相比于陌生人的虐待，家庭更容易成为虐待发生的场所。

菲奥娜（Fiona）的父亲在她很小的时候就再婚了，她得到了一个新“妈妈”和一位大她10岁的异父异母哥哥。她对这位哥哥非常崇拜（可能他成了疏远的父亲的替代者），哪怕只是坐在他的脚边感受着他的存在，她也会觉得心满意足。在她12岁那年，他忽然离家去参军，她心都碎了。两年后她又受到了进一步的打击——他结婚了。在他和妻子回来小住期间，有次大家都出了门，只留她和哥哥在家，她蜷缩在他身边寻求安慰，却由亲近发展成上床。事后菲奥娜感到愧疚万分，甚至没法同哥哥讲话，自那之后，她也确实没有再和他说过话。她不允许男人靠近，除非是在舞台上，因为戏剧是她的业余爱好。她只能与那些被她形容为“年纪大的和已婚的……像姐妹一样的”男性交朋友。但具有讽刺意味的是，这些让她感到安全的男性却是一类不应当发展姐妹情谊的男人。她的关系这样错乱，就好像在试图找到一种和之前相似的问题关系，然后在这段关系中做些正确的事。

菲奥娜的治疗师试着不仅去关注她不想再与男性隔离的愿望，同时也关注她害怕让任何男人过于接近的感受。作为一个男性，他试图向她表明自己是可被信任的，这样她也可以反过来学着去信任对男人的性欲和爱意，而不必担心这些感受会激起别人对她身体的侵犯。她总觉得男人对她有所图，也发现很难承认自己的欲望。对哥哥的愤怒被她依然残存的爱意取代。该案例在尚未明确问题是否能得到解决之前就不得不结束，但治疗师感到菲奥娜已经有所进步，她已能够谈论亲密关系，也可以表达自己的爱（包括对治疗师的感情），而不会将其转变为不合时宜的性关系。

有大量实例表明，幼年时遭受性虐的来访者比青少年期遭受性虐的来访者更多。对幼年性虐的幸存者进行工作最好要接受专业的培训和专家督导。越来越多的文献支持应当对不同关系的动力和治疗的任务加深认识，包括更为复杂的多重人格问题，或如今已众所周知的解离性认同障碍（Walker，1992；Davies 和 Frawley，1994；Jacobs, J. L.，1994；Scharff 和 Scharff，1994；Mollon，1996；Walker 和 Antony-Black，1999）。

虐待并不只有性虐。除了在来访者叙述中更为常见的身体虐待，还存在着情感虐待。它表现为严厉的批评、侮辱的言辞以及经常性的否定。这对于任何一个孩子来说都不好受，有些批评还会影响到他们今后的性关系。父母不能信任孩子对性的探索，或将所有与性有关的东西视作肮脏下流之物，将很容易引发孩子的羞愧或内疚，从而在涉及性爱的表达时，从象征层面阉割了这个孩子（男孩或女孩）。若孩子早期的“自慰”姿势遭到打断或严厉谴责，很可能导致压抑或在青少年期为更多的蓄意自慰的行为感到内疚。月经和梦遗也可能同样关联到内疚，因为这种无法控制的体液排放被认为是“恶心的”。这方面也涉及权威问题，父母会感到在某种程度上受到了孩子性发展的威胁。

有些来访者的父母在性方面的问题已经发展成把性当做羞耻或应当为之内疚的事情。他们通过在孩子面前对性表示厌恶，或是只要看到电视上出现性行为或裸体就立马调换频道，既刺激了孩子，同时也让其失去了对性的兴趣。

吉尔（Gill）被家里传递的各种信息搞得迷惑不解。母亲告诉她，性一点都不愉快，很痛苦；父亲虽然没有碰过她的身体，却与她特别亲近，这导致吉尔一般会拒绝所有可能带来性威胁的年轻男性。她最亲密的朋友是一个年轻的男同性恋，代表了一种与性无关的交友方式。只有在聚会上酩酊大醉之后，吉尔才能意识到自己有亲近男人的欲望。

在父母家中，性是不被赞成的，这种态度会在青少年期和成年期被内化。童年时的性游戏同样也会被父母视作洪水猛兽，这向孩子传递的全是错误的信息。

作为一个成年人，马修（Matthew）被自己的一个幻想吓坏了，他以前从未有过这种体验，即一旦靠近孩子，就想带有性意味地抚摸她/他，然后会因此被捕入狱。他讲了一个很有启发性的故事，小时候他妈妈发现一个大一点的小男孩说服了马修把小鸡鸡拿出来比大小。虽然马修那时只有5岁，却记得妈妈扬言要报警，所以他躲在桌子下面，生怕警察会把自己抓起来。母亲可能是想惩罚那个大一点的孩子，然后等着马修反省认错。她并没有意识到性游戏和同性活动在这个年龄（甚至再大几岁）属于异性恋发展的正常前奏，并不一定意味着变态或堕落（参见 A. Freud，1973）。

除了对男孩或女孩性行为进行阻止和谴责之外，还有许多案例与男性气质或女性气质有关。来访者记得童年时曾受到蔑视，说他们的行为不符合“男孩标准”或“女孩标准”。男孩（长大后是男人）有泪不轻弹；女孩（长大后是女人）一定不能邋遢，爬树，等等。批评可能会适得其反，尤其是同性父母的批评，会推动孩子对异性父母产生更多的认同。

另一种方式与批评正相反，即对孩子格外优待，使他 / 她成为一方父母的同盟，共同对抗另一方父母。父母可能会把孩子当做知己，吐露他们夫妻之间的性关系、性挫折的秘密，或是倾诉对伴侣的不满。亲子关系在情感上变得过于亲密。孩子可能会觉得这种明显的信任和注意很有吸引力，却也知道存在威胁，因为这种情况似乎会赶走另一位父母或其他手足。这些也都是充满诱惑性的关系，孩子在其中可以获得诱人的奖励，但也会产生内疚或恐惧，尤其是在他们长大成人、有机会建立自己的亲密关系的时候。

获得父母一心一意的关注可能是孩子再正常不过的愿望，但当某方父母利用孩子作为盟友时，便将这种愿望付诸了行动。一旦孩子成了父母的知己，他 / 她可能会非常困惑。孩子或许会因为获得这一特权而兴奋不已，毕竟这满足了他们的偷窥欲。而且，儿童和青少年一旦有了这样的机会，会迅速扩大父母之间的嫌隙，有时故意让父母一方在另一方面前出丑，有时亲近一方，在父母间挑拨离间。与此同时，孩子也会为所见所闻感到内疚，甚至觉得恶心。弗洛伊德认为，父母床上的初始情景（primal scene）既令孩子着迷，也可以唤起他们的恐惧。可能那些街头小报正是为了满足这种偷窥式幻想，才会去散布名人的八卦谣言，而名人恰是显而易见的热门移情对象。

俄狄浦斯情结涉及亲子关系的各个方面。我在前文已经阐述过分离和联结的双重特性。父母与孩子之间的关系不应当过于热情，但同时母子、父女、母女、父子之间也需要轻松自在地表达爱的情感，弗洛伊德称之为"禁忌的爱"（aim-inhibited）：即爱意中的性欲目的受到了抑制。Searles 在描写自家孩子时说得好："如果一个女孩不觉得自己可以赢得父亲的心，这还是对她如此了解、伴她多年的父亲……那么她长大成人后，又能对自身的女性魅力抱有多少信心呢……？"（1965a）。后来他这样描述自己的儿子和妻子："……他们深爱彼此，毫不避讳地相互吸引，这对于我的妻儿都有很大好处"（1965a）。

儿童很自然地希望伸出援手，好像在说，"让我给你，让我爱你，让我摸摸你"，其重点在"你"，这不同于早些年将重点放在"我"身上的那种自恋性特征。公然的对抗和被动的疏远都是在拒绝孩子的好意。一个拒绝的父母很容易导致孩子成年后在建立关系上受挫，这种父母会令孩子害怕被拒绝，也抑制了其爱的表达。儿童的爱和性需要被肯定是件好事，却又要慢慢地使其转移，好让儿童在长大成人后可以传递爱（包括性欲）的讯息，并被他人接受，但许多三角情境中的关系与原生亲子关系一样波折。有些男人和女人似乎总是求之而不得，他们经历了一连串的关系，却无一能够如愿地顺利进行。

在童年和青少年时期，伊莎多拉（Isadora）的父亲经常要去国外从事建筑工作。十几岁时，她不出意外地喜欢上了学校的一位男老师，还为了他拼命地努力，试图用这种方式表达自己的爱。她记得自己发现对方并未在意她的努力时感到非常失望。后来伊莎多拉考上了大学，作为一名成年的学生，她又崇拜起了一位男导师。她再一次用努力工作的方式追求他，并且很肯定他也爱她，但当她的导师用一种与性无关的友善的姿态回应她之后，伊莎多拉对他非常愤怒，觉得他在勾引她；她在第一学年结束时休学。后来她找了一份坐办公室的工作，在那儿有位别的部门的经理总与打字员们调情。起初她觉得他很“诱人”，但随即感到他对她青睐有加。伊莎多拉策划了一次面谈，质问他到底有何意图。

那个男人吓了一跳，愤怒且遗憾地说伊莎多拉“有毛病”，因此她辞掉了这份工作。当她来找治疗师的时候，她在另一个工作中将所有这些感受又体验了一遍，尽管现在她已经意识到自己存在这样一个模式，即她会把自己对性关系的愿望投射到一个不可企及的像父亲一样的人身上。她想看看那些适合她的男性对她降低了真正兴趣的原因。

这个案例提示我们，孩子在学校里可能会期待从老师那里得到家人未曾给予的肯定，或是像取悦、给予、效仿家长那样，以同样的方式对待老师。这其中有些感受可以激励学习的过程。安娜·弗洛伊德认为，潜伏期的关系包括对老师的敬爱、钦佩、嫌恶与拒绝，“这与老师的性别无关，而取决于他们是乐于助人、懂得欣赏、善于鼓励，还是待人苛刻、心胸狭窄、惹人害怕”（1973）。一旦这种关系超越了类似于我们治疗中的工作联盟时，问题也就出现了。钦佩与爱的情感越来越高涨，而对孩子的爱是接受还是拒绝也高度取决于他们对孩子做的事是认可还是不满。如果老师利用其“长辈”身份引诱学生，就会出现问题。它对有些学生造成的伤害可与被亲生父母引诱而受到的伤害不相上下。老师以及那些能接触到孩子们的工作者必须管住自己的性欲和俄狄浦斯欲望，用恰当的方式对待儿童与青少年。

精神分析有很多文献将重点放在母亲身上——的确整个社会也是如此。但最初弗洛伊德的论述是集中在父亲身上，我们不应当忘记父亲这一角色。有些学者已经注意到父亲对女儿成长的重要作用，她长大后会在亲密关系中越来越自信。过去父亲还曾被视为职场典范，尽管在当今社会，女性（尤其是职场妈妈）对年轻女孩的示范作用更为明显。

Samuels 指出，如果父亲不能肯定女儿的魅力，会对她造成伤害："父亲如果没能与女儿一起经历相互吸引又彼此痛舍情欲的这一过程，将使她丧失心理进步的机会……爱神 Eros 的缺席……使得女儿无视自己是一个具有性能力的成年人，最终造成灾难性的后果"（1985）。同理，男孩也需要得到妈妈的关爱，尽管很多时候似乎不是缺乏情感，而是过度亲密。"妈宝男"的情况屡见不鲜。

另一方面，父亲在家庭中实际上或情感上的缺席是再常见不过的现象。如今我们的社会出现越来越多的单亲家庭以及由同性恋组建的家庭。在有些三代同堂的家庭中，祖母扮演了与父亲相似的角色，也可起到第三方的作用，有助于母亲和孩子的分离，并再次肯定了孩子的价值。这第三方无论是同性伴侣还是祖父母，甚至是兄弟姐妹，都有可能与父亲起到相同的作用，而父亲是精神分析理念中至关重要的一个人物。

Walker（1990）介绍了一个有趣的案例，其中缺席的父亲形象在第二次世界大战期间被祖母所填补。

> 苏珊娜（Suzanne）的童年是和母亲、外婆一起度过的，父亲在外从军。战后他回归家庭，外婆便不得不搬到附近的一所房子里住。"苏珊娜和父亲在一起就会局促不安，她很想念外婆……一年后，6岁的苏珊娜迎来了妹妹的出生；父亲很宠爱这个宝宝。苏珊娜记得那时自己很孤单、被孤立，大多数时间都和外婆在一起，而外婆与父亲之间有着不可调和的矛盾"（Walker，1990）。

在本案例中，归来的父亲明显取代了一个重要的第三方人物，夹在孩子和外婆之间，对苏珊娜成长为女性并无益处。

另一位来访者表示父亲对她有着特别的关注，但同样未起到帮助作用。

简（Jane）是家里生下的第三个女孩，可父亲特别希望她是个男孩。长大后，姐妹当中只有她受到了父亲的鼓励，协助他打理这个家。他带她参加足球比赛，与她谈论生意经，尽可能地让这个女儿开拓眼界。简很高兴能跟着父亲。这意味着她与他非常亲密，但她从未感觉自己是以一个女性的形象与父亲保持亲近，她更像是他未能拥有的儿子。她与父亲的关系似乎使得母亲更喜欢其他几个女儿，而不是简。

成年后，简很难相信自己是个女人。当人们称赞她穿的衣服、她的烹饪水平以及其他她觉得特别女性化的特征时，她从来都不能确定这些是不是真的。与丈夫做爱让她非常不自信，可能这对她来说也确实不易，因为性爱似乎总在满足丈夫的需求，而不是她的需求。她觉得受到了丈夫的利用，就像父亲也曾利用她满足了拥有儿子的愿望一样。

很多来访者都对父母一方或双方怀有矛盾和纠结的心理，一方面他们需要父母作为爱的客体和保护者，尤其在陷入情感波动的时候，另一方面他们也想对父母做得不到位之处表示怨恨。可能他们越是没能从父母那里得偿所愿，越是要在治疗中谈及父母时尽可能地保护他们。

这种矛盾拉锯的状态在凯茜（Kathy）身上特别明显。在家里她总是与父亲争个不休，对他的学历不屑一顾，嘲笑他的无知和固执，但在大学里，她告诉咨询师自己对父亲特别崇拜。她为他挡住了所有的批评，甚至写信回家，称他是个特别伟大的父亲。凯茜发现自己很难在咨询师面前表达对父亲的敌意，她需要获得在家里没能得到的肯定。她用鄙视的目光将父亲推远，因为他的才智与她不相匹配，这令她非常失望。

治疗关系中的亲密感

治疗还可以引发更进一步的三角关系，即治疗师和来访者之间存在一种亲密感，来访者生活中的其他人很难理解和接受这种感觉。治疗对来访者的伴侣而言尤为困难（有时对治疗师的伴侣也是如此）。当然，也有些伴侣情愿让来访者成为有问题的那一个，这样一来自己就摆脱了困境。他们甚至会一边支持来访者，一边却通过否认自己能起任何作用而暗中阻碍其进步。还有些伴侣可能会嫉妒来访者与咨询师的亲密关系，想知道这俩人如何议论他们，是不是在批评他们，当然有时还确实如此。对于意识到外部现实的治疗师来说这是一种困难的处境，他无法在会谈中将注意力完全集中在来访者的内在体验上。能拥有单独的空间和时间对于来访者而言无比重要，而这一切都建立在会谈的私密性的基础上。与此同时，其伴侣会感到被排斥在外，从而更可能制造困难而不是致力于解决问题，在某些情况下，来访者与伴侣分享会谈中讨论的内容可能会有所帮助。

联合访谈并不一定能提供解决方案，尤其是在来访者经历了很长一段时间单独会谈后才将其伴侣引入。这位伴侣可能会觉得治疗师已经站好了阵营。偶尔邀请伴侣参加一次会谈也不见得有任何额外的好处。有些情况下，可以考虑建议其伴侣去找另一位治疗师，来一场双治疗师和双来访者的“四人行”。最重要的是，治疗师需要保持敏感，特别是在来访者有重大进步时更是要高度注意，这种改变可能意味着需要调整与来访者当下的关系。治疗有时会导致伴侣关系的破裂，但如果治疗过于关注来访者本身，而未能帮助他们认识到伴侣的需求，那将非常遗憾。如果伴侣能有机会去适应来访者呈现出的新身份，可能也会有所改变，使双方都能感受到前所未有的真正亲密的关系。

治疗师有一个重要作用，即肯定来访者不敢表达的那些爱与性的感受。上文引述的 Searles 的观点源自一篇文章（1965a），他在文中探讨了来访者的俄狄浦斯爱恋，他作为治疗师有时在治疗快要结束的时候会感受到这些。Searles 相信对来访者产生爱的吸引这样的反移情是治疗工作有价值的体现，它们的出现意味着工作进入了最终阶段，应在治疗中处理俄狄浦斯式解决方案，包括治疗师需要放手让来访者离开。治疗中的俄狄浦斯情境很隐蔽。治疗师同父母一样，一定要分清接受、肯定来访者的魅力和性感与引诱、鼓励来访者表达性欲感受来满足治疗师的自恋性需求这两种情况。除了接受某些来访者表达的强烈爱意外，治疗师也得准备好接受来访者对治疗师不能迎合他们的爱而产生的失望、受挫和愤怒的感受。对独立型来访者进行工作时，需要辨认他们对治疗师的失误有何感受，以提供充足的关怀和滋养；对被动型来访者进行工作，需要观察他们对治疗师的失误有何感受，然后告诉他们该怎么做；同理，治疗师可能也需要解释来访者对于他 / 她没能成为性伴侣或爱人的感受。但有时来访者觉得自己无能或缺乏吸引力是因为治疗师在情感上保持距离，尤其当治疗师害怕自己爱上来访者的时候。此时来访者可能会更加猛烈地分享爱与性的感受，如同被父母拒绝时的所作所为一样。

有些职业涉及相当亲密的关系，患者会将身体托付给护士或医生，连最隐私的部位也得暴露，还有些专业人士则被托付以深度的个人信息。有些治疗师认为，无论心理治疗进行到多深、多久，都可与人类最亲密的关系相媲美。心理治疗和咨询牵涉到一种奇特的单边关系（Lowe，1972）。在助人式关系中区分不同类型的亲密感十分重要。治疗对于有些来访者而言当然是一个独特的情境，他们在治疗师面前会比对任何其他人都开放，但这并不意味着它一定会衍生出拥有亲密的肉体关系的愿望，尽管这种体验必然会出现在来访者和治疗师的移情 - 反移情中。虽然对治疗师产生这种欲望有些不切实际，但它也体现出一种深层的需求，既难以表达，又很难搞清楚。

洛娜 (Lorna) 是一位很有魅力的女性，她的男性治疗师很清楚这一点，因为她表达了对他的感觉。在治疗最初半年内，治疗师的正性反移情似乎与她的感觉恰好匹配，所以他一直谨慎对待她的言语，唯恐自己会为了自身利益而鼓励她，但当洛娜谈及她需要男人赞美她、恭维她的时候，他对自己的想法有了更强烈的感知。他所体验到的不仅仅是自身想要吸引她的注意力，还有洛娜想从别人的赞美中寻求的那种奉承。

后来当洛娜谈及对治疗师的感受时，他也就不那么担心了，他还帮助她认识到自身的价值，即无论从字面意义还是从比喻的方式来说，她都无须借助华丽的外衣来修饰自己的言行。她并不一定要站在聚光灯下。洛娜开始将治疗师当做一个普通人对待，不再将他理想化；治疗之外她也开始了一段比从前顺利得多的关系。这一次她没有以自恋骗取赞美而毁掉这段关系，仿佛是治疗师缓解了原本就属于相互吸引的问题，使得洛娜对自己的评价有所提高。

洛娜几乎每次会谈都觉得很难撑到结束，她想提前10分钟走，有次她坦言如果由治疗师叫停会谈，会令她觉得自己呆板无趣所以受到拒绝。治疗临近终点时，她讲述了一个复杂的梦境，梦中有只豹子轻轻地抓住了她的手臂，不让她离开，然后她与一个人在一具棺材上争斗，这个人令她想起了治疗师。那只豹子不肯放她走，她也不肯丢掉棺材。治疗师将这个梦解释为可能是她对结束的感受。她有些想要离开、走掉，但也有些希望留下来。这有点像每次会谈的提前结束，她也将其描述为一种争斗：她想走，他却试图帮助她留下。

洛娜同意这种可能，但表示她并没有感到治疗师在试图挽留她。这时治疗不得不结束，到她该走的时间了，但当她准备开门时，却发现门已落锁，她出不去了！治疗师并不相信这纯属意外，不禁寻找“事故”隐藏的含义，并怀疑自己是不是在她之前进入房间后“不小心”划上锁扣关死了门。在他的反移情中，他似乎与她一样在结束一事上纠结不已。

因此，这些俄狄浦斯关系对儿童的发展和成年来访者的自信都是至关重要的，包括个体具备性欲感受，能够表达爱意，可以享受别人的爱，能爱别人且不会将所有的关系都蒙上性的色彩，也不会让爱变得过于刺激或咄咄逼人。这是所有成人关系的主要议题，尽管根据最后一章的内容，合作和竞争的主题及与之相关的性别和性行为也存在其他维度的问题。

第十章

合作和竞争：相关问题

性与两性关系

不信任、不安全型依恋、拒绝、敌意、苛责、虐待或引诱都会导致关系不良。这些问题有时体现为将一份爱分给多个人。爱是一种难以捉摸的概念，它包含了许多不同的特征，与它相关的要素也取决于文化背景。Johnson 这样描述爱的美妙：

> 爱胜于任何感觉，胜过性的诱惑和原始的本能，甚至超越了灵魂对神明的渴望。它囊括这些，却又不止于此。它永远妙不可言，却像爱神一样，显出一种难以名状的能量，将不同的自我聚成整体，将所有个体并成社会，将人类与宇宙万物联结在一起。
>
> （Johnson，2010）

对多数人而言，亲密关系包含了性欲表达、伴侣关系和相互关怀。但对有些人来说，只有将亲密关系中的哺育、性欲、友善等方面分给两三个不同的人，才能相对减轻一些焦虑。无法将爱的不同方面整合在一段关系当中可能会割裂友谊和性爱，或将性亲密和关怀分开。配偶或许像父母一样担起了养育和保护的责任，性伴侣却要在婚姻之外寻找。有些人只有在确保与性无关的情况下才能与另一个人亲近；遇到性欲高涨的对象他们便沉默不语，手足无措。此时为防止发生任何形式的关系，所有与性相关的事物都必须压抑下去。有些人只能在无须负责的情况下与人发生性关系。还有些人——他们只有意识到自己的关系很肤浅时才会去寻求治疗——似乎在性方面无法发展禁忌的爱，但凡交往便只有性，无论在现实还是幻想中都仅将他人视作性伙伴。若既能将性欲适当地与某些关系相结合，也可以在他人面前适当地压抑性欲，这种平衡能力可以称得上是关系方面足够成熟的一个标志。

纯粹的生殖器性行为还会带来其他形式的危害。之前我曾提到过弗洛伊德的“多形变态”（polymorphous perversions），它包括将性兴奋集中在部分客体（part-objects）上，比如身体某个单独的部位（像是恋物癖）；或是纠缠与性相关的事情，通常是性行为的初始阶段——爱抚，注视，或是被注视，例如：窥阴癖和裸露癖就放大了这个部分。年轻人有时会爱慕理想对象身上某些个别特征——他们的头发、乳房、脚踝、眼睛，等等。

我在前文曾说过，诸如性施虐和性受虐这样的性行为更应当理解为与控制和权力相关。有些性的表达是带有虐待和侵犯意味的，但成人之间私下里做出的性选择其实是关乎喜好的问题，只要双方认可就行。我们还需知道在未有知情同意的情况下会涉及哪些问题。弗洛伊德认为裸露癖和窥阴癖都与阉割焦虑有关。喜爱窥阴者或以裸露自己冒犯他人者多为男性，所以我们会揣测他们是否受到过女性的某种威胁，进而在幻想或现实中反击对他们造成威胁的性别。攻击同性恋的行为提示肇事者对自身性别问题也有类似的恐惧。虐待行为可能不只是性快感的延伸，它更像是试图行使权力和支配的行为。被偷窥者或裸露者盯上的女性代表的是这些男人认为会阉割、摧毁他们的女性。作为力量象征的阳具、真实的阴茎，以及阉割焦虑相结合，共同形成虐待行为。通过对阴茎和阴道的象征意义和字面意义作出解释，我们可以将这些行为与害怕被女性吞噬的恐惧联系起来，这不仅涉及生殖器，还涉及生存。根据一位女权主义者的观点，这是因为“摇动摇篮的手”是女性，所以男人：

> 害怕女性意志和婴儿期的无助感，便采用以下策略避免直面自己的恐惧，比如在工作和宗教活动中将男女隔开，以法律法规和社会准则限制女性的权利，割裂生理上和情感上的爱情，以避免被浓烈的亲密关系所“融化”。
>
> （Dinnerstein，1978）

上述焦虑在其他男性身上可能体现得没有这么明显，但针对性犯罪者的治疗是一个特例。他们的原始恐惧似乎也被投射到女性受害者身上，这些女性很容易被伴侣或其他男性渲染成无助和胆小的样子。这类经历反映了女性在社会上普遍的地位。任何治疗师都不能无视这一事实。若既往经历或当下的恐惧让女性感到无力与男性抗衡，那么治疗师不仅需要留出空间来讨论过去的经历，而且需要将象征意义的“男人”和没有冒犯与压迫行为的男性个体区分开来。

在一篇关于女权主义的论文中，温尼科特使用了女性（WOMAN）这一概念（他用大写字母的方式强调了每个人都“曾经绝对依赖某个女性，然后才相对独立起来”，（1986）。同理，我们最好也将男性（MAN）与男人加以区别，以防对男性个体产生刻板印象。有些女性觉得男人根本靠不住。为此——她们由于对异性恐惧而认为——男性是变态的，沙文主义者和一些独立派女权主义者出于不同原因有一个共同之处：对异性充满了象征上和实际上的敌意和恐惧。

诺拉（Nora）的女权主义是建立在对性别政治进行严肃、可信的分析基础上的。虽说如此，它仍旧对男性普遍抱有敌意，还冒出了想要从智力和社交两方面羞辱他们的想法。她之所以这样，不仅出于那些政治分析，还因为18岁时曾被强奸，遭受过极为可怕和耻辱的经历。这一事件必然给她留下了不可磨灭的印象。诺拉想象着所有在路上与她擦肩而过的男人都在口袋里揣了把枪。这种幻想显然与她可怕的经历有关。碰巧诺拉在评估性会谈中第一次遇到的是个男性治疗师，她觉得可以对他诉说自己的恐惧，便决定继续在他这儿治疗。他让她能有足够的时间谈论那次强奸，迄今为止她还没跟任何人说过，包括她的闺蜜们。他也帮助她理解了想要实施报复的愿望。在治疗关系的影响下，诺拉开始享受男性的陪伴，尽管她仍会小心避免过于亲近。

她也开始对一些女权主义朋友们的性别歧视进行批判，她认为这与社会上普遍存在的性别歧视一样，对良好的人际关系并无益处。

在这一特殊领域，或者在更为普遍的情况下，治疗师的性别对来访者都有着非凡的意义，正因如此，许多机构都为来访者提供了治疗师性别的选择。经验表明，如果治疗师的性别对于来访者非常重要，那么他们都倾向于选择女性治疗师，尽管有时来访者会故意选择过去给他们造成困扰的那个性别，作为勇敢面对焦虑的一种方式。但是，如果来访者已经认定某个男人/女人应当为给他/她造成的伤害负责，此时女性为男性治疗或男性为女性治疗就过于危险了。另一方面，若治疗师虽被视作令人畏惧的形象，却并未使创伤或虐待重现，将为来访者改变观念起到重要的推动作用。那些对咨询师或治疗师有明确性别要求的来访者正在做出一个重要的决定，应当予以尊重。做出这个决定的同时，来访者也表述了自己，值得进一步探索。

精神分析的文献常常认为治疗师的性别无关紧要，因为来访者对治疗师的态度、愿望和恐惧多半“转移”自母亲或父亲。确实，无论治疗师是男是女，对他们产生“父性”或“母性”移情的可能性都大致相当。来访者可能会像面对父亲或母亲那样对待或回应治疗师——甚至同一个治疗师，有时像父亲，有时又像母亲。此外，治疗师也可能对来访者摆出父亲或母亲式的姿态，Mohamed 和 Smith 在时间有限的精神动力学治疗中观察到了这一点（1997）。另外，弗洛伊德怀疑自己作为男治疗师是否也接受了女治疗师所接受到的移情（1931/1991）；而我则想知道，所谓的性别盲区（gender-blindness）是否一定是普遍现象。但确实早年的信任和依恋问题容易使治疗师的母性一面得到强调，无论治疗师是男性还是女性。有些来访者更害怕女性咨询师，并非因为她像父亲，而是因为她代表了家庭中曾经百般挑剔的那个形象，尤其在父亲处于被动地位的家庭中。治疗师性别的意义很大程度上取决于来访者既往的生活经历。

如果治疗关系中某种特殊的性别搭配很有效果，将在其他关系中产生连锁反应。可能在有些领域，男性更难与女性共情（反之亦然），但通过与异性治疗师合作或许能有所补偿，治疗师会认真地倾听，不但不打扰，还会努力理解来访者的话。一些女权主义治疗师对独立派论调提出了挑战，不同意只有女性才能对女性进行工作，但有趣的是，虽然独立派论调也可应用于跨文化咨询，但它很少说只有男性咨询师可以与男性会面。下面这个案例可说明跨性别配对的重要作用。

一个美国女子医院的牧师正在重症监护室探望一位非常虚弱的男人。马里奥（Mario）在与妻子一次激烈的争执之后崩溃，他的妻子当时在一个女子团体中是一名活跃的成员。有次牧师访问时，马里奥心里涌起了愤怒和怨恨，将对妻子的感受倾吐而出。“他是我见过脾气最不好、性格最暴力的人物之一”，Haines 牧师这样写道。“我们是两个敌人，有理由对彼此抱有怀疑和敌意。我是个无拘无束的女人；而马里奥是个大男子主义的男人，但我们仍有共同之处。对于我们俩来说，都有人对我们做出了难以言表的事情”（Haines，1978）。

如果可以选择，对亲近同性感到焦虑的来访者可能要谨慎挑选。治疗关系是一种亲密的关系，来访者最初的焦虑感应当获得尊重。

奥利维娅（Olivia）最初在评估阶段接触的是一位女治疗师，这位治疗师觉察到奥利维娅有些焦虑，尽管那时她没有任何依据来支持这种感觉。奥利维娅并没有提出要一位男性治疗师，但评估员将她转介给了一位男同事。她的直觉在男同事与奥利维娅的初次访谈中得到了证实。她告诉这位男性治疗师，有些事情她无法告诉第一位女治疗师，而且她从未找过女医生。她曾经陷入一段同性恋关系，至今仍让她心烦意乱，而她显然很害怕面见一位女性医生或治疗师会再度唤起这种感受。

暴露癖的变异

将本书介绍的数个主题彼此孤立是不明智的。同一种行为、愿望或恐惧可以有数种不同的理解。施虐与受虐可与这些主题中的任意一个存在关联。担心暴露在聚光灯下可能是反抗暴露癖的一种行为；暴露癖可能与自恋需求有关。当众表演或许是无须冒着亲近风险却又能引人注目的一种方式，但人们并不是非得上台才能获得数种角色。

作为女儿，帕特（Pat）从未得到过父亲的肯定，这位父亲闲暇时间全用来外出钓鱼。她也不允许自己有任何两性关系，甚至害怕被触碰。她曾被一位年长许多的哥哥性侵过。在参与业余戏剧表演的过程中，她不仅能从观众的掌声中获得一些价值感，也得以在舞台上扮演性感的女人，但如果其他演员邀她出去，她肯定会拒绝，甚至避开后期各种聚会。

事业和学业上成功的关键往往是推动自己前进或懂得推销自己。雄心壮志意味着乐于竞争且一定程度上善于炫耀。在学校能否成为风云人物取决于孩子展现其能力的程度。如果家里的态度是压抑“炫耀”的，那么孩子可能也不愿意在班级里引人注目。有些特定的主题，比如创意写作，不仅需要想象力，还要一定程度上能自我展示，以便揭示个人的想法和自身的其他方面。与此相反，我们也可以看到有些来访者的羞怯或压抑与他们想要“展现自己”和“出类拔萃”的冲突有关。

雷切尔（Rachel）前来咨询的时候，脸上挂着微笑，戴着一顶醒目的红色贝雷帽——这是大学咨询师对她的第一印象。最近她作为成年学生开始了大学生活，却没法去听讲座，因为她在拥挤的教室里感到晕眩。她第一次确定这种感觉，是在这学期第3周的一堂特别的讲座上。

初始会谈中，她谈及当初曾想进大学念戏剧专业，但后来不得不选择以工作谋生。她可以在业余社团中满足自己对戏剧的爱好。即便当下在喧闹的房间里，她也挺好的，感觉自己“是聚会的中心和灵魂”，所以她不能理解为何在教室里会感受如此糟糕。她表示并不想以晕倒的方式“出风头”。

在她讲述的时候，咨询师记录下这些短语，在脑海中组织了一下，形成一个解释，即虽然雷切尔并不想出风头，但坐着不动听老师讲课、不能带头纵情娱乐也许也令她泄气不已。她的眼睛亮了起来，紧扣这个解释，对第一次晕倒时那位讲课的教师进行了强烈的谴责。他简直无聊至极，他不给任何人发言的机会，不让人提问，也不让学生表现自己。就好像她需要以某种方式（晕倒或以为自己要晕倒而出去）对无聊的讲座和没法“出风头”表示“抗议”，因为她比老师更能制造娱乐效果。

低年级或高年级学生的某些特长可能也与其身体上舒适放松的感受有关：生物、体育、舞蹈和戏剧都涉及身心的爱好和愉悦；一些特定的学科可能还教育学生成为典型的男性或女性，有些科目甚至被视作过于“娘娘腔”或“只属于男孩”。虽然性别的刻板印象较以往收敛了许多，但只有当性别和性身份问题逐渐开放时，人们才有更多的自由和机会可以学习。青春期的学习本来应当是为了获得学历或资格证书，但问题是有些学习过程恰好为青少年宣泄自己的情绪提供了机会。有些年轻人发现自己很难调整好在特定领域的学习与波动的情绪，所以要么导致学业荒废，要么是用理智性的防御压抑了自身的感受，然后埋头苦读。

来访者的暴露癖有一种特殊形式，即性的炫耀，习惯上我们称之为癔症性行为。这个词很大程度上已经化作一个贬义的标签，对于理解并无益处。癔症型人格来访者有时会夸耀性方面的事，可随着关系日渐亲密却又落荒而逃，下面这个案例的治疗师并未被表面现象所迷惑。

史蒂夫（Steve）一连几次会谈都讲到了他与女性之间的关系以及他与她们发生关系的幻想，这让治疗师以为史蒂夫把女性都当做玩物。最后治疗师偶然谈及所有这些关于性的内容都是在转移注意力，史蒂夫听了之后崩溃大哭。他开始痛诉自己没有人爱，是个多余且无用的人，在他与母亲相处时尤其如此。此时治疗师第一次感觉自己触摸到了史蒂夫真实的一面，而不是之前看到的那个虚张声势的他。

虽然玩世不恭的女人常常会被贴上癔症的标签，但其实很多男人也遇到过相同的情况，从上一个案例就可以看出，唐璜的性格也是如此。然而，在经典的精神分析文献中，很少见到"癔症"这个词被用于这一类人，无论男女。在Fenichel的百科词典《神经症的精神分析理论》（*The Psychoanalytic Theory of Neurosis*，1946）当中，这个名词也没有在综合索引中出现。最接近它的是人格障碍当中的一章。Fenichel对表演性行为和分裂样性格的描述与典型的"癔症"较为相似。

我们在这些癔症案例里也可以看到各种主题的相互交织。其中有竞争的元素，也有被试图接近他们的人的癔症特性所"阉割"的象征。但治疗师会试着与这类来访者合作，如果能让他们留下来继续接受治疗，可以帮助他们找到比性更深层的问题，比如对爱有着深深的渴望，却又害怕被拒绝。关键是要避免受到性兴奋的诱惑，也不要见到对性的厌恶就望而止步。随着时间的推移，总有机会探索到性的背后隐藏的内容。Fenichel认为，这些性的表现中有前俄狄浦斯因素在起作用。性被用来代替更原始的需求，例如希望与母亲重聚，贪婪的性常常是婴儿式爱的渴求的替代品。这些人逃离亲密关系的行为体现了其内心的矛盾。

珍妮（Jenny）对自己的感觉非常了解，她可以很清楚地看到自身的魅力和男人的沦陷。她每次都带着三个清晰的目标，尽管事后会有些后悔。首先，她想让这个男人与她共度一段美好的时光，令他对她留下非常特别的回忆。其次，她要选择那些觉得自己很有男子气概的男人，然后在发生性关系时占据主导地位，令他们感到软弱和自卑。雪上加霜的是，她再也不会跟他们讲话，即便擦身而过，也只是故作高冷地点点头。她坦言，看到如此"优秀"的男人变得这样顺从会令她产生极大的愉悦。最后，珍妮很享受其他女性仰慕她钓到男人的样子，之后却又对她们无比蔑视。

她现在的行为与童年经历似乎有些关联。多年来，她一直是父亲最宠爱的孩子，但父亲再婚后，她忽然遭到排挤，成了不受欢迎的人，继母介入了父女二人的关系中，她为此恨透了父亲。与此同时，这其中显然还牵涉到俄狄浦斯问题，珍妮声称她需要将男人"当成毒药"对待——可能这与她早年丧母有关，导致了她极度渴望复仇。

贯穿一生的合作与竞争

三人关系和其他竞争情境贯穿了人的一生。除了父母与孩子的竞争，还有手足之间的竞争，哥哥姐姐不得不为家里新添的成员让路，而弟弟妹妹则出生在共享关爱的环境之中。在评估新增孩子的影响时，需要考虑到家庭的秩序，出生的间距，以及许多其他因素，若幼子出生时，哥哥姐姐尚未独立于母亲，那么竞争可能更厉害。

尤娜（Una）对小她18个月的妹妹非常尽心尽力。但有迹象显示，这种奉献的背后隐藏了诸多嫉妒。妈妈曾经告诉尤娜，她小时候常会紧紧地抱住还是婴儿的妹妹，以致妈妈以为她想勒死妹妹——尽管尤娜觉得那是因为她太爱妹妹了。尤娜有时会在梦里抓挠妹妹——最后有次甚至在梦游时真的这么做了。尤娜参加了一个反堕胎社团，少年时她的友谊曾经历过严峻的考验，那时她指责怀孕的朋友是个婊子。这两个因素让治疗师很想知道尤娜在母亲怀妹妹的时候是什么反应。她几乎在所有事情上都争强好胜，嫉妒所有优秀的人。经过很长一段时间的治疗，尤娜意识到了自己被妹妹排挤时的感受。这一觉察非同小可，她停止了对堕胎的抗议活动，对女性面临的困境也有了更深刻的理解。她之前的狂热抗议可能是在反抗自身想要杀死尚在子宫中的竞争对手的愿望。

这种竞争意识还有一种天真无邪的表达方式："我们现在能把宝宝送回去吗，妈咪？"如果出现流产、胎停或是弟弟妹妹夭折的情况，那么儿童原先希望摆脱这个新生儿（也是对手）的幻想可能会让他/她觉得是自己的想法造成了这一后果，进而感到内疚。在母亲怀孕期间和孩子出世的时候，父亲竞争意识的表现可能更加淋漓尽致，他不仅为之高兴，也会感觉受到了排挤。妻子怀孕期间，不太好进行性生活，婴儿也夺走了妻子的关怀与注意。少数男性会出现一些躯体症状，仿佛他们也有了妊娠反应，以示共情；另一些则对妻子感到厌烦，发生了婚外情。

托儿所、游戏群和学校为儿童的社会发展提供了帮助，有些孩子正是在这些地方第一次体验到了合作与竞争。孩子们可以认识到他们和伙伴在不同的领域各有所长，并从中获益。这些经验鼓励他们在游戏和学习中相互合作。Rayner 写道，"共同游戏是社会发展的基石"，他观察到，游戏的时候儿童得与玩伴的需求产生共鸣（1986）。在游戏中，孩子们有时结成同盟，有时分道扬镳，时而交朋结友，时而又抛下友谊。埃里克森称这一时期为"幼儿园、街头巷尾和农场上的孩子气的政治活动"（引自 Lowe，1972）。游戏和过家家让孩子们有了拼搏与和解的机会，能分享权力和领导力，为成年后踏入更广阔的社会做好准备。双方合作与团队合作可能比埋头苦读以及竞技性的测验和考试更为可取，尽管这完全不是政府和竞争激烈的商战所崇尚的精神。如同埃里克森在《玩具和理由》(*Toys and Reasons*, 1977) 中所言，也许令人恐惧的并不是孩子们应当玩这种游戏，而是成年人（尤其是政客们）似乎还不如孩子们玩得好。

一定程度的竞争力是生活、爱情和工作成功的关键。缺乏自信、自尊或在竞争中患得患失将会引发各种困难。有些人哪怕胜负无关紧要也不想参与竞争，他们多半品尝过失败的耻辱。其他不愿参与的人有时似乎在用行动与潜意识中想要击败别人的愿望做斗争。

另一些人则过于争强好胜，他们热切地寻求团队的支持，仿佛团队承载着战胜他人的希望。他们与别人对抗得如此激烈，以至健康的竞争（希望取得别人那样的成就）也被侵略性的竞争所取代。有些父母给孩子学业上的成功施加了不少压力（仿佛孩子的身份象征就同他们的汽车、房子和最新的小玩意一样），这可能会促使孩子在考试方面表现优异，却给孩子未来的教育和事业带来了更大的困难。同理，工作能力发挥不出来可能也源自与他人不恰当的竞争。下面这个案例可以看到各种因素的综合。

维克托（Victor）在进入大学前几个月失去了父亲。为了帮助母亲处理各种事情，他选择推迟一年上学。起初大学对他来说是一个能够放松的地方，也可以缓解在家里那种悲痛。但大三时，他告诉大学里的咨询师，他学业上的困难部分是由于母亲对他的成功抱有了太多的期望。他感到母亲要求他努力是想要获得丈夫的成就和名气曾给她带来的愉悦感。维克托觉得自己代替父亲的角色实在太久了，而不愿学习正是试图摆脱这一窘境的一种方式。

在失业率高的地方，找工作就意味着激烈的竞争。申请表格、面试和被拒无论对年轻还是年老的求职者而言都在所难免。职业运动员往往需要具备所谓的“杀手本能”——即一招致胜的能力。相比之下，有些人却担心在面试中棋逢对手，因为他们的成功将意味着他人的失败，所以他们很难正常发挥，比如下面这个案例。

威尔（Will）（虽然并非职业运动员）表示他很难在网球比赛中获胜。他总是在快要赢的时候放弃，尤其是和父亲对打时，技高一筹的威尔却总是输。面试中也是如此，他不想胜过一起等待的人，所以每次面试他都会失误，直到有次无需面对其他候选人，他才终于谋得一个职位。

二次婚姻及再婚家庭中容易出现另一种激烈的竞争情境，重组后的继父母与子女、手足之间都容易产生对抗。

约兰德（Yolande）的妈妈在她12岁时去世。一年后，父亲再婚。约兰德感到非常愤怒，她觉得妈妈已被遗忘，但她同样怨恨自己，因为她原本与父亲有着共享悲痛的特殊关系，可现在却受到排挤。长大后，她离开家，与一个年纪和父亲相当的男人住到了一起。按照她的说法，她一直“疯狂地嫉妒”其他女性，连男伴出去和朋友喝杯酒都不允许。她有无数次在早晨男伴出门上班时大吵大闹。更进一步看，这位男友的母亲也非常嫉妒约兰德，这同她对儿子前女友们的感觉如出一辙。约兰德最担心的是男友会看上别的女人，从而对她失去兴趣。男友陪她一起参加了心理咨询，他在描述她与他的关系“几近乱伦”时，可能根本没意识到这个短语的意义。

父母与青春期的孩子之间显然存在一种别样的竞争。此时年轻人正开始找工作、谈恋爱，同时他们的父母却意识到自身即将面临或正在发生着某些变化。可能当女儿迎来月经初潮的时候，母亲的更年期也快到了。在儿子的体能达到巅峰的时刻，父亲也看到了自己臃肿的肚腩和松弛的肌肉。如果父母没有在某种程度上嫉妒青春期的孩子，并意识到自己青春不再，或者羡慕这帮孩子比他们年轻时拥有更多的自由和机遇，那倒是件很奇怪的事。温尼科特对此有一段十分恰当的描述，他很同情做父母的难处：

> 这些孩子最终能够显现出丰富的个人潜力，便是你们最好的回报。在你功成身退之后，须得做好嫉妒的准备，因为孩子们将比你当年拥有更好的个人发展的机遇。如果有一天，你的女儿请你替她照看一下婴儿，你应当感到欣慰，因为这说明女儿认为你仍然可以胜任此事；如果你的儿子希望能像你一样，或爱上了你年轻时也会钟意的那种女孩，你也应当感到欣慰。
>
> （Winnicott，1971）

年轻人在与家庭外部价值观不相符的人结成伴侣关系时，可能会产生一些阻抗。与姻亲之间的冲突或许表明个体不愿舍弃自己原先的子女 / 父母角色。个体的父母（在他 / 她的内心世界）可能会扰动其亲密关系。我相信弗洛伊德所认为的，当夫妻两人上床时，还有其他四人在场，包括幻想中的异性父母。有一次我的来访者说，他觉得很难和妻子做爱，因为他总是觉得妻子变成了他的母亲。亲子关系也难免被带入夫妻关系之中，原生家庭所有积极的、消极的特征都会增强或阻碍当下的关系，这一点在第九章已经介绍过。在某些情况下，这些对抗由于生活所迫而愈发难以应对。一对年轻的夫妇可能不得不与其中一方的父母共同生活一段时间，或者某一方的父 / 母因为丧偶而住进了这个小家庭。这原本就比较棘手，俄狄浦斯情结的介入使之更加难办。

夫妻之间的对抗就更加常见了。比如下面这个案例，性别和角色的竞争焦虑使局面颇为紧张。

亚当（Adam）一直是家里最主要的经济支柱。遭到解雇后，他自然非常郁闷，没有收入且依赖妻子的薪水生活更让他愁上加愁。他对妻子以及女性群体越来越生气。治疗师（一位女性）在对他进行治疗（妻子付钱）时，花了很长时间才与他建立起平等的关系，因为亚当也恨她能自食其力。事情终于有了突破，因为他坦言自己的忧愁还有一个原因，即失业的状况让他几乎变成了性无能。这说明他不再担心这样的坦白会置他于卑微的境地。

温尼科特认识到有些对抗是伴随着愉悦感的，比如为孩子或爱人的胜利而感到高兴，这种愉悦在老年人身上发生了有趣的转变。Hanns Sachs（1948）指出，老人有个特别的爱好，即阅读讣告栏，原谅上面曾经得罪过我们的熟人，这些人每走一个，都意味着我们活得更久，战胜了他们。

对抗与竞争同样出现在与治疗师的关系当中，要么是像上面亚当那样直接与治疗师对抗，要么是与治疗师的其他来访者较劲。有些来访者想知道自己与其他人相比有多重要。

鲍勃（Bob）在休息三周后重返会谈。事实上，原定休息的时间只有两周，但在约好见面的那天治疗师病了，所以不得不取消。见到治疗师时，鲍勃询问她那周是否见了其他来访者——他猜测自己是治疗师唯一不想见的人。

他接着说，他觉得母亲更喜欢他的姐姐以及姐姐的孩子们，不太喜欢他；他觉得和妻子之间关系非常冷淡，而妻子却非常期待能有一个孩子。这些资料都明确显示了他在竞争性情境中内心的挣扎。

治疗师在生活中的人际关系也可能成为来访者的兴趣点，或引发其嫉妒心。

卡勒姆（Calum）总感到自己不如哥哥；卡勒姆的妻子在遇到他之前曾是哥哥的女友。有天晚上卡勒姆梦到自己对一个黑发男子非常生气和嫉妒。当他将这个梦与治疗联系起来的时候，他意识到做梦当晚他正好在一场音乐会上遇见了治疗师和她黑头发的丈夫。

温尼科特对父母及成长中的孩子的描述一定程度上可以运用在治疗师和来访者身上。治疗师必须处理好自己的俄狄浦斯问题，才能克服与来访者之间的竞争问题。Hartung（1979）特别指出这类问题与督导有关，应当"为了学生最终能够超越老师"而从事教学工作。Searles（1965b）也提到督导过程中存在一些有趣的竞争问题，但在治疗中，治疗师须注意不要倚仗自己的权威，而应时刻致力于帮助来访者获得更为平等的地位，或更进一步帮助他们理解自己。无论移情中出现了怎样的嫉妒和嫉羡，良好的工作联盟是不应存在竞争的（Greenson，1967）。

单身者

此处我不得不重点提到亲密关系，人们似乎假定亲密关系才是正常状态，而且优于保持单身。弗洛伊德被广泛引用的对成熟的定义（现已无法追根溯源）是"爱与工作的能力"，但一个人也可以不受雇用而工作，也能够在拥有爱情的同时选择单身。当前西方社会对早婚早育已不再热衷，尽管它在某些群体中仍然比较流行，但同居可能已经取代了早婚。有些人没法完全独自生活或独自相处，只能寻找一位替代的父母作为早期伴侣。一些男青年会直接找个人来代替母亲，这尤其常见于年轻夫妇的结合，所以他们从未真正离开家。他们的青春期是缩水的。有些女青年把早孕也当成了回避独处的一种方式，将依赖需求投射到孩子身上。与之类似，在新建立的关系中，早孕可能也是避免发生两性亲密关系的一个办法。

戴维（David）维持了18个月的关系刚刚破裂。他显然非常伤心，但原因可能不止是女友离开了他，还有她违背了他们要共筑爱巢的诺言。那段时间他俩一直同居，将屋子布置得很温馨，他喜欢在家里忙前忙后，那时他18岁。初次访谈时他还提到了父母离异的事情，母亲当时抛弃了他和父亲。他事无巨细地介绍了当时的一些家事。治疗师观察到，现在的分手之所以那样令人伤感，是因为他和前女友所规划的正是他小时候失去的一切。戴维表示同意，但他急忙补充道，女友并不是母亲的替代品，这显然是欲盖弥彰。几周后，他和一位独居的老女人住到了一起。

艾伦（Ellen）17岁的时候在一段稳定的恋爱关系中怀孕了。她刚出生时是家里唯一的孩子，被父母视作掌上明珠。她2岁时弟弟出生了，妈妈说她原本像公主一样乖巧，在那之后却时常发脾气。据艾伦说，她“自记事起”就一直抑郁。她回忆起童年以来至今仍会梦到的那些意象，被锁在外面，被忽视，被遗弃，被排挤，等等。她形容自己“像个吸血鬼”，但她现在似乎非常独立，以至有些担心如果让自己依恋某人会发生些什么。她的宝宝似乎是在试图重现她和母亲之间的紧张关系，那时弟弟的出生对她而言意味着将她隔离。

西方社会有相当一部分成年人处于相对独居的状态，有些是单亲父/母带着孩子，有些可能住在社区，比如老年人。单身人士的数量似乎在逐渐增多，尽管人们对家庭的重要性感到担忧，但传统的核心家庭仍然远远达不到标准，所以前来寻求治疗的来访者当中，独居的成年人和拥有固定性关系的人比例相当。有些人独居是自己的选择，有些是环境所迫，比如丧偶，配偶离去，或有照顾父母的需要。单身可能是个问题，也可能不是。有时单身也有明显的好处，比如可进可退，方便“将别人拒之门外”。单身人士不需要非得有亲密的伙伴和深厚的友谊，他们的行动自由得多，不受伴侣和孩子的羁绊。对他人的关怀，以及埃里克森认为与中年时期密切相关的繁殖力和创造力，都可以在个体的工作和兴趣中得到表达，不必非得体现在夫妻关系和家庭当中。

单身状态可能会带来种种不便。比如单亲父母经常要身兼数职，即我们所说的“既当爹又当妈”，孤立无援。许多单亲父母感到比完整家庭更缺乏自由，经济上也更加拮据。有些人是为了脱离破坏性关系而自愿成为单亲父母，而另一些则可能是遭到了配偶的抛弃。

弗兰（Fran）五年来独自抚养两个孩子，这段生活与再婚后形成了鲜明对比。她说，既当爹又当妈太难了。虽然现在生活也没有多甜蜜，因为“爸爸才是好爸爸，他一下班回家，我就成了坏妈妈，但这比既当了坏妈妈还没处说、也没人跟你讨论怎么管孩子要好多了”。

单身人士会被别的情侣视作威胁。一个离异女性或年轻的寡妇会被一些恋爱中的女性当做怀疑对象。虽然不能怪单身者，但这种竞争感的确很难克服。对于那些工作与生活密不可分、且在工作中拥有一群志同道合伙伴的单身者来说，退休或下岗更难接受，虽然有些婚姻在同样的情况下也得承受巨大的压力，伴侣双方不得不有难同当。

> 加比（Gabby）一直未婚，无须承担家庭责任，所以她抓住机会提前退休了，这样可以沉浸在一直喜爱的阅读和思考当中。她很多时候似乎都满足于这种生活方式，但在她身上有种与普通老人的知足常乐所不同的自我中心感。她不像其他老人那样对比自己年轻的人感兴趣。认识她的人会觉得她的建议听上去都很空洞："你只要跳出激烈的竞争就好，这是我做过最正确的选择。"

选择单身并不一定是处理不好关系。能够独处也是发展的一种境界，并非人人都能达到。Rayner 写道，"一个人若想获得身份认同，似乎必然要具备独处的能力……与良知独处"（1986）。独处是生活中的一个重要部分，因为独自一人的情况很常见，人们得逐渐适应分别、离异、丧偶、下岗和退休。任何一段关系中，在亲密和孤独之间，或是在我前文所说的关联和分离之间，都会有悲欢离合。如胶似漆的伴侣会很害怕分开。无论独处时还是在一起时，关系中的任意一方都需要有一定空间来处理私人事务。

当然，有时治疗师也会怀疑单身者在建立和维持亲密关系或伙伴关系方面存在困难。他们很难完全断开与父母的联结并与他人自由地交往，从而"内在的小孩"无法离开实际的或内化的父母，建立其他的关系。独自生活也许是对亲密关系的防御，当然，只要它能起效，也是不必担心的。惧怕亲密关系可能提示有分裂样的性格，虽然许多分裂样特质的个体也投入了亲密关系，却比单身者更为寂寞。

趋于整合

是什么构成了一个完整的人？弗洛伊德最初关于动力的观点似乎是在说人们会一直追求食欲与性欲的满足，但并不意味着只有通过关系才能使欲望得到满足。相比快乐原则，弗洛伊德更强调现实原则，并认为现实原则包含了核心自我平衡本我、超我和外部世界的需求。克莱因（1975）描述了抑郁位这种相对比较均衡的状态，它可以同时容纳爱与恨以及其他相互矛盾的情感，还使个体在关心自己的同时也能照顾他人。但偏执位总是会见缝插针地出现，即便是在事情进展相对比较顺利的时候。埃里克森（1965）详细阐述了一个方案，其中每个发展阶段的不同优势最终汇聚在第八个年龄段，目的是实现自我整合。荣格（1956）描写了个体化的进展，尤其是后半生的进展。这不仅仅是一种个人的身份认同。它还包括潜意识、集体潜意识的整合，以及个体在更广阔的事物发展的格局中所占有的地位。

成长发育的模型大多描述的是内部世界，其中不同的“部分”或“客体”需要联系在一起——这也是一种整合。成熟还体现在亲密关系以及社会交往的能力、可以表达性爱却也能拥有无性关系的能力、在工作中获得满足的能力，以及在政治上保持警觉的能力，包括承认我们所处的环境的重要性。若追随温尼科特的理念，我们可将生命视作对环境、对周围以及对广阔世界的永无止境的适应过程；若是顺着埃里克森的观点，我们会将生命视作持续寻找同一性的过程。然而，在这个瞬息万变的世界里，同一性的概念并不固定，它可能强调的是早期经验对儿童一生适应能力的重要性。而我们则期待着自我、自体或个体（随你怎么称呼）能有足够的安全感，去面对和处理成长和衰老所带来的不可避免的变化。在第七章提到的青少年的心理类型当中，有一类是好问、寻求同一性的青少年，如果请他们描述自己，他们会说，“我正在寻找，我也想知道，我很好奇这一点”（Marcia，1975）。这种描述同样适合有着良好适应能力的成年人。它也说明，那些愿意寻求心理咨询或心理治疗帮助的人具有可取的品质。

改变的过程包括内省、想象、回顾过去和展望未来的能力，对自身改变给他人造成的影响持有共情式的关注，以及健康的自恋。对多数人来说，生活的重要转折点包括关系的变化以及在关系中改变，它们不可避免会涉及信任、职权与合作的问题。Rayner强调，当一对夫妇变为父母时：“随着孩子的成长，父母应当对孩子转为共情式的回应。这不仅需要清楚自己在孩子这个年龄时的状态，还得区分开自己的生活和孩子的生活，明白二者面临的是不同的时代问题”（1986）。

关系并不是一成不变的。不仅父母和孩子的关系会变，伴侣关系在一定程度上也会改变。确定恋爱关系的初期，可能家庭和工作上都有变化。有时候职业的变动会改变其中一方的身份。有时可能还要迁居，这就牵涉到结交新朋友的问题，如果家里有孩子或是喜欢外出社交，会更容易适应。如果一对夫妇在成为父母的过程中有所变化，那么他们同样可能在孩子长大离家时发生改变。有些夫妇此时会选择度个“二次蜜月”，但值得注意的是，离婚率达到峰值的几个重要的时间点就包括新婚第二年（当发现彼此不够亲密时），或婚后7—11年（当孩子们需求最多的时候），或结婚20年之后（当孩子们离家的时候），或是退休时。

工作环境也引发了合作与竞争主题下面的某些问题。越来越多的文献写到了工作环境中的动力（Obholzer，1994），以及对工作的建议（Carroll，1996；Carroll 和 Watton，1997；Coles，2003）。在过去，获得工作上的满足包括拥有归属感，学会一门手艺或技能，以及后来能够教会或培训年轻人，在退休时交付责任，知道已经帮助别人接管了自己的职务。当工作不是为了维持生活，也很少有人能在一个机构或公司里工作超过10年的时候，过去的一系列工作经验及伴随的心理奖赏也多半不复存在。

工作中也会时常发生变化。

如今很多退休人士还余下10—20年的时间，可以有不少新的机遇，尽管这不仅取决于他们对退休和衰老的态度，还得看他们对金钱的态度。衰老的特征之一就是以一种新的方式呈现过去，衰老使得我们有时间去回顾前半生。记忆有时并不牢靠，遥远的回忆可能比近期回忆还要清晰。也许潜意识并没有这么可怕，也许很大程度上由内化的父母所构成的超我也不再继续施加控制，也许在很好地平衡了积极和消极的体验之后，被压抑的部分可以得到解决——比如，童年的困扰虽然刻骨铭心，但其积极的一面也留在了记忆当中。Rayner 将老人描述为社会上的天然史学家（1986），但他们的过往对于他们自身同样重要。年纪大的人总喜欢追忆往事，在讲述陈年旧事的过程中，他们也改造了自己的生活，Lowe（1972）援引埃里克森（1965）的八阶段论，将它们列为：学会信任谁，抓住什么，舍弃什么，采取积极的行动，实用的、社交的技巧，明确自己的身份，婚姻与工作。

改变意味着要接受丧失，因为特定的关系、模式、客体和职业必须放弃。在所有丧失中，尤其是父母、孩子或配偶离世之后，改变的一个重要的过程即牵涉到对逝者的内化。C. S. Lewis 在妻子去世后，将这一过程写进了日记，这个故事现在已经被演绎为著名的戏剧和电影《幻境》（*Shadowland*）：

> 一些意想不到的事情发生了，它发生在今天凌晨。出于各种原因，果不其然我的心情比过去几周要轻松一些。此时我想我正从潮水般纯粹的耗竭中恢复过来，在十多天压抑阴沉的天色与一成不变的暖湿天气之后，阳光终于灿烂起来，有微风拂面而过。就在此时此刻，我忽然不再痛悼 H 的离去，反能记起她所有的好。事实上，它几乎比回忆还要好：这是一种瞬间的无可辩驳的印象。若说这如

同见到伊人未免有些夸张，但我总忍不住要这样讲。就好像悲伤的解除移走了一个障碍。为什么没有人告诉我这些？若是另一个人发生这样的事，我该会多么误解他啊。我可能会说，“他已经挺过去了。他已经忘掉妻子了”，但事实是，“正因为他部分克服了这种痛苦，方能更好地追忆爱人”。

（Lewis，1971）

在如此丧亲之痛后仍能重拾自信，得益于许多因素。若是关系短暂，仅停留于表面，那么分离只会带来简单的回忆：好的，坏的，或无关紧要的。若关系更为密切，触及了更深的感情，则情况要复杂得多。其造成的伤痛将铭刻在记忆里，一旦再要触及这么深的情感，便会痛苦万分、小心翼翼。但任何深层的关系都包含好与坏的感受，也许更重要的是如何理解逝者对我们的感觉，但这种理解可能也会受我们对自己的认识的影响——尤其当我们对早年经历有潜在不确定感的时候。我们可能会觉得别人不在乎，但其实他们是在意的。我们为此而产生的任何愤怒，无论有多么不合理，都将使内化过程变得很艰难。如果一段关系给人的整体感觉是良好的、关怀的、有爱的，那么我们自然会特别怀念这个人，但随着时间的推移，悲伤会交织着美好回忆唤起的愉悦感，内化的形象也会为我们带来寄托和力量。无须紧抓不放，也不必长吁短叹。取而代之的是一种平静的满足，一种值得庆幸的感觉，一种深切的有所收获的感受。此时我们可以确信，“很高兴我们彼此能够相识”。回想起悲伤阶段引用的那句话：“爱的客体并未离去，如今我已将它带在身边，永不会丢失”（Abraham，1927）。

对有的人来说，一些社会的宗教信仰、意象、象征和仪式有助于发生改变，可帮助他们接受丧失，并促进其心理上的整合。然而有些信仰是很压抑的，或者反映了心理上的问题。我尽可能详细地描写了不同的信仰方式（Jacobs，2000），之后我发现自己被信仰的种种表述所吸引，它更加兼容并蓄，综合了不同的资源和传统，包括我所说的潜意识萌芽，以及诗歌、艺术、音乐和心灵的不同表达。我们可以发展出一种信仰的姿态，它本质上连贯一致却又不刻板，承认我们对于许多事物都所知甚少，但某些事物却又是周而复始的，这样我们便可以用新的思路理解旧的事物。

个体发展必定会循环往复，本书的三大主题已对此做过阐述：这是一个永无止境的过程，但会在不同年龄段以各种形式重复出现：在建立信任和依恋关系时，从依赖转为独立时，在变得更加自主以及处理自己和他人的权威时；可放下对亲子关系某些方面的期待，却仍能认同父母的优良品质，然后在某种程度上将他们甩在后面；在学习、培训上，在工作、游戏时。这些模式重新出现在青春期，在家庭之外首次建立关系及之后的过程中，在成为父母或祖父母期间，在退休的时候，以及丧亲和迎接死亡到来的时刻。这不仅是一个与他人联结的过程，而且可以内化于构建自我的过程当中。发展中的自我与他人重新建立联系，并能反过来将他们的一部分内化。养育关系中母婴之间的镜映发生在人一生所有的关系当中。

治疗关系中的合作与竞争

心理咨询和治疗已被认为是助人度过危机的合理途径。精神动力学导向的心理治疗着眼于回顾和再体验当下与过去，而治疗关系本身也起到了治疗作用。这种关系也为未来发展构筑了新的途径。

合作与竞争在有的方面，特别是与俄狄浦斯情结交涉的那些部分，与治疗倒数第二阶段有着特别的关联，因为这时已经接近结束阶段。与其他主题类似，对抗和竞争问题在远未到结束之时就已经在治疗关系的背景下通过材料体现出来，对此本章其他部分也作了阐述。此时来访者在治疗中的独特的进展是对治疗师的内化。治疗师和咨询师也会内化那些关系最为紧张的来访者，这与仅仅记住他们有所不同。如果能知道这对结束过程有何影响将十分有趣。

这一过程的标志性陈述是，“我发现自己在和自己对话，然后我想到‘这正是你会说的话’！”这是一个不同寻常的内部过程，它在幻想层面与治疗师进行了更为直接的对话，就像治疗早期来访者也会想象治疗师将要说些什么。只不过现在来访者的观点会与治疗师的不谋而合。这种更为成熟的内化更少有意识的参与，而且说明治疗师和治疗方法越来越多地成了来访者“我”的一部分。随着时间的推移，即便是“这是我的治疗师可能会说的话”这样的想法也会变成来访者的一种潜意识的内化过程，连接过去与现在其他内化的客体。来访者的反思接过治疗师的接力棒，并将其甩在身后。在现实中，治疗师则化身为合作伙伴，令来访者更加自信于自主和独立。所有这些都像是来访者在解开俄狄浦斯情结，内化父母形象，自己寻求进步。对治疗师和治疗的内化在结束阶段仍一直持续，而且增添了一份动力，因为来访者对他/她想做的事情会有一定反思。另一方面，如果治疗以失败告终，特别是来访者受到虐待的情况下，他们的内化将更具迫害性。

在这一阶段可能会出现其他进展的迹象：投射和移情的进一步减退，逐渐认识到“我”（即来访者，以及治疗关系，但不仅限于初始阶段）在暂停治疗期间也可以挺过去，从而为治疗的结束做好铺垫。治疗师可能会体验到 Searles 所说的“反移情中的俄狄浦斯爱恋”（1965a）。这指的是治疗师强烈地想要与来访者（无论何种性别）结婚的感受，对此 Searles 联想到父母会对逐渐长大的孩子感到自豪与高兴，他们也幻想着能将这种亲密关系继续下去（1965a）。同时父母也明白，这只是一个幻想，不能也不应当实现。与其相似的是皮格马利翁的神话，雕刻家爱上了雕像，便为她注入了生命。Searles 相信治疗师如果出现这种感受，说明治疗取得了成功。

他强调这些移情—反移情感受也在传递一个信号，即结束是必须面对的，双方的悲伤和痛苦也都在所难免，因为治疗师无法留住来访者，来访者不应总是依赖治疗师，父母也无法与孩子相伴永远。

这是此类感觉的其中一种解释。事实上，有时正是在结束阶段治疗师才开始对来访者产生更深的喜爱，进而意识到来访者已经不知不觉走了这么远，但注意不要与 Searles 对另一个不同现象的解释相混淆，这个现象比提示我们要对来访者放手的明显讯息还要危险。治疗师可能会自以为是无所不能的白马骑士，可以拯救陷入困境的公主，并赶在日落前将她带回自己的城堡。这种幻想在男治疗师遇到弱女子似的来访者时更为普遍。男治疗师更容易走上歧途，将幻想付诸行动。女治疗师的幻想可能有所不同，是过度保护和溺爱，而非性欲式的移情—反移情。

无论如何，后面这些幻想都与 Searles 的体验有所不同，它们往往不是出现在治疗后期，而是出现在更早些时候。Searles 提出了一个特别的观点，即移情—反移情感受是治疗中一个漫长的过程，与它相伴的不仅有快乐，也有痛苦。它们或许提示我们治疗师可以感知到终点即将临近，因为他们清楚与来访者之间这种成人与成人的关系一般是怎样的。Searles 首次发现这种感受的重要性，是当一位患者指责他一直将她看做一个孩子而非成年女性的时候。他这才意识到自己是多么抗拒治疗进入最后的俄狄浦斯阶段：

> 在我看来，很明显曾经是孩子而现在是神经症或精神病性的成年人，需要我们有效解决他未完成的俄狄浦斯情结：不是压抑他的欲望，将其魅力付诸行动，或是在他与父母的关系中否认他自身的价值，而是尽可能全面地认识我们在响应他们与俄狄浦斯情结的斗争时所产生的感受。
>
> （Searles，1965a）

结束

设定治疗结束的日期之前，需要先在会谈中讨论结束的问题。而短程治疗则在初期便会讨论这个部分。中长程治疗的结束日期可能是一开始就设定好的，但随着结束的临近，需要不断增加对这个话题的关注。若是长程—开放结局式的治疗，根据经验最好能在长期治疗后，再花一段时间来处理结束的问题。治疗的结束可能会触及之前所有结束的情境，包括先前的暂停治疗，以及治疗之外来访者的分离或丧失等经历。在长程—开放结局式治疗当中，来访者、治疗师或机构必须事先决定好最合适的结束时间（Murdin，1999）。

不可避免的是，有些结束的情况很难预料到。治疗（尤其是短程治疗）不一定总能在合适的时间结束。有可能来访者或治疗师会搬家，或有其他外部因素的干预超出了任何一方的控制范围，这些情况下还有更多未完成的事情。即便是长程治疗结束时，也必然存在一些未竟之事，或是有些目前未知的新的情境需要去面对。弗洛伊德结合自身治疗患者“狼人”（the Wolf Man）的经验，写了一篇著名的论文《可终止与不可终止的分析》（*Analysis Terminable and Interminable*）（1937/2002），文中他质疑是否存在所谓的“完美”分析。他认为，最好的结果也不过是患者一直因为“运气好而不必面对难以应付的问题”（1937/2002）。

一旦日期安排妥当，理解结束的意义就成了治疗的主旨。虽然有时结束（就像 Samuel Johnson* 对绞刑的看法一样）可以令“精神完美地集中”，但未能完成或尚未理解的部分也可以得到承认。预期结束的过程与哀伤

* Samuel Johnson 是18世纪英国的作家、文学评论家和诗人，2003年 Fr. George W. Rutler 曾在《绞刑使人精神集中》一文中提到，Samuel Johnson 认为死刑可在精神层面令人“聚精会神”，这样受刑者就会在优雅的状态中死去。——译者注

(grief) 的许多阶段有明显相似之处。可能会出现怀疑 (“难道时间过得还不够快吗?”)、愤怒 (“你说过我可以想看多久就看多久的”)、悲伤 (“我已经感觉我会多么想念你了”)、释怀 (“谢天谢地我挺过了生命中这段痛苦的时光”) 以及承认还有些事情未能处理完。结束还包括对治疗的评估。

有些治疗师认为在临近结束时有必要进行更多的自我暴露来帮助分离，这样移情可以消除，有利于对治疗师 / 咨询师产生更加现实的看法。我并不确定移情是否这样容易消除，刻意为之肯定无法做到，更何况治疗师的自我暴露可能早些时候就已经发生，此时不是作为有助于消除移情的一种策略，而是因为治疗关系处于一种很容易自我暴露的状态，在此状态下，自然的反应很少被来访者误解。彼此之间可以轻松相处的治疗师和来访者 (不管遇到什么问题) 都能够更加坦陈地交流，而不必担心触犯边界。这一点在治疗结束阶段尤为确切。

接下来便是最终的结局，这一阶段不像理论上的初次访谈那样还有延展的余地，不存在理论上的末次访谈这种说法。结束就是结束了。若是治疗关系持续了很长一段时间，或者治疗师与来访者之间已经建立了真正的联结，那么毫无疑问双方都会真正感到悲伤——这种感受不能单单用被移情或反移情来解释的。在多数情况下，结束差不多与死亡无异，因为治疗师和来访者很可能再也不会见面。当然，治疗师也必须假定未来不会再见，这样即便未来某天来访者仍会回来寻求治疗，当下的结局也是确定无疑的，就仿佛后会无期一般。当然，无论结局如何，在治疗关系走过这不同阶段的旅程、顺利通过这三大主题中无数艰难险阻之后，一些无比深刻而又价值非凡的东西在治疗双方心里都刻下了隽永的痕迹。

合作与竞争：治疗师的目标与治疗目标

专栏10.1　涉及合作与竞争问题的治疗师的任务

考虑并尽可能尊重来访者选择男性或女性治疗师的愿望，或是在来访者别无选择但又想继续治疗的情况下，讨论这些困难。

注意来访者与治疗师之间的竞争，尤其是两者同性的情况下。

当来访者将治疗师所属性别视作威胁时，可以借着与治疗师相处作为与这一性别建立关系的良好示范。

将当前的三角关系或是性方面及其他关系上的问题与所知父母之间的关系或父母与来访者之间的关系联系起来。

避免受到来访者离间，与其并肩对抗其他帮助者或家庭成员。

帮助来访者不受限制、也不受挑逗地自然地讨论他们的性取向、性幻想和对他人的感受。

接受治疗关系中（来访者或治疗师的）出现的性与爱的感受，但不故意鼓励这些感受，或是戏弄这些感受。

避免受到引诱；避免对来访者的生活过于感兴趣，或是打听、窥探；营造一种信任的氛围，让来访者在做好准备的时候，分享其想法、回忆和感受的更私密的细节。

寻找来访者过往生活中有可能导致他们对自己的性别和性征产生怀疑的经历。

在适当的时候向来访者确认其性别、性征和性取向，确认的时候应让人感到真诚，而且对来访者的自我意象有帮助，而不是坚守一段特殊关系的承诺。

观察和接受来访者因治疗师不能做朋友或建立特殊关系而产生的愤怒和沮丧；将其与疏远、拒绝的父母形象相联系。

记住来访者的伴侣，鼓励他们对伴侣困难的关注，或对来访者通过治疗取得重大进展的关系进行调整。

考虑可以让来访者在当下这位治疗师之后再寻找一位性别相反的治疗师，尤其是这一举措可能有助于提供纠正性的经验，让来访者足以忍受对恐惧的性别产生的焦虑。

专栏10.2 有关合作与竞争的较为成熟的发展指征和可能的治疗目标

越来越能够整合自身、他人（包括与己不同的他人）以及外部环境。

有着不必产生性焦虑（禁忌的爱）的友谊和其他关系。

脱离父母，以便能够独立选择亲密的伴侣，不会受到与父母关系的过度影响（尤其是消极因素的影响）。

内化父母和重要他人（包括治疗师）的积极品质。

性身份认同方面扎实稳定，既尊重主流性取向，也能接受自我的双性特征。

接受身体和生殖器官的差异，不会产生恐惧或嫉羡。

对自身（假定的）男性气质和女性气质都不反感。

来访者如果想要，便可与伴侣建立亲密关系，可共享性爱、深情、关怀以及其他感受。

当来访者渴望保持单身时，对这种状态有信心，可用恰当的方式表达不同的感受，也许是用升华的形式。

作为父母，适当对孩子的性与爱给予接纳和回应，而不是压制，不与孩子合谋对抗伴侣。

在家庭、团队以及性别不限的群体等场合与他人分享、合作。

在关系中评估对方的互补性，以期扩展自己的能力。

加入工作中的团队或小群体，可识别自己和别人的特长与能力。

能够参与真正的竞争，不会对成功感到内疚，或对失败感到过度的愤怒/羞愧/抑郁。

越来越有能力整合不同的经验。

参考文献

Abraham, K. (1927) *Selected Papers on Psychoanalysis.* London: Hogarth Press.

Abram, J. (1996) *The Language of Winnicott.* London: Karnac Books.

Adler, S. (1922) *Understanding Human Nature.* Oxford: One World.

Ainsworth, M. D. S. (1991) Attachments and other affectional bonds across the life cycle. In C. Murray Parkes, J. Stevenson-Hinde and P. Marris (eds) *Attachment Across the Life Cycle.* London: Routledge.

Akhtar, S. (ed) (2008) *The Crescent and the Crouch: Cross Currents between Islam and Psychoanalysis.* New York: Jason Aronson.

Alexander, R. and Jacobs, M. (2006) A dialogue between a client and a psychotherapist. In Y. Bates (ed.) *Shouldn't I Be Feeling Better by Now?: Client Views of Therapy.* London: Palgrave Macmillan.

American Psychiatric Association (2000) *Diagnostic and Statistical Manual of Mental Disorders DSM-IV-TR* (4th edn). Washington, DC: APA.

Auden, W. H. (1976) *Collected Poems* (ed. E. Mendelson). London: Faber & Faber.

Balint, M. (1968) *The Basic Fault.* London: Tavistock Publications.

Bancroft, J. (1983) *Human Sexuality and Its Problems.* Edinburgh: Churchill Livingstone.

Becker, E. (1972) *The Birth and Death of Meaning.* London: Penguin Books.

Belotti, E. (1975) *Little Girls.* London: Writers and Readers Publishing Co-operative.

Benvenuto, B. and Kennedy, R. (1986) *The Works of Jacques Lacan: An Introduction.* London: Free Association Books.

Berne, E. (1968) *Games People Play.* London: Penguin.

Bettelheim, B. (1978) *The Uses of Enchantment: The Meaning and Importance of Fairy Tales.* London: Penguin Books.

Bettelheim, B. (1983) *Freud and Man's Soul.* London: Chatto and Windus/Hogarth Press.

Black, D. (ed.) (2006) *Psychoanalysis and Religion in the 21st Century: Competitors or Collaborators?* London: Routledge.

Bowlby, J. (1960) Grief and mourning in infancy and early childhood. *Psychoanalytic Study of the Child*, 15: 9-52.

Bowlby, J. (1969) *Attachment and Loss, Vol. I.* London: Hogarth Press.

Bowlby, J. (1973) *Attachment and Loss, Vol. II.* London: Hogarth Press.

Bowlby, J. (1979) *The Making and Breaking of Affectional Bonds.* London: Tavistock Publications.

Breen, D. (1989) *Talking with Mothers.* London: Free Association Books.

Brinich, P. and Shelley, C. (2002) *The Self and Personality Structure.* Buckingham: Open University Press.

Brisch, K. (2002) *Treating Attachment Disorders: From Theory to Therapy*. New York: The Guilford Press.

Britton, R. (1989) The missing link: parental sexuality in the Oedipus complex. In J. Steiner (ed.) *The Oedipus Complex Today: Clinical Implications*. London: Karnac.

Britton, R. (1998) *Belief and Imagination: Explorations in Psychoanalysis.* London: Routledge.

Broucek, E. J. (1982) Shame and its relationship to early narcissistic developments. *International Journal of Psycho-Analysis*, 63: 369-378.

Carroll, M. (1996) *Workplace Counselling.* London: Sage Publications.

Carroll, M. and Watton, M. (1997) *Handbook of Counselling in Organisations.* London: Sage Publications.

Chaleby, K. and Racy, J. (1999) *Psychotherapy with the Arab Patient.* Tucson, AZ: Shawn McLaughlin.

Chessick, R. D. (1983) Mental health and the care of the soul in mid-life. *Journal of Pastoral Care* (USA), 37: 5-12.

Chodorow, N. (1978) *The Reproduction of Mothering.* London: University of California Press.

Chodorow, N. (1989) *Feminism and Psychoanalytic Theory.* New Haven: Yale University Press.

Chodorow, N. (1994) *Masculinities, Feminities, Sexualities.* London: Free Association Books.

Chodorow, N. (2011) *Individualizing Gender and Sexuality: Theory and Practice*. London: Routledge.

Coles, A. (2003) *Counselling in the Workplace.* Maidenhead: Open University Press.

Collick, E. (1986) *Through Grief: Bereavement Journey.* London: Darton, Longman and Todd.

Dallos, R. and Draper, A. (2005) *An Introduction to Family Therapy: Theory and Practice* (2nd edn). Maidenhead: Open University Press.

Davies, D. and Neal, C. (eds) (1996) *Pink Therapy.* Buckingham: Open University Press.

Davies, D. and Neal, C. (eds) (2000) *Therapeutic Perspectives on Working with Lesbian, Gay and Bisexual Clients.* Buckingham: Open University Press.

Davies, J. M. and Frawley, M. G. (1994) *Treating the Adult Survivor of Childhood Sexual Abuse.* New York: Basic Books.

Dickens, C. (1850/1997) *David Copperfield.* London: Penguin Classics.

Dinnerstein, D. (1978) *The Rocking of the Cradle and the Ruling of the World.* London: Souvenir Press.

Dunne, J. S. (1979) *Time and Myth.* London: SCM Press.

Eigen, M. (1998) *The Psychoanalytic Mystic.* London: Free Association Books.

Erikson, E. (1965) *Childhood and Society.* London: Penguin.

Erikson, E. (1977) *Toys and Reasons.* New York: WW Norton.

Fairbairn, W. R. D. (1952) *Psychoanalytic Studies of the Personality.* London: Tavistock.

Fenichel, O. (1946) *The Psychoanalytic Theory of Neurosis.* London: Routledge and Kegan Paul.

Flanders, S. (1993) *The Dream Discourse Today.* London: Routledge.

Fowler, J. W. (1981) *Stages of Faith: The Psychology of Human Development and the Quest for Meaning.* New York: Harper and Row.

Freud, A. (1973) *Normality and Pathology in Childhood.* London: Penguin Books.

Freud, S. (1900/1994) *The Interpretation of Dreams. Penguin Freud Library, Vol. 4.* London: Penguin Books.

Freud, S. (1901/2002) *The Psychopathology of Everyday Life.* Penguin Modern Classics.

Freud, S. (1905/2006) Three essays on sexual theory. In *The Psychology of Love.* Penguin Modern Classics.

Freud, S. (1907/2004) Compulsive actions and religious exercises. In *Mass Psychology and Other Writings.* London: Penguin Modern Classics.

Freud, S. (1908a/1959) Character and anal erotism. In *The Standard Edition of the Complete Psychological Works of Sigmund Freud, Vol. IX,* pp. 167-176. London: Hogarth Press and the Institute of Psychoanalysis.

Freud, S. (1908b/2002) Civilized sexual morality and modern nervous illness. In *Civilization and Its Discontents.* London: Penguin Modern Classics.

Freud, S. (1908c/2003) The creative writer and daydreaming. In *The Uncanny.* Penguin Modern Classics.

Freud, S. (191 1a/1958) Formulations on the two principles of mental functioning. In *The Standard Edition of the Complete Psychological Works of Sigmund Freud, Vol. XII.* London: Hogarth Press and the Institute of Psychoanalysis.

Freud, S. (191 1b/2002) *The Schreber Case.* London: Penguin Modern Classics.

Freud, S. (1914/1957) On narcissism. In *The Standard Edition of the Complete Psychological Works of Sigmund Freud, Vol. XIV (1914-1916),* pp. 67-102. London: Hogarth Press and the Institute of Psychoanalysis.

Freud, S. (1916/1963) Introductory lectures on psycho-analysis. In *The Standard Edition of the Complete Psychological Works of Sigmund Freud, Vol. XV,* pp. 1-240. London: Hogarth Press and the Institute of Psychoanalysis.

Freud, S. (1925a/1993) *An Autobiographical Study. Penguin Freud Library, Vol. 15.*

London: Penguin Books.

Freud, S. (1925b/1991) *Some Psychical Consequences of the Anatomical Distinction between the Sexes. Penguin Freud Library, Vol.* 7. London: Penguin Books.

Freud, S. (1927/2004) The future of an illusion. In *Mass Psychology and Other Writings.* London: Penguin Modern Classics.

Freud, S. (1931/1991) *Female Sexuality. Penguin Freud Library, Vol.* 7. London: Penguin Books.

Freud, S. (1933/1964) New introductory lectures on Psycho-Analysis. In *The Standard Edition of the Complete Psychological Works of Sigmund Freud, Vol. XXII,* pp. 1-182.

Freud, S. (1937/2002) Analysis terminable and interminable. In *Wild Analysis*. London: Penguin Modern Classics.

Frosch, J. P. (1990) Understanding countertransference: from projective identification to empathy. *International Journal of Psycho-Analysis,* 71: 351-354.

Gerhardt, S. (2004) *Why Love Matters.* London: Brunner-Routledge.

Gilligan, C. (1982) *In a Different Voice.* Cambridge, MA: Harvard University Press.

Greenson, R. R. (1967) *The Technique and Practice of Psychoanalysis.* London: Hogarth Press.

Grier, F. (ed.) (2005) *Oedipus and the Couple.* London: Karnac.

Guntrip, H. (1961) *Personality Structure and Human Interaction.* London: Hogarth Press.

Guntrip, H. (1968) *Schizoid Phenomena, Object Relations and the Self.* London: Hogarth Press.

Haines, D. G. (1978) Paths and companions. *Journal of Pastoral Care* (USA), 31:1.

Hartung, B. (1979) The capacity to enter latency in learning pastoral psychotherapy. *Journal of Supervision and Training in Ministry* (USA), 2: 46-59.

Heimann, P. and Valenstein, A. (1972) The psychoanalytical concept of aggression: an integrated summary. *International Journal of Psycho-Analysis,* 53: 31-35.

Holmes, J. (2010) *Exploring in Security: Towards an Attachment-Informed Psychoanalytic Psychotherapy.* London: Routledge.

Hudson-Allez, G. (2005) *Sex and Sexuality: Questions and Answers for Counsellors and Therapists*. London: Whurr Publishers.

Hunter, M. (1983) Personal communication.

Imber, R. R. (1995) Clinical notes on masochism. *Contemporary Psychoanalysis,* 31: 581-589.

Jacobs, J. L. (1994) *Victimized Daughters: Incest and the Development of the Female Self* London: Routledge.

Jacobs, M. (1985) *The Presenting Past* (1st edn). London: Harper and Row.

Jacobs, M. (1993) *Living Illusions - A Psychology of Belief.* London: SPCK.

Jacobs, M. (2000) *Illusion: A Psychodynamic Interpretation of Thinking and Belief.* London: Whurr Publishers.

Jacobs, M. (2001) *Still Small Voice* (revised 2nd edn). London: SPCK.

Jacobs, M. (2003) *Sigmund Freud* (2nd edn). London: Sage Publications.
Jacobs, M. (2004) The perils of latency, *Journal of Psychodynamic Practice,* 10: 4, 500-514.
Jacobs, M. (2009) *Our Desire of Unrest.* London: Karnac.
Joffe, W. G. (1969) A critical review of the status of the envy concept. *International Journal of Psycho-Analysis,* 50: 533.
Johnson, D. (2010) *Love: Bondage or Liberation? A Psychological Exploration of the Meaning, Values and Danger of Falling in Love.* London: Karnac Books.
Jung, C. G. (1953) *Two Essays on Analytical Psychology.* London: Routledge and Kegan Paul.
Jung, C. G. (1956) Psychological types. In *The Collected Works of C G Jung, Vol. 6.* London: Routledge and Kegan Paul.
Kernberg, O. (1988) Clinical dimensions of masochism. In R. Glick and D. Meyers (eds) *Masochism: Current Psychoanalytic Perspectives.* Hillsdale, NJ: The Analytic Press.
Klein, J. (1987) *Our Need for Others and Its Roots in Infancy.* London: Tavistock.
Klein, M. (1937/1975) Love, guilt and reparation. In *Love Guilt and Reparation and Other Works 1921-1945.* London: Hogarth Press.
Klein, M. (1957) *Envy and Gratitude.* London: Tavistock.
Klein, M. (1963/1975) On the sense of loneliness. In *Envy and Gratitude and Other Works 1946-1963.* London: Hogarth Press and the Institute of Psycho-Analysis.
Klein, M. (1975) *Envy and Gratitude and Other Works 1946-1963.* London: Hogarth Press and the Institute of Psycho-Analysis.
Kohlberg, L. (1981) *The Philosophy of Moral Development.* San Francisco: Harper and Row.
Kohut, H. (1971) *The Analysis of the Self.* London: Hogarth Press.
Kohut, H. (1977) *The Restoration of the Self.* New York: International Universities Press.
Kubler-Ross, E. (1969) *On Death and Dying.* London: Tavistock Publications.
Lago, C. (ed.) (2006) *Race, Culture and Counselling: The Ongoing Challenge* (2nd edn). Maidenhead: Open University Press.
Laing, R. D. (1966) *Self and Others.* London: Penguin.
Lanman, M. (2005) The painful truth. In F. Grier (ed.) *Oedipus and the Couple.* London: Karnac.
Laufer, M. (1974) *Adolescent Disturbance and Breakdown.* London: Penguin Books.
Laufer, M. and Laufer, M. E. (eds) (1989) *Developmental Breakdown and Psychoanalytic Treatment in Adolescence: Clinical Studies.* New Haven: Yale University Press.
Le Carré, J. (1974) *Tinker, Tailor, Soldier, Spy.* London: Hodder & Stoughton.
Lechte, J. (1994) *Fifty Key Contemporary Thinkers.* London: Routledge.
Lendrum, S. and Syme, G. (2004) *Gift of Tears: A Practical Approach to Loss and Bereavement in Counselling and Psychotherapy.* London: Brunner-Routledge.
Lewes, K. (1988) *The Psychoanalytic Theory of Male Homosexuality.* New York: Simon and Schuster.

Lewis, C. S. (1971) *A Grief Observed*. London: Faber.

Lieblum, S. and Rosen, R. (1989) *Principles and Practice of Sex Therapy*. New York: Guilford Press.

Little, M. I. (1958) On delusional transference (transference psychosis). *International Journal of Psycho-Analysis*, 39: 134-138.

Little, M. I. (1986) *Transference Neurosis and Transference Psychosis*. London: Free Association Books.

Little, M. I. (1990) *Psychotic Anxieties and Containment. A Personal Record of an Analysis with Winnicott*. Northvale, NJ: Jason Aronson.

Lorenz, K. (1966) *On Aggression*. New York: Harcourt, Brace.

Lowe, G. (1972) *The Growth of Personality*. London: Penguin Books.

Macquarrie, J. (1966) *Principles of Christian Theology*. London: SCM Press.

Mahler, M. S. (1968) *On Human Symbiosis and the Vicissitudes of Individuation, Vol. I: Infantile Psychosis*. New York: International Universities Press.

Main, M. (1995) Recent studies in attachment: overview with selected implications for clinical work. In S. Goldberg, R. Muir and J. Kerr (eds) *Attachment Theory: Social, Developmental and Clinical Perspectives*. Hillsdale, NJ: Analytic Press.

Malan, D. H. (1963) *A Study of Brief Psychotherapy*. London: Tavistock.

Malan, D. H. (1979) *Individual Psychotherapy and the Science of Psychodynamics*. London: Butterworth.

Marcia, J. E. (1975) Development and validation of ego-identity status. In R. W. Muuss (ed.) *Adolescent Behavior and Society*. New York: Random House.

Masson, J. M. (ed.) (1984) *The Assault on Truth: Freud's Suppression of the Seduction Theory*. London: Faber & Faber.

Masson, J. M. (ed.) (1985) *The Complete Letters of Sigmund Freud to Wilhelm Fliess*. Cambridge, MA: Belknap Press of Harvard University Press.

Meissner, W. W. (1991) *What is Effective in Psychoanalytic Therapy: From Interpretation to Relation*. New Jersey: Jason Aronson.

Miller, A. (1979) Depression and grandiosity as related forms of narcissistic disturbance. *International Review of Psychoanalysis*, 6: 61-76.

Mitchell, K. (1982) A death and a community. *Journal of Pastoral Care* (USA), 36: 1.

Mohamed, C. and Smith, R. (1997) Time-limited psychotherapy. In M. Lawrence and M. Maguire (eds) *Psychotherapy with Women: Feminist Perspectives*. London: Routledge.

Mollon, P. (1996) *Multiple Selves, Multiple Voices: Working with Trauma, Violation and Dissociation*. Chichester: John Wiley.

Morgan, M. (1995) The projective gridlock: a form of projective identification in couple relationships. In S. Ruszczynski and J. Fisher (eds) *Intrusiveness and Intimacy in the Couple*. London: Karnac.

Morgan, M. (2005) On being able to be a couple: the importance of a 'creative cover' in psychic life. In F. Grier (ed.) *Oedipus and the Couple*. London: Karnac.

Murdin, L. (1999) *How Much is Enough? Endings in Psychotherapy and Counselling.* London: Routledge.

Murray, L. and Cooper, P. (eds) (1997) *Postpartum Depression and Child Development.* London: Guilford Press.

Mussen, P., Conger, J. and Kagan, J. (1969) *Child Development and Personality* (2nd edn). New York: Harper and Row.

Nathanson, D. L. (1987) A timetable for shame. In D. L. Nathanson (ed.) *The Many Faces of Shame.* New York: Guilford Press.

Neal, C. and Davies, D. (eds) (2000) *Issues in Therapy with Lesbian, Gay, Bisexual and Transgender Clients.* Buckingham: Open University Press.

Obholzer, A. (ed.) (1994) *The Unconscious at Work: Individual and Organizational Stress in the Human.* London: Routledge.

O'Connor, N. and Ryan, J. (1993) *Wild Desires and Mistaken Identities: Lesbianism and Psychoanalysis.* London: Virago Press.

Parkes, C. M. (1986) *Bereavement* (2nd edn). London: Tavistock.

Parkes, C. M., Stevenson-Hinde, J. and Marris, P (eds) (1991) *Attachment Across the Life Cycle.* London: Routledge.

Piaget, J. (1950) *The Psychology of Intelligence.* London: Routledge and Kegan Paul.

Pilgrim, D. (1997) *Psychotherapy and Society.* London: Sage.

Piontelli, A. (1992) *From Fetus to Child: An Observational and Psychoanalytic Study.* London: Routledge.

Prins, H. A. (1975) A danger to themselves and others (social workers and potentially dangerous clients). *British Journal of Social Work,* 5: 297-309.

Prins, H. A. (1995) *Offenders, Deviants or Patients?* (2nd edn). London: Routledge.

Prodgers, A. (1991) On hating the patient. *British Journal of Psychotherapy,* 8: 144-154.

Quinodoz, J.-M. (1993) *The Taming of Solitude.* London: Routledge.

Raphael, B. (1984) *The Anatomy of Bereavement.* London: Hutchinson.

Ratigan, B. (1996) Working with older gay men. In D. Davies and C. Neal (eds) *Pink Therapy.* Buckingham: Open University Press.

Rayner, E. (1986) *Human Development* (3rd edn). London: Allen and Unwin.

Reading, B. and Jacobs, M. (2003) *Addiction: Questions and Answers for Counsellors and Therapists.* London: Whurr.

Rechardt, E. (1987) Experiencing music. *Psychoanalytic Study of the Child,* 42: 511-530.

Reich, W. (1949) *Character Analysis* (3rd edn). New York: Orgone Institute Press.

Rey, J. H. (1988) Schizoid phenomena in the borderline. In E. Bott Spillius (ed.) *Melanie Klein Today, Vol. 1: Mainly Theory.* London: Routledge.

Rosen, I. (1979) *Sexual Deviation.* Oxford: Oxford University Press.

Rosenfeld, H. (1978) Notes on the psychopathology and psychoanalytic treatment of some borderline patients. *International Journal of Psycho-Analysis,* 59: 215-221.

Rosenthall, J. (2005) Oedipus gets married: an investigation of a couple's shared oedipal drama. In F. Grier (ed.) *Oedipus and the Couple.* London: Karnac.

Rubins, J. L. (1978) *Karen Horney.* London: Weidenfeld and Nicolson.
Rudnytsky, P. L. (1991) *The Psychoanalytic Vocation: Rank, Winnicott and the Legacy of Freud.* London: Yale University Press.
Ruszczynski, S. (2005) Reflective space in the intimate couple relationship: the 'marital triangle'. In F. Grier (ed.) *Oedipus and the Couple.* London: Karnac.
Rycroft, C. (1972) *A Critical Dictionary of Psychoanalysis.* London: Penguin.
Ryde, J. (2009) *Being White in the Helping Professions.* London: Jessica Kingsley.
Sachs, H. (1948) *Masks of Love and Life.* Cambridge, MA: Sci-Art Publishers.
Samuels, A. (1985) *Jung and the Post-Jungians.* London: Routledge and Kegan Paul.
Samuels, A. (1993) *The Political Psyche.* London: Routledge.
Sarno, M. (1990) The archive of technique: the psychoanalytic case history. *Rivista di Psicoanalisi,* 36: 26-56.
Scharff, D. E. (1988) *The Sexual Relationship: An Object Relations View of Sex and the Family.* London: Routledge.
Scharff, D. and Scharff, J. (1994) *Object Relations Therapy of Physical and Sexual Trauma.* London: Jason Aronson.
Searles, H. (1965a) Oedipal love in the countertransference. In H. Searles, *Collected Papers on Schizophrenia and Related Subjects.* London: Hogarth Press.
Searles, H. (1965b) Problems of psycho-analytic supervision. In H. Searles, *Collected Papers on Schizophrenia and Related Subjects.* London: Hogarth Press.
Segal, H. (1973) *Introduction to the Work of Melanie Klein.* London: Hogarth Press.
Segal, J. (1992) *Melanie Klein.* London: Sage Publications.
Sendak, M. (1970) *Where the Wild Things Are.* London: Penguin Books.
Shelley, C. (ed.) (1998) *Contemporary Perspectives on Psychotherapy and Homosexualities.* London: Free Association Books.
Siegel, A. M. (1996) *Heinz Kohut and the Psychology of the Self.* London: Routledge.
Simon, G. (1996) Working with people in relationships. In D. Davies and C. Neal (eds) *Pink Therapy.* Buckingham: Open University Press.
Skynner, R. and Cleese, J. (1983) *Families: And How to Survive Them.* London: Methuen.
Sophocles (trans. 1947) *The Theban Plays* (trans. E. F. Watling). London: Penguin Books.
Speck, P (1978) *Loss and Grief in Medicine.* London: Balliere Tindall.
Stern, D. (1985) *The Interpersonal World of the Infant. A View from Psychoanalysis and Development Psychology.* New York: Basic Books.
Storr, A. (1989) *Solitude.* Glasgow: Fontana Paperbacks.
Strachey, J. (1934) The nature of the therapeutic action of psychoanalysis. *International Journal of Psycho-Analysis,* 15: 127-159.
Szasz, T. (1970) *The Manufacture of Madness.* London: Routledge and Kegan Paul.
Thompson, F. (1973) *Lark Rise to Candleford.* London: Penguin Books.
Thorner, H. A. (1981) Notes on the desire for knowledge. *International Journal of*

Psycho-Analysis, 62: 73-80.
Thurber, J. (1962) *The Thirteen Clocks*. London: Penguin Books.
Walker, M. (1990) *Women in Therapy and Counselling*. Buckingham: Open University Press.
Walker, M. (1992) Surviving Secrets: The Experience of Abuse for the Child, the Adult and the Helper. Buckingham: Open University Press.
Walker, M. and Antony-Black, J. (eds) (1999) *Hidden Selves: An Exploration of Multiple Personality*. Buckingham: Open University Press.
Wallis, K. C. and Poulton, J. L. (2001) *Internalization*. Buckingham: Open University Press.
Weegmann, M. and Cohen, R. (eds) (2001) *The Psychodynamics of Addiction*. London: Whurr Publishers.
Winnicott, D. W. (1964) *The Child, the Family and the Outside World*. London: Penguin Books.
Winnicott, D. W. (1965a) *The Family and Individual Development*. London: Tavistock Publications.
Winnicott, D. W. (1965b) *The Maturational Processes and the Facilitating Environment*. London: Hogarth Press.
Winnicott, D. W. (1971) *Playing and Reality*. London: Routledge.
Winnicott, D. W. (1975) *Collected Papers: Through Paediatrics to Psychoanalysis*. London: Tavistock Publications.
Winnicott, D. W. (1984) The development of the capacity for concern. In *Deprivation and Delinquency*. London: Tavistock.
Winnicott, D. W. (1986) *Home Is Where We Start From*. London: Penguin Books.
Winnicott, D. W. (1988a) *Babies and Their Mothers*. London: Free Association Books.
Winnicott, D. W. (1988b) *Human Nature*. London: Free Association Books.
Wolff, H. (1977) Loss: a central theme in psychotherapy. *British Journal of Psychology*, 50: 11-19.
Worden, J. W. (1991) *Grief Counselling and Grief Therapy* (2nd edn). London: Tavistock.
Wycherley, W. (1675/1965) *The Country Wife*. Lincoln, NE: University of Nebraska Press.
Zohar, D. (1991) *The Quantum Self*. London: Harper Collins.